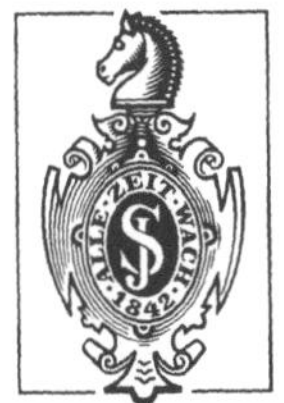

Psychosomatische Gynäkologie und Geburtshilfe 1990/91

Herausgegeben von
M. Stauber F. Conrad G. Haselbacher

Springer-Verlag Berlin Heidelberg New York
London Paris Tokyo Hong Kong Barcelona

Prof. Dr. Manfred Stauber
Klinikum Innenstadt
I. Frauenklinik der Universität München
Maistraße 11
D-8000 München 2

Dr. Fried Conrad
Hans-Goltz-Weg 2
D-8000 München 60

Dr. Gerhard Haselbacher
Bäckerstraße 3
D-8000 München 60

---

19. Fortbildungstagung der Deutschen Gesellschaft
für Psychosomatische Geburtshilfe und Gynäkologie
München, 28. 2.–3. 3. 1990

ISBN-13: 978-3-540-53690-1   e-ISBN-13: 978-3-642-76449-3
DOI: 10.1007/978-3-642-76449-3

Satz: Elsner & Behrens GmbH, Oftersheim

2119/3140-543210 – Gedruckt auf säurefreiem Papier

Inhaltsverzeichnis

Verzeichnis der erstgenannten Autoren

Bauer, Edith, Dr. med.
Reeder-Bischoff-Str. 28, 2820 Bremen

Bitzer, Johannes, Dr. med.
Kantonsspital Basel, Univ.-Frauenklinik
Schanzenstr. 4, CH-4031 Basel

Bung, Peter, Dr. med.
Univ.-Frauenklinik
Sigmund-Freud-Str. 25, 5300 Bonn

Dincer, Cigdem, Dr. med.
I. Univ.-Frauenklinik München
Maistr. 11, 8000 München 2

Doench, Klaus, Dr. med.
Dahlmannstr. 12, 3400 Göttingen

Freud, Ernest W., Dipl.-Psych.
Giselbertstr. 20, 5060 Bergisch-Gladbach 1, Bensberg

Frick-Bruder, Viola, Dr. phil.
Heilwigstr. 120, 2000 Hamburg 20

Garwers, Christa, Dipl.-Psych.
Psychiatrische Klinik, Abt. Psychotherapie und Psychosomatik
Nußbaumstr. 7, 8000 München 2

Hepp, Hermann, Prof. Dr. med.
Direktor der Frauenklinik im Klinikum Großhadern
Marchioninistr. 15, 8000 München 70

Hirsch, Reinhard, Dr. med.
Arzt für Neurologie und Psychiatrie, Psychoanalyse
Hubert-Reißner-Str. 20, 8032 Gräfelfing

Jakobs, Ursula, Dipl.-Psych.
I. Univ.-Frauenklinik
Maistr. 11, 8000 München 2

Kentenich, Heribert, Priv.-Doz. Dr. med.
Universitätsklinikum Rudolf Virchow,
Standort Charlottenburg, Frauen- und Poliklinik
Pulsstr. 4, 1000 Berlin 19

Leysen, Bettina, Dr. med.
Dienst Gynaecologie en Verloskunde
Universitair Ziekenhuis Antwerpen
Wilrijkstraat 10, B-2520 Edegem

Ludwig, Arndt, Dr. med.
Abt. Psychotherapie und Psychosomatik
Frauenklinik des Bezirkskrankenhauses „Heinrich Braun"
Karl-Keil-Str. 35, O-9547 Zwickau

Neuhaus, Werner, Dr. med.
Univ.-Frauenklinik
Kerpener Str. 34, 5000 Köln 41

Petersen, Peter, Prof. Dr. med.
Arbeitsbereich Psychotherapie
und Gynäkologische Psychosomatik
Zentrum Frauenheilkunde und Geburtshilfe
Medizinische Hochschule Hannover
Pasteurallee 5, 3000 Hannover 51

Scheele, Michael, Dr. med.
Oberarzt der Frauenklinik
des Allgemeinen Krankenhauses Barmbek
Rübenkamp 148, 2000 Hamburg 60

Schors, Rainer, Dr. med.
Abt. Psychosomatische Medizin und Psychotherapie
Städtisches Krankenhaus Bogenhausen
Englschalkinger Str. 77, 8000 München 81

Schuth, Walter, Dipl.-Psych. Dr. med.
Lehrbeauftragter für Medizinische Psychologie
der Universität Mainz, Univ.-Frauenklinik
Hugstetter Str. 55, 7800 Freiburg i. Br.

Springer-Kremser, Marianne, Priv.-Doz. Dr. med.
Institut für Tiefenpsychologie, Universität Wien
Lazarettengasse 14, A-1090 Wien

Stauber, Manfred, Prof. Dr. med.
Leitender Oberarzt der I. Univ.-Frauenklinik München
Maistr. 11, 8000 München 2

Wesiack, Wolfgang, Prof. Dr. med.
Institut für Medizinische Psychologie und Psychotherapie
Universität Innsbruck
Sonnenburgstr. 16, A-6020 Innsbruck

Winkler, Lieselotte, Dipl.-Psych.
Frauenklinik und Poliklinik rechts der Isar, TU München
Ismaninger Str. 22, 8000 München 80

Begrüßung und Eröffnung

G. Kindermann

Verehrte Kolleginnen und Kollegen, sehr geehrte Gäste!

Zur 19. Fortbildungstagung für psychosomatische Geburtshilfe und Gynäkologie ist es mir eine Ehre und Freude, Sie so zahlreich in München begrüßen zu dürfen. Wer Ihre Gesellschaft mit Sympathie und Unterstützung seit Jahren begleitet, dem ist die wachsende Resonanz, die sich in einer Teilnehmerzahl von über 700 mitteilt, ein positiver Ausdruck der wachsenden Anerkennung in unserem Fach. Ich begrüße mit Freude die zahlreichen Gäste, an ihrer Spitze Herrn Staatsminister Dr. Glück, bei dem ich mich in besonderer Weise für Hilfe und Interesse, hier zu sprechen, bedanken möchte.

Die Deutsche Gesellschaft für Psychosomatische Geburtshilfe und Gynäkologie lädt unter ihrem Präsidenten, Herrn Kollegen Stauber, zum ersten Mal nach München ein. Am Ende des zweiten Jahrzehnts des Bestehens dieser Gesellschaft kommt sie damit erstmals in die bayerische Hauptstadt: Ich möchte meinen: Es wurde Zeit! Zusammen mit Herrn Kollegen Stauber und zugleich im Namen der I. Frauenklinik der Ludwig-Maximilians-Universität München, die gerne die Schirmherrschaft und die Mitorganisation dieser Tagung übernommen hat, heiße ich Sie alle herzlich hier im Gasteig und in den Räumen der Frauenklinik in der Maistraße willkommen. Zugleich gilt bereits jetzt mein Dank den vielen Helfern bei der Vorbereitung und Durchführung dieser Fortbildungstagung, v. a. den Organisatoren, den Herren Kollegen Conrad, Haselbacher und Stauber.

Wohl in keiner zweiten nichtpsychiatrischen Fachdisziplin sind so häufig psychosomatische Probleme präsent wie in Gynäkologie und Geburtshilfe. Ihre Gesellschaft will darauf aufmerksam machen, die Zusammenhänge zwischen somatischen und psychischen Bezügen bei Frauenkrankheiten erforschen, sammeln und sie dem Verständnis der Kolleginnen und Kollegen unseres Faches näherbringen. Der Aufschwung, den Ihre Gesellschaft in den letzten beiden Jahrzehnten aus kleinsten Anfängen genommen hat, beweist das wachsende Bedürfnis, auch in unserem Fach durch Einbeziehung psychosomatischer Aspekte Krankheitsentstehung und -bewältigung in der Frauenheilkunde besser gerecht zu werden. Möge die 19. Fortbildungstagung der Deutschen Gesellschaft für Psychosomatische Geburtshilfe und Gynäkologie dieses Wissen bei Ärzten und einer zuhörenden Öffentlichkeit verbreiten. Der Präsident der Gesellschaft, Herr Kollege Stauber, wird nun im Anschluß zu programmatischen Punkten Stellung nehmen. Ich erkläre im Namen der Gastgeber die Tagung für eröffnet und wünsche allen Kolleginnen und Kollegen, die nach München gekommen sind, ertragreiche Tage.

Einführung:
Bestandsaufnahme und Entwicklungstendenzen
in der psychosomatischen Geburtshilfe und Gynäkologie

M. Stauber

Verehrte Gäste, liebe Kolleginnen und Kollegen!

Gemeinsam mit meinen Mitorganisatoren, Herrn Conrad und Herrn Haselbacher, heiße ich Sie herzlich willkommen zur 19. Fortbildungstagung für psychosomatische Geburtshilfe und Gynäkologie. Wir freuen uns, daß erstmals mehrere Kolleginnen und Kollegen aus der DDR unserer Einladung folgen konnten. Seien Sie besonders herzlich willkommen hier in München.
Leider war das Programm schon fertiggestellt, als die Mauer fiel, so daß wir Sie mit aktiven Beiträgen erst in künftigen Kongressen breiter einbauen können. Wir haben schon viele Assoziationen zu möglichen gemeinsamen Aktivitäten. Wir freuen uns jedenfalls auf eine Zusammenarbeit mit Ihnen.
In der Tat gibt es am Ende meiner Präsidentschaft sehr erfreuliche Zahlen, die verdeutlichen, daß die psychosomatische Denkweise im Fach Frauenheilkunde in der Bundesrepublik Deutschland eine ungewöhnlich positive Entwicklung gemacht hat. Rein äußerlich fällt auf, daß
1. die Mitgliederzahl unserer Gesellschaft weiterhin steil ansteigt (allein im letzten Jahr von 800 auf über 1000 Mitglieder,
2. eine große Nachfrage nach unseren Fortbildungsveranstaltungen besteht, so daß wir z. Z. regionale Zusatzverbände organisieren, und
3. die Jahresbände zunehmend zur Basisliteratur für die psychosomatische Geburtshilfe und Gynäkologie werden.

Innerhalb der Deutschen Gesellschaft für Gynäkologie und Geburtshilfe sind wir zur größten Arbeitsgemeinschaft geworden, und auch im internationalen Verband stellt unsere Gruppe die mitgliederreichste nationale Einheit dar. Professor von Uexküll – einer der Väter der deutschen psychosomatischen Medizin – würdigte soeben in einem Brief an uns diese für ihn einmalige positive Entwicklung der Deutschen Gesellschaft für psychosomatische Geburtshilfe und Gynäkologie.
Wenn wir uns nach den Gründen fragen, die für den gesunden Schwung in unsere Gesellschaft verantwortlich sind, so sind da mehrere zu nennen:
Einmal werden wir getragen von der Welle des Zeitgeistes, der die viel zitierte Wende als erster erlebte. Alte Orientierungsgrößen wie Pünktlichkeit, Pflichterfüllung, Disziplin, autoritäres Verhalten treten in ihrer Wertigkeit zurück. Gefragt sind heute Sensibilität, Kreativität und Selbstverwirklichung, die auch

die Wünsche und Forderungen der Patientinnen an uns Ärzte bestimmen. Dies hat auch zu einer Kritik an der oft monokausalen Denkweise der naturwissenschaftlichen Medizin geführt.

Daß nun selbst in den äußerst konservativ geführten Kliniken familienorientierte Einrichtungen in den Kreißsälen, auf den Wochenbettstationen oder auch auf onkologischen Abteilungen Platz greifen konnten, ist v. a. auf Druck der Patientinnen zustande gekommen, die sich mit psychosomatischen Inhalten identifizierten. Die älteren Kolleginnen und Kollegen von uns werden sich daran erinnern, wie unvorstellbar es noch vor 20 Jahren schien, z. B. Väter in die Kreißsäle zu lassen.

Die wachsende Zahl von Selbsthilfegruppen ist ein anderes Beispiel für das erwachende Selbstbewußtsein der Patienten, das an dem alten Arztbild vom „Halbgott in Weiß" rüttelt. Unserer Vorstellung einer offenen vertrauensvollen Arzt-Patient-Beziehung kommt diese Entwicklung entgegen. Zur Bewältigung von psychischen Konflikten, die sich hinter vielen Krankheiten verbergen, brauchen wir die Mitarbeit der mündigen Patientin. Die Schulmedizin darf nicht so eng ausgelegt werden, daß psychische Konflikte nicht berücksichtigt werden und das Schema einer organischen Behandlung mit medikamentöser Ruhiggestellung oder vorzeitiger Operation erfolgt. Es geht vielmehr um eine realitätsgerechte Verbindung einer sicheren organischen Medizin mit einer patientenorientierten Sichtweise, die Bewältigungsstrategien und Selbstheilungstendenzen nicht außer acht läßt.

Der andere Grund für die oben erwähnte positive Aufwärtsentwicklung in der Gesellschaft für psychosomatische Geburtshilfe und Gynäkologie war die von Vertrauen und Offenheit geprägte Arbeit im Vorstand und wissenschaftlichen Beirat der Gesellschaft. Ich glaube, es ist uns gelungen, einen kooperativen Führungsstil zu finden, in dem der Reibungsverlust durch Formalismen weitgehend ausgeschaltet wurde. Es wurde auch stets versucht, die Arbeit an der Sache zu leisten und persönliche Querelen als unwichtig beiseite zu schieben. Es herrschte auch die Meinung vor, daß die psychosomatische Denkweise ein Mehr an uneigennützigen Motiven braucht. So entwickelte sich ein unausgesprochener Konsens, darauf zu achten, nicht alle Jugendideale berufspolitischen Belangen zu opfern und auch in Abrechnungsfragen keine „Ziffernakrobatik" zu betreiben. Damit soll aber nicht gesagt werden, daß die sprechende Medizin geringer zu werten ist als die Apparatemedizin – im Gegenteil, wir setzen uns weiterhin für Regelungen ein, die die kompetente und inhaltlich korrekte psychosomatische Arbeit angemessen honoriert.

Eines unserer wesentlichen Ziele besteht darin, möglichst vielen Frauenärztinnen und Frauenärzten zu einer inhaltlich gereiften psychosomatischen Kompetenz zu verhelfen. In der Breitenwirkung gelingt dies am ehesten, wenn schon die Studienzeit und die Zeit unmittelbar danach zur Sensibilisierung für eine patientenorientierte Medizin genutzt wird. Wir brauchen deshalb innerhalb der Universitätsfrauenkliniken die Möglichkeit, psychosomatische Lehrinhalte direkt in die Vorlesungen und Kurse zu integrieren. Aus diesem Grunde haben wir auch in der Satzung unserer Gesellschaft an erster Stelle die Verpflichtung gesetzt, die Lehre, Forschung und Weiterbildung zu fördern. Wir hatten bei der Gründung unserer Gesellschaft auch den früheren konstanten Tagungsort

Mainz zugunsten einer Rundreise durch die einzelnen Universitätsstädte verlassen. Wir suchten die Zusammenarbeit mit den Universitätsfrauenkliniken in Freiburg, Hamburg, Frankfurt, Köln, Berlin, Würzburg, Göttingen, Düsseldorf und nun auch München. Wir stellten immer wieder die Forderung auf, daß mehr psychosomatische Arbeitsgruppen an die Universitätsfrauenkliniken gehören, um über das Signal der Universität der psychosomatischen Betrachtungsweise zu mehr Anerkennung zu verhelfen.
Neben der Studentenausbildung haben wir auch auf eine notwendige vermehrte Einbeziehung psychosomatischer Aspekte in die Ausbildung von Hebammen und Schwestern hingewiesen. Es sollte deutlich werden, daß die Geburtshilfe und Frauenheilkunde besonders viele psychisch bedingte oder mitbedingte Symptome aufweist, daß es weiterhin ganze Lebensbereiche gibt, die eine psychosomatische Denkweise erfordern, wie z. B. Schwangerschaft, Wochenbett oder das Klimakterium. Was nun den jetzigen Tagungsort München betrifft – und ich spreche für die I. Universitäts-Frauenklinik – so wird hier z. Z. eine psychosomatische Arbeitsgruppe aufgebaut, die im integrativen Sinne gleichzeitig Lehre, Forschung und Klinik berücksichtigen soll.
Bei einem Vergleich der Organisationsstrukturen in verschiedenen bundesdeutschen Regionen imponiert in der psychosomatischen Geburtshilfe und Gynäkologie ein deutliches Nord-Süd-Gefälle.

Dieses Nord-Süd-Gefälle zeigte sich darin, daß
1. deutlich weniger Kolleginnen und Kollegen aus Süddeutschland die psychosomatischen Fortbildungsveranstaltungen für Gynäkologie und Geburtshilfe besucht haben,
2. deutlich weniger wissenschaftliche Arbeiten zur psychosomatischen Geburtshilfe und Gynäkologie aus dem süddeutschen Raum kommen und
3. deutlich weniger Mitglieder der Deutschen Gesellschaft für psychosomatische Geburtshilfe und Gynäkologie aus Baden-Württemberg oder Bayern kommen.

Hier in München gibt es zwar eine große Zahl von psychotherapeutischen Arbeitsgruppen und Praxen. Bei näherer Betrachtung arbeiten jedoch viele dieser Gruppen isoliert, d. h. ohne ausreichenden Kontakt zu den organischen Kliniken. Dies erscheint mir in der Breitenwirkung problematisch, da die Patienten mit psychosomatischen Symptomen oft ein unbewußtes Recht auf eine organische Krankheit beanspruchen und somit auch in die organische Klinik gehen. Wenn eine integrierte psychosomatische Betrachtungsweise fehlt, bedeutet dies, daß der meist einseitig beschrittene organische Weg zu chronifizierten Symptomen bei der Patientin führt, die später kaum mehr einer Behandlung zugänglich sind.
Es ist nun besonders interessant, daß dieses Nord-Süd-Gefälle nicht nur bei den Ärzten, sondern auch bei den Patientinnen zu beobachten ist. Ein erster Vergleich der Patientinnenakten von der I. Universitäts-Frauenklinik in München mit denen der Frauenklinik Charlottenburg der Freien Universität Berlin zeigt die Tendenz, daß bei einer großen Zahl der bayerischen Patientinnen eine ungewöhnliche lange einseitig organische Behandlung erfolgte, obwohl psychi-

sche Konflikte eigentlich sehr deutlich sind. Die Patientinnen selbst fanden dies normal, da sie nur selten den eingeschlagenen organischen Weg ihres Arztes anzweifelten. Wie nun aus den Krankengeschichten zu entnehmen war, trafen sich Arzt und Patientin sehr schnell auf medikamentösen oder auch voreiligen operativen Eingriffen, ohne daß der psychische Hintergrund berücksichtigt wurde. Mit mehr psychosomatischer Sensibilität von seiten der Ärzte und auch mit einer mündigen Zurückhaltung der Patientinnen gegenüber invasiven Therapievorschlägen hätten sich solche unheilvollen Patientenkarrieren vermeiden lassen. Dabei ist es eindrucksvoll, wie die Behandlungsweise eines einseitig somatisch orientierten Arztes und die absolute Autoritätshörigkeit einer Patientin zu einer Allianz in der Arzt-Patient-Beziehung führen kann, die insofern unheilvoll ist, da sie den Patientinnen schadet.

Wir wissen alle, daß das Arzt-Patient-Verhältnis durch viele emotionale Faktoren bestimmt wird und daß auch oft für die psychosomatisch kranke Patientin der beste Arzt der ist, der auf der falschen Fährte organisch fixierte Diagnostik und Therapiemaßnahmen vornimmt. Die Patientin wird schließlich hierdurch vor der kränkenden Erkenntnis geschützt, eigene krankmachende Faktoren bewältigen zu müssen. Wir drängen deshalb darauf, die psychosomatische Denkweise schon früh und direkt in die frauenärztliche Praxis und Klinik zu bringen, um eine Chronifizierung psychosomatischer Symptome zu vermeiden und unnütze medikamentöse und operative Maßnahmen einzusparen.

Es sind 700 Teilnehmer, die diese Tagung besuchen werden. Ca. 90% von ihnen sind werdende oder bereits fertige Frauenärztinnen und Frauenärzte. Unser Programm ist deshalb auf eine integrierte psychosomatische Sichtweise abgestimmt, die Ihnen in Praxis und Klinik helfen kann.
Heute, am 1. Tag, wird das Thema Kinderwunsch und all das, was diagnostisch und therapeutisch im psychosomatischen Sinne damit zusammenhängt, abgehandelt.
Morgen (2. Tag) werden vormittags Vorträge aus Forschung und Praxis zur psychosomatischen Gynäkologie gebracht; nachmittags hören wir Arbeiten zur psychosomatischen Perinatologie.
Am Samstag (3. Tag) geht es um die praxisnahe Verwirklichung psychosomatischer Erkenntnisse sowie um Fortbildungs- und Weiterbildungskonzepte. Zusätzlich soll als Fortführung der letzten Tagung das Thema „Schwangerschaftskonflikt" in Form eines Berichts aus der Großgruppe im Plenum vorgestellt werden.

Parallel finden an den 3 Kongreßtagen insgesamt 30 Arbeitsgruppen statt. Diese Gruppenarbeit stellt seit Bestehen unserer Fortbildungsveranstaltungen ein wesentliches Charakteristikum dar. Wir bietet Ihnen den Einstieg in die Balint-Arbeit, in die Selbsterfahrung, bzw. in spezielle Themenbereiche. Gleichzeitig wollen wir Ihnen hierdurch eine gute Möglichkeit für den wechselseitigen Erfahrungsaustausch und die Weiterführung in regionalen Fortbildungszirkeln schaffen.

Ich hoffe, daß Sie viele Anregungen aus den Vorträgen und Gruppensitzungen mit nach Hause nehmen können. Wir wollen Sie hier nicht zu Fachpsychotherapeuten heranbilden, sondern zu psychosomatisch orientierten Frauenärzten. Die Gynäkologinnen und Kollegen, die erstmals bei uns sind, wollen wir v. a. sensibilisieren für ein Mehr an patientenorientierter Medizin.
In diesem Sinne wünsche ich Ihnen einen ereignisreichen, anregenden und angenehmen Kongreß hier in München.

Grußworte

H. Langenbucher

Meine sehr verehrten Damen und Herren, liebe Kolleginnen und Kollegen!

Ich bin der Einladung Ihres Präsidenten, Herrn Prof. Stauber, zu dieser 19. Fortbildungstagung der Deutschen Gesellschaft für Psychosomatische Geburtshilfe und Gynäkologie gerne gefolgt. Ich fühle mich Ihrem Anliegen, psychosomatische Aspekte in unserem Fachgebiet zu stärken, sehr verbunden.
Ihrem Tagungsprogramm ist zu entnehmen, daß für Sie die betroffene Frau im Mittelpunkt des wissenschaftlichen Interesses steht und nicht ein isolierter Funktions- oder Organdefekt.
So stimme ich Ihnen zu, daß Aids, unerfüllter Kinderwunsch, Wechseljahre, Familienplanung, Tumortherapie, vorzeitige Wehen usw. im Lebenszusammenhang der Betroffenen gesehen und behandelt werden müssen und nicht nur unter dem Gesichtspunkt medikamentöser oder chirurgischer Interventionsstrategien betrachtet werden dürfen.
Mir ist schon im vergangenen Jahr aufgefallen, daß die Repräsentanz von Frauen auf Veranstaltungen der Deutschen Gesellschaft für Psychosomatische Geburtshilfe und Gynäkologie offensichtlich größer ist als auf anderen gynäkologischen und geburtshilflichen Fachtagungen. Es liegt der Verdacht nahe, daß die „psychotherapeutische Nische" den Frauen ungefährdet überlassen werden kann, da von hier aus ein Aufstieg in Positionen mit Machtbefugnissen, wie Chefarztstellen, C3- oder gar C4-Professuren sie darstellen, noch immer als nicht wahrscheinlich angenommen werden muß. Ich bin mir klar darüber, daß Sie nicht der richtige Adressatenkreis für diese Bemerkungen sind, bin aber durchaus bereit, dieses auch an anderem Ort und anderer Stelle zu vertreten. Frauen in der Gynäkologie und Geburtshilfe haben es eben nicht nur als Patientinnen schwer, wahrgenommen und ernst genommen zu werden, sondern auch als Ärztinnen, Hebammen und Psychologinnen.
Soweit es mir in meinem Arbeitsgebiet möglich ist, versuche ich, die Interessen von Frauen einzubringen und durchzusetzen. Das ist einfach, wenn nur aus Gedankenlosigkeit Fraueninteressen vernachlässigt werden, z. B. in der sprachlichen Darstellung bei der Erstellung von Materialien zur gesundheitlichen Aufklärung. Es ist schwieriger, wenn es um die Einbeziehung psychosomatischer Forschungsförderschwerpunkte geht, und sehr schwierig, wenn es um struktu-

relle und grundlegende Änderungen im Gesundheitswesen zugunsten von Frauen geht.

Für alle Bereiche kann ich jedoch Erfreuliches für Ihr Fachgebiet berichten:

1. Es ist ein Forschungsförderschwerpunkt unter Einbeziehung psychosomatischer und psychosozialer Gesichtspunkte für Fertilitätsstörungen im Regierungsforschungsprogramm eingerichtet worden.

2. Es wird ein Modellprogramm „Frauen und Aids" aus Mitteln des Bundesministeriums für Jugend, Familie, Frauen und Gesundheit gefördert. Auch hier soll ein integrativer Ansatz medizinische, psychosomatische und psychosoziale Fragen bündeln, um zu einem umfassenden Betreuungs- und Behandlungskonzept zu gelangen.

3. Die im Gesetzgebungsverfahren befindliche Regelung für die Übernahme von Kosten bei der In-vitro-Fertilisation, dem intratubaren Gametentransfer bzw. Inseminationsbehandlung sieht vor, daß sich Paare *vor* Behandlungsbeginn von unabhängigen Ärzten oder Ärztinnen, die die Behandlung nicht selbst durchführen, „über eine solche Behandlung unter Berücksichtigung ihrer medizinischen und psychosozialen Gesichtspunkte haben unterrichten lassen". In der Begründung zum Gesetzestext wird der Inhalt dieses Informationsgesprächs näher spezifiziert und die Bedenken einer unkritischen Anwendung fortpflanzungsmedizinischer Techniken deutlich gemacht. Sie als Fachgesellschaft sind gefordert, Ihre Erfahrungen einzubringen, wenn der Bundesausschuß für Ärzte und Krankenkassen die medizinischen Einzelheiten festlegen wird, z. B. die Indikationen zur Sterilitätstherapie und die Qualifikation derjenigen, die das Informationsgespräch vor Behandlungsbeginn führen sollen.

Der Gesetzgeber hat den Rahmen für die Reproduktionsmedizin abgesteckt und die psychosomatische und psychosoziale Dimension hervorgehoben. Sie als Fachleute müssen sich im Rahmen der ärztlichen Selbstverwaltung nun Gehör verschaffen. Soweit es mir von meiner Position aus möglich ist, werde ich Sie bei Ihrem Anliegen unterstützen.

Ich wünsche Ihnen einen erfolgreichen Tagungsverlauf, weiterhin Freude bei Ihrer therapeutischen Arbeit und Beharrlichkeit bei der Verfolgung Ihrer Ziele im Fachgebiet der Gynäkologie und Geburtshilfe.

G. Glück (Staatsminister)

Meine sehr verehrten Damen und Herren!

Ich darf Sie sehr herzlich zur 19. Fortbildungstagung für psychosomatische Geburtshilfe und Gynäkologie in unserer schönen Landeshauptstadt willkommen heißen.

Gleichzeitig überbringe ich Ihnen zu dieser Veranstaltung die besten Grüße und Wünsche der bayerischen Staatsregierung, denen ich mich auch ganz persönlich anschließen möchte.

Der Veranstalter, die Deutsche Gesellschaft für Psychosomatische Geburtshilfe und Gynäkologie, hat sich, wie ich Ihrem Veranstaltungsprogramm entnehmen konnte, ein breit gefächertes und umfangreiches Programm vorgenommen. Mehr noch als durch die Fülle fachspezifischer Themen wird die Bedeutung dieser Veranstaltung jedoch durch die Aktualität und Brisanz einiger Themen unterstrichen.

Ein Hauptthema, das sicher vielfältige und kontroverse Diskussionsansätze bieten wird, behandelt die psychosomatischen Auswirkungen unerfüllter Kinderwünsche. Zwangsläufig steht damit auch der Meinungsstreit zur Fortpflanzungsmedizin auf dem Prüfstand.

Ich nehme dies gerne zum Anlaß, die Grundposition der bayerischen Staatsregierung hierzu kurz darzustellen.

Eine pauschale Ablehnung der Fortpflanzungsmedizin war unserer Meinung nach von Anfang an nicht sachgerecht. Engstirnige technologiefeindliche Grundhaltungen vermögen letztlich nichts zu bewirken, zumal sich wissenschaftlicher Fortschritt in einer immer näher zusammenrückenden Welt nicht aufhalten läßt. Andererseits kann selbstverständlich auch nicht alles erlaubt sein, was machbar ist. Wir waren darauf bedacht, mit Augenmaß und Verantwortungsbewußtsein Grundpositionen festzulegen, die einem ethisch-moralischen Anspruch überzeugend gerecht werden.

Die allgemein bekannte „Nobelpreisträger-Samenbank" in Kalifornien zeigt nur zu deutlich, wie groß die Versuchung ist, Spender nach bestimmten Qualitätsmerkmalen auszusuchen.

Eine Auswahl von Spendern wird allerdings immer nach bestimmten Kriterien erfolgen müssen, z. B. nach der gesundheitlichen Eignung. Wo aber soll dann die Grenze zwischen Gesundheit und Krankheit gezogen werden? Hat z. B. Kleinwuchs unter 1,60 m etwas mit Krankheit zu tun?

Ebenso wie die Gefahren der Fortpflanzungsmedizin aufgezeigt werden müssen, ist es aber auch geboten, sich die Nöte der Eltern mit unerfülltem Kinderwunsch klar und deutlich zu machen.

Ungewollte Kinderlosigkeit stellt für die Betroffenen häufig eine schwere Belastung und eine starke Einschränkung der Sinngebung ihres Lebens dar. Trotz aller Aufgeklärtheit wird sie vielfach mit persönlichem Versagen in Verbindung gebracht und als schwere und ungerechte Beeinträchtigung des Lebensglücks empfunden. Jedes Elternpaar, das mit Freude und Dankbarkeit das Aufwachsen eines eigenen Kindes begleiten kann, wird verstehen, daß die Erfüllung eines Kinderwunsches bei Fertilitätsproblemen auch mit künstlichen Methoden angestrebt wird. Sterilität zu therapieren ist daher eine legitime Aufgabe der Medizin.

Mit großer Zufriedenheit kann ich hierzu auch feststellen, daß es in der Bundesrepublik Deutschland gerade die medizinische Wissenschaft und die Ärzte selbst waren, die den Gesetzgeber auf regelungsbedürftige Entwicklungen in der Fortpflanzungsmedizin aufmerksam gemacht haben. Ärzte und Wissenschaft haben die Diskussion verantwortungsbewußt, mit tiefem Ernst und großer Offenheit geführt.

Bereits im November 1988 hat Bayern einen Gesetzesantrag zur Fortpflanzungsmedizin im Bundesrat eingebracht. Dieser enthielt
- das Verbot der Ersatzmutterschaft,
- das grundsätzliche Verbot der Geschlechtswahl bei der künstlichen Befruchtung,
- das Verbot gentechnischer Eingriffe in die Keimbahnzellen und
- das Verbot, identische Mehrlinge sowie Hybrid- und Chimärwesen zu
  erzeugen.

Weiter forderten wir in unserem Entwurf, daß
- Maßnahmen der künstlichen Befruchtung nur von Ärzten vorgenommen
  werden dürfen und
- es jedem Arzt oder sonstwie Beteiligten freistehen soll, an Maßnahmen der
  künstlichen Befruchtung mitzuwirken.

Besonders kontrovers diskutiert wurden 2 weitere bayerische Forderungen:
1. Beschränkung der künstlichen Befruchtung auf Ehepaare,
2. Verbot der Ei-, aber auch der Samenspende.
   Nach unserer Überzeugung sowie der namhafter Verfassungsrechtler liegt ein
   Verstoß gegen die Menschenwürde vor, wenn ein Mann – möglicherweise
   gegen Bezahlung oder anonym – Samenzellen für eine künstliche Befruchtung
   zur Verfügung stellt, ohne die Stellung und die Verantwortung des „Vaters"
   übernehmen zu wollen.
   Für uns ist – gestützt auf wissenschaftliche Erkenntnisse – die Einheit von
   genetischer und sozialer Elternschaft für die Entwicklung des Kindes von
   großer Bedeutung. Diese Einheit wird gesprengt, wenn ein Dritter als bloßer
   Keimzellenlieferant herangezogen wird. Auch die Standesrichtlinien der
   deutschen Ärzteschaft, die grundsätzlich die künstliche Befruchtung auf das
   homologe System beschränken, weisen auf diesen Gesichtspunkt hin.

Daß auch bei einer Adoption genetische und soziale Elternschaft auseinanderfal-
len, ist kein stichhaltiges Gegenargument. Mit der Adoption wird versucht, ein
bereits vorliegendes Problem auf eine für das Kind bestmögliche Art zu lösen,
während die künstliche Befruchtung mit Spendersamen das Problem erst schafft.
Wir sehen auch die erhebliche Gefahr, daß sich der Scheinvater von dem Kind,
das nicht von ihm stammt, distanziert, wenn es nicht seinen Vorstellungen
entspricht. Diese Gefahr ist besonders groß, wenn das mit Samenzellen eines
„Spenders" gezeugte Kind behindert ist. Allein schon eine innerliche Ablehnung
des „fremden" Kindes würde eine schwere Belastung für das Kind darstellen.
Bleibt der „Spender" anonym oder wird seine Identität dem Kind auf sonstige
Weise vorenthalten, wird das Kind in seinem grundrechtlichen Anspruch auf
Kenntnis seiner Abstammung verletzt.
Die genannten Einwände gelten auch für *Eispenden.*
Hier kommt noch hinzu, daß mit der Übertragung fremder Eizellen die
Mutterschaft aufgesplittert würde. Die beiden von Natur aus untrennbar
zusammengehörigen Komponenten der Mutterschaft – nämlich die genetische
Abstammung und die Schwangerschaft und Geburt – werden auseinandergeris-

sen, wenn eine Frau ein Kind austrägt, das genetisch nicht von ihr stammt. Die gespaltene Mutterschaft ist wohl nur schwer mit der Würde des Menschen und mit dem Wohl des Kindes vereinbar. Deswegen wollen wir auch ein gesetzliches Verbot von Eispenden.

Gegen die Gleichstellung nichtehelicher Gemeinschaften mit Ehepaaren sprechen grundsätzliche gesellschaftspolitische Erwägungen. Dem Kind darf nicht gezielt der gesicherte Rechtsstatus vorenthalten werden, auch aus verfassungsrechtlichen Gründen, die ich hier nicht weiter vertiefen möchte.

In jedem Fall geht in allen diesen Fragen nach unserem christlich-sozialen Menschenbild *Kindeswohl vor Kinderwunsch.*

Die beiden zentralen Anliegen unserer Initiative – das Totalverbot der Verwendung von Spendersamen und die Regelung, daß nichteheliche Gemeinschaften mit Ehepaaren nicht gleichgestellt werden, – sind im Bundesrat zu meiner Enttäuschung auf Ablehnung gestoßen.

Nunmehr liegt ein Entwurf der Bundesregierung für ein Embryonenschutzgesetz vor. Auch hier fordern wir das generelle Verbot von Ei- und Samenspenden und wollen keine Gleichstellung nichtehelicher Lebensgemeinschaften mit Ehepaaren. Diese Anliegen werden wir beharrlich verfolgen.

Erfreulicherweise ist es uns aber schon jetzt gelungen, im Vorgriff zum Embryonenschutzgesetz die sozialversicherungsrechtliche Seite der Fortpflanzungsmedizin abzusichern. Gestern haben wir im federführenden Ausschuß in Bonn einem Artikelgesetz zugestimmt, wonach die künstliche Befruchtung eine Leistung der gesetzlichen Krankenversicherung wird.

Die gesetzlichen Krankenkassen übernehmen die Kosten einer künstlichen Befruchtung allerdings nur bei Ehepaaren und nur bei Verwendung von Ei- und Samenzellen der Eheleute. Grundsätzlich sind höchstens 4 Befruchtungsversuche von den Kassen zu tragen.

Im übrigen übernehmen die Kassen die Kosten nur dann, wenn sich die Ehegatten vor der Behandlung eingehend über die medizinischen und psychosozialen Konsequenzen und Risiken der Behandlung unterrichten lassen und wenn die künstliche Befruchtung durch Ärzte oder Einrichtungen erfolgt, die qualifiziert sind und denen das Land eine entsprechende Genehmigung erteilt hat.

Durch die umfassende Beratung des kinderlosen Ehepaares und durch die Genehmigungspflicht für Leistungserbringer, die künstliche Befruchtungen durchführen, wird eine rein medizintechnische Behandlung bei ungewollter Kinderlosigkeit und eine unkritische Anwendung der neuen Methoden der Fortpflanzungsmedizin verhindert.

Wilhelm von Humboldt hat einmal gesagt:

„Es gibt doch in der Welt nichts Interessanteres für den Menschen als den Menschen"!

Auch bei Ihrer Fortbildungsveranstaltung für psychosomatische Geburtshilfe und Gynäkologie steht der Mensch im Mittelpunkt aller Diskussionen.

Ich darf der Veranstaltung einen guten Verlauf, interessante Diskussionen und viel Erfolg wünschen.

F. Staufer

*Sehr geehrter Herr Minister Glück, sehr geehrter Herr Prof. Kindermann,
sehr geehrter Herr Prof. Stauber, meine sehr geehrten Damen und Herren!*

Im Namen des Berufsverbandes der Frauenärzte darf ich Sie in Vertretung von Herrn Dr. Koschade recht herzlich begrüßen. Die große Teilnehmerzahl bedeutet für die Organisatoren Dank und Anerkennung für die großen Mühen bei der Vorbereitung dieser Tagung, andererseits beweist sie die zunehmende Bedeutung der Psychosomatik in der Geburtshilfe und Gynäkologie.

Zusammenhänge zwischen seelischen und körperlichen Beschwerden sind in der Frauenheilkunde seit langem bekannt, jedoch erst in diesem Jahrhundert nahm die Beschäftigung mit psychogenen Störungen deutlich zu. Da die meisten Patientinnen mit funktionellen gynäkologischen Beschwerden sich nur ungern an einen Psychotherapeuten überweisen lassen, haben sich zunehmend viele Frauenärzte um psychosomatische Weiterbildung bemüht.

Inzwischen zählt die Deutsche Gesellschaft für Psychosomatische Geburtshilfe und Gynäkologie über 1000 Mitglieder.

Nicht zuletzt die rasante technische Fortentwicklung der Medizin fordert psychosomatische Denkweise bei den Ärzten heraus, um zu verhindern, daß dem Patienten bei rein mechanistischer Anwendung mehr Schaden als Nutzen entsteht.

Bestes Beispiel hierfür ist die moderne Reproduktionsmedizin, deren psychosomatische Aspekte im Mittelpunkt des 1. Tages dieser Fortbildung stehen.

Der Berufsverband der Frauenärzte wird auch in Zukunft die Interessen der psychosomatisch orientierten Kollegen hinreichend unterstützen. Bester Beweis hierfür ist nicht zuletzt die Tatsache, daß mein Vorgänger im Amt, Herr Kollege Conrad, zu den Organisatoren und der zukünftige Präsident des Berufsverbandes, Herr Kollege Doench, zu den Referenten dieser Veranstaltung gehören.

Abschließend wünsche ich der mittlerweile 19. Fortbildungstagung einen guten und erfolgreichen Verlauf.

*Kinderwunsch –
die moderne Reproduktionsmedizin*

Zur Psychologie des männlichen und weiblichen Kinderwunsches

V. Frick-Bruder, E. Schütt

Die Empfehlung der WHO, unerfüllten Kinderwunsch nach zweijähriger Empfängnislosigkeit als behandlungsbedürftige Krankheit anzusehen, ermöglicht der modernen Reproduktionsmedizin ein medizinisches Vorgehen [15], das in der öffentlichen Diskussion zunehmend problematisiert wird. Kinderwunsch wird nach dieser Auffassung als biologisches Grundrecht angesehen, das im Sinne eines Kind-Haben-Wollens und Kind-Machens verwirklicht wird auch dann, wenn der Kinderwunsch zwar mit großem Leidensdruck vorgetragen wird, in einem diagnostischen Sinn aber krankhaft eingeengt wirkt. Die von der Psychoanalyse vielfältig belegte Annahme, daß es für die spätere Eltern-Kind-Beziehung und die seelische Entwicklung des Kindes bedeutsam ist, ob es aufgrund gemeinsamer Wünsche und Phantasien der Partner in einer libidinös lebendigen und emotional aufeinander bezogenen Partnerschaft gezeugt und empfangen wurde [1], findet dabei häufig keine oder nur ungenügende Berücksichtigung.

Im allgemeinen Bewußtsein finden sich ähnliche Annahmen. So sehen viele Menschen den Kinderwunsch als biologisch verankerte, instinktgesicherte Fähigkeit zur Väterlichkeit und Mütterlichkeit, halten ihn außerdem aber für etwas ursprünglich Weibliches. Es wundert deshalb nicht, daß es im Fall seiner Nichterfüllung immer noch sehr selbstverständlich mit großer Mehrheit von den Frauen vertreten wird (2/3 von ihnen gehen zum Arzt, aber nur 1/4 der Männer) und diese auch sehr viel intensiver darunter zu leiden scheinen als ihre männlichen Partner.

Fragt man den Mann auf der Straße nach seinem Kinderwunsch, so lassen die Antworten erkennen, daß Männer sich dabei mehr von Vorstellungen leiten lassen als von ihrer Realität, sich deshalb auch sehr viel unbekümmerter eine größere Anzahl von Kindern wünschen als Frauen dies tun [12]. Die im Kinderwunsch natürlicherweise enthaltene Ambivalenz von Bereicherung und Einschränkung durch ein Kind wird von Frauen offenbar stärker empfunden, weil sie aufgrund der immer noch geltenden Rollenverteilung unmittelbarer erfahren und deshalb weniger verdrängt und an das andere Geschlecht delegiert werden kann. Eine über lange Zeit rückläufige Kinderzahl, die in allen europäischen Ländern bei zunehmender Differenzierung der weiblichen Rollen zu beobachten ist, sowie so unterschiedliche und dennoch zusammengehörende Phänomene wie Unverträglichkeit sicherer Kontrazeption, Schwangerschaftsabbruch und Sterilität machen das breite Spektrum bewußter und unbewußter Lösungsversuche dieses Ambivalenzkonfliktes deutlich [9].

In den folgenden Ausführungen gehen wir davon aus, daß der Kinderwunsch kein allein triebimmanentes, instinktgesichertes Bedürfnis ist, sondern ebensosehr ein Teil der Persönlichkeitsentwicklung, die gesellschaftlichen Prozessen und lebensgeschichtlich verstehbaren Wandlungen und Reifungsschicksalen unterliegt [10]. Der von uns hier gewählte Blickwinkel einer psychoanalytisch-theoretischen Betrachtungsweise hat deshalb keineswegs den Anspruch eines ausschließlichen Erklärungsansatzes.

Die auf Freud zurückgehende psychoanalytische Theorie der frühkindlichen Entwicklung geht davon aus, daß Wunschphantasien nach einem Kind bereits im frühen Kleinkindalter aufkommen und nicht erst dann, wenn die biologischen Voraussetzungen zur Zeugung und Empfängnis gegeben sind. Die inzwischen aufgrund von Beobachtungen erfolgte weitere theoretische Differenzierung solcher phasenspezifischer Abläufe frühkindlicher Entwicklung ermöglicht uns nun neue Annahmen zur Frage des männlichen und weiblichen Kinderwunsches. Das scheinbare Fehlen eines genuin männlichen Wunsches – in der einschlägigen Literatur findet sich keine größere Veröffentlichung zu diesem Thema [14] – führen wir auf die Verdrängung kindlicher Ängste zurück. Einerseits haben diese bei fehlender Triangulierung in der Dominanz der Mutter ihren Ursprung, andererseits aber auch in der Unsicherheit, die mit Zeugung und Vaterschaft grundsätzlich verbunden ist (*Pater semper incertus est.*). In Freuds Hypothesen zur Sexualforschung wird die narzißtische Verunsicherung der zeugenden Fähigkeit des Mannes verleugnet. Wie man heute annehmen darf, stellt die Überbesetzung des Phallus als Symbol von Lust, Macht und männlicher Überlegenheit in seiner Theorie den Versuch dar, die phantasierte Übermacht der Mutter zu bewältigen, indem man *sie* als *kastriert* betrachtet. So gesehen erstaunt es auch nicht, daß in einer phallokratischen Gesellschaft Frauen ihren lädierten Narzißmus – oder anders ausgedrückt den auch vom Mann an sie delegierten lädierten Narzißmus – ihrerseits mit Muttermacht aufzuwerten versuchen. Dies erklärt auch, warum der unerfüllte Kinderwunsch für manche Frauen eine Leidensqualität annehmen kann, die signalisiert, daß das weibliche Wertgefühl existenziell auf dem Spiel steht. Macht und Ohnmacht – wechselseitig in allen Beteiligten austauschbar erlebt – spielen ja ohnehin in der Behandlung des unerfüllten Kinderwunsches als Übertragungs- und Gegenübertragungsphänomene eine außerordentliche Rolle [9].

Viele Freud-Schüler haben die Fixierung auf den Penis, der für das Kind das sichtbare Vollzugsorgan der Zeugung ist, übernommen. Doch es gab auch andere, die nicht ausschließlich die Mutter an den Anfang stellen, sondern das Paar mit seiner Fähigkeit zu zeugen und zu empfangen (Bettelheim; [4]), die den Mutterleib ganz bewußt als „Behälter" für die biologische Symbiose von Samen und Ei sehen (Bion; [5]) und auf die zeugende Fähigkeit des Mannes (Erikson; [6]) hinweisen.

Freud selbst leitete den Kinderwunsch des Mannes und der Frau aus der jeweils geschlechtsspezifischen Verarbeitung des Ödipuskomplexes ab [7]. Der typisch weibliche Kinderwunsch entstehe demnach in der ödipalen Phase auf dem Kastrationskomplex und dem daraus resultierenden Penisneid. In dem Gefühl, von der Mutter nur minderwertig ausgestattet zu sein, wende sich das Mädchen voller Enttäuschung von ihr ab und dem Vater zu. Von ihm wünsche sie sich sozusagen als Entschädigung für den fehlenden Penis ein Kind. Bei aller notwendigen Kritik, die bereits anklang, betonte Freud aber mit Recht den narzißtischen Gewinn, der aus dem Kinderwunsch und seiner Verwirklichung gezogen werden kann: „Der heikelste Punkt des narzißtischen Systems, die von der Realität hart bedrängte Unsterblichkeit des Ich, hat ihre Sicherung in der Zuflucht zum Kind gewonnen" (S. 137; [8]). In einer Arbeit über klinische Erfahrungen mit späten Müttern und ihrem Wunschkind beschreibt Berger die Gefahren dieser narzißtischen Seite des Kinderwunsches, wenn das Wunschkind von seinen Eltern als Verkörperung ihrer eigenen Wünsche und infantilen Sehnsüchte erlebt wird: „Die geradezu vernarrte, verletzliche und dranghaft intime Bezogenheit der Mutter auf ihr Kind als den Träger ihrer Wünsche" (S. 18; [3]) führt zu einer Idealisierung des Kindes, die dem realen Kind wenig Raum für Eigenleben läßt.

Kinderwunsch enthält neben den sog. reifen, sich aus der ödipalen Phase entwickelnden genitalen Strebungen, die Freud in den Vordergrund stellte, aber immer auch Anteile der prägenitalen Entwicklungsphasen (der narzißtischen, oralen, analen und phallischen). Wir möchten diese entwicklungsgeschichtlich früheren Spuren des Kinderwunsches, die keineswegs mit den auch von Freud beschriebenen Gebärphantasien gleichzusetzen sind, im folgenden etwas eingehender betrachten.

Die fetale Zeit

Phantasien über eine eigene gute fetale Existenz im Mutterleib haben offenbar einen großen Anteil daran, ob die Sehnsucht nach einem Kind, besser gesagt nach der Gefühlsbeziehung zu ihm, bewußt empfunden werden kann, ohne von allzu großen Ängsten, Neidgefühlen und regressiven Bedürfnissen blockiert zu werden. Ein solches Kind wird als Drittes gezeugt und empfangen, entsteht also nicht bloß als zufälliges, willkommenes oder lästiges Nebenprodukt männlicher Sexualität oder auf alleinigen Wunsch der Frau. In unseren Gesprächen mit sterilen Frauen, in denen wir ihr Wissen, mehr noch aber ihre Phantasien über die damalige Schwangerschaft ihrer Mutter anzusprechen pflegen, finden sich gehäuft Darstellungen, die auf frühe Abwehrvorgänge - wie Spaltung und Projektion - bei Mutter und Tochter schließen lassen: entweder wird die Schwangerschaft mit der heute sterilen Tochter von der Mutter als schönste Zeit in ihrem Leben dargestellt, die mit einer schwierigen Geburt jäh endete; dementsprechend hat die Tochter regressive Wünsche nach Wiedervereinigung und erlebt die im Kinderwunsch phantasierte Geburt und Kindheit ihres Kindes als realen Einbruch in die Illusion dieser Symbiose. Oder die Mutter schildert dramatisch die körperlichen Qualen einer beschwerdereichen Schwangerschaft mit einer nachfolgenden Geburt, die sie fast das Leben gekostet hätte mit bisweilen sogar blutigen Brustentzündungen im Wochenbett; dementsprechend phantasiert sich die sterile Tochter als oral sadistisch, d. h. vernichtend in einem existentiellen Sinn des Wortes, und fürchtet dies - vice versa - natürlich auch von einem eigenen Kind. Melanie Klein [13] wies in ihrer Theorie von der Entstehung des Kinderwunsches darauf hin, daß diese Angst von den aggressiv zerstörerischen Impulsen, die mit Schwangerschaft und Geburt verbunden sind, die vorgestellte Beziehung zum Kind ganz dominieren und damit eine Empfängnis verhindern könne.

Doch ebenso kann der Kinderwunsch des Mannes blockiert werden von der Sehnsucht nach der frühen Mutterfrau, mit der ausschließlich Verschmelzung über die Befriedigung regressiver Bedürfnisse durch sexuelle Lust gesucht wird, mit der ein Kind wegen unbewältigter Neidgefühle auf den fetalen/oralen Konkurrenten aber nicht gewünscht und wirklich gezeugt werden darf. Den Andrologen dürfte die Angst des sterilen Mannes von der verschlingenden, übermächtig erlebten Mutter vertraut sein. Der mitunter geringschätzige Umgang des medizinischen Personals mit dem Sperma, das dann in einer gefühllosen Weise abgenommen wird, um anschließend „gewaschen und geschleudert" zu werden, das Gefühl so mancher Männer, lediglich Samenlieferant ihrer Frau zu sein und nach einer etwaigen Befruchtung das bedeutungslose Dasein einer überzähligen Person zu führen, bis hin zu offenkundigen Ängsten der Disziplin Andrologie selbst, von der dominierend mächtigen „Mutter" Gynäkologie verschlungen oder zu einer relativen Bedeutungslosigkeit im reproduktionsmedizinischen Geschehen degradiert zu werden, sprechen die deutliche Sprache dieses medizinischen Alltags.

Sollen in einem späteren gesunden Kinderwunsch die Ambivalenz akzeptierenden, reifen, objektbezogenen Anteile über die weniger reifen Ich-bezogenen dominieren, müssen die mit den nun folgenden Entwicklungsphasen verbundenen narzißtischen Kränkungen ausreichend verarbeitet sein.

Die narzißtischen Kränkungen der frühen Entwicklung als Determinanten des Kinderwunsches

Die narzißtische Phase

Die erste narzißtische Kränkung des Menschen (bis 3. Monat), die mit dem Verlust der Geborgenheit des Mutterleibes und der Konfrontation mit der nun herrschenden Realität verbunden ist, kann verarbeitet werden, wenn das Kind ausreichend gute primäre Väterlichkeit und Mütterlichkeit erlebt hat. Dies bedeutet ausreichende Erfahrung der Befriedigung frühester Bedürfnisse nach Autonomie, Bewundertwerden, Erregungs- und Spannungsabfuhr, Zärtlichkeit und Körperhautkontakt, Geborgenheit und Geliebtwerden. In seiner späteren Funktion als Vater oder Mutter kann es diese Bedürfnisse real oder phantasiert dann auch bei seinem eigenen Kind erfüllen, ohne ihre Wiederholung im eigenen Erleben fürchten zu müssen. In einem solchen Kinderwunsch wird das Kind um seiner selbst willen geliebt, d. h. die Eltern betrachten es nicht als bereits zuvor beschriebene Erweiterung eines idealen Selbstbildes, sondern als ein Drittes, dem sie Individuation ermöglichen, weil sie das Kind von sich selbst als getrennt akzeptieren. Der mögliche Mißbrauch des Kindes als narzißtische Erweiterung in dem im Sinne einer fixen Idee mitunter hochgradig eingeengt wirkenden Kinderwunsch wird nun vielleicht etwas deutlicher. Verleugnung von Ambivalenz und damit verbundene Idealisierung des Kinderwunsches veranlassen Reproduktionsmediziner aber nicht selten gerade in solchen Fällen, den Kinderwunsch bereitwillig mit einem ungeheuren Aufwand zu erfüllen. Eine gemeinsame narzißtische Abwehr von Ambivalenz und Hilflosigkeit mittels Größen- und Allmachtsphantasien wird darin deutlich.

Die orale Phase

Entwöhnung und Zahnen konfrontieren das Kind mit der nächsten narzißtischen Kränkung seiner Entwicklung (3.–9. Monat), der Erfahrung eigener sadistischer Impulse, die mit dem Beißen und dem ersten Erleben von Ambivalenz verbunden sind. Bis dahin in der Phantasie symbiotisch mit der Mutter vereint, d. h. als Objekt nicht von ihr getrennt, konfiguriert sich jetzt allmählich im Erleben des Kindes ein Objekt, das gewährend oder verweigernd, gut oder böse ist. Aufgrund seiner Zuneigung zu den Eltern und der Erfahrung, daß diese seine Aggressionen aushalten und überleben, lernt das Kind allmählich, seine sadistischen Impulse mit Hilfe seiner liebevollen Wünsche zu sozialisieren. Es wird ambivalenzfähig, d. h. es vermag das Nebeneinander widerstreitender Impulse von Liebe und Haß für ein und dasselbe Objekt mit dem Überwiegen von Besorgnis und Zuneigung zu ertragen, ohne die bedrohlichen Gefühle von ihm abspalten zu müssen.
Das Erreichen der Fähigkeit zur Ambivalenz ist vielleicht die wichtigste Voraussetzung für einen späteren Kinderwunsch, der überwiegend als gesund oder reif angesehen werden kann. Denn auch mit dem eigenen Kind werden unausweichlich schon in der Vorstellung widerstreitende Gefühle verbunden sein, die in Einklang gebracht werden müssen. Die Angst vor der Konfrontation mit diesem Phänomen durch ein Kind kann dann den Kinderwunsch blockieren oder sogar psychogene Sterilität auslösen.

Die anale Phase

In der nun folgenden Entwicklungsphase (9 Monate bis 2 Jahre), die gekennzeichnet ist durch lustvoll selbständiges Spiel, Nein-sagen-können, Laufenlernen (und sich damit auch Wegbewegen-können), aber auch Anpassungsforderungen und -leistungen, die v. a. mit der Ausscheidung verbunden sind, spielen Beschämungs- und Bestrafungsängste sowie Macht und Kontrollbedürfnisse eine nicht unwesentliche Rolle. Die Macht, mit der das Kind dann in einer Sterilitätsbehandlung häufig zum Kommen gezwungen werden soll, ohne daß jemals die Frage gestellt wird, ob es dies – wenn auch nur aus seiner vorgestellten Perspektive heraus – überhaupt will, läßt ahnen, wie wenig echte Autonomie dieser Mutter oder diesem Vater in ihrer Kindheit gelassen wurde. Daß der scheinbar passive, zurückhaltende Elternteil dieses Geschehen ebenso aktiv mitbestimmt, indem er es so geschehen läßt, mahnt an die subtilen Verbindungen von Macht und Ohnmacht.

Die phallisch-ödipale Phase

Die beiden letzten narzißtischen Kränkungen der Entwicklung sind die deutliche Wahrnehmung des Geschlechtsunterschiedes im Alter von 2½ bis 3½ Jahren und die in der Wahrnehmung des Generationsunterschiedes begründete Erfahrung, der ausgeschlossene Dritte zu sein, im Alter von 3 bis 6 Jahren. Der Stolz des Jungen auf seinen Penis, seine Aggressionen infolge seines Gebär- und Brustneides [2] sowie seine Kastrationsängste angesichts des seiner Meinung nach beschädigten Geschlechts des Mädchens können zu einer Abwertung der Frau führen, besonders dann, wenn ihm von der eigenen Mutter eine autonomiearme Weiblichkeit vorgelebt wurde. Sie findet dann in verbreiteten Vorstellungen wie „Frauen müssen sich durch ein Kind aufwerten" oder „Eine Frau ohne Kinder ist keine Frau" ihren Ausdruck und werden schließlich in der Gleichsetzung von Mütterlichkeit und Weiblichkeit zur gesellschaftlichen Maxime. Im Geschlechtsunterschied zur Mutter sucht der Junge eine Möglichkeit, sich von ihr abzugrenzen. Aus Autonomiegründen vollzieht er dabei eine hohe narzißtische Besetzung seines Penis, wie wir sie als sog. phallischen Monismus von der Sexualtheorie Freuds kennen. Wir stellen diesen phallischen Monismus inzwischen mit Recht in Frage, indem wir ihn als Ausdruck jener Angst vor der Frau/Mutter als der Schwangeren/Gebärenden/Brustgebenden verstehen, der vom Mann/Vater alle Macht überlassen wurde. Dies kann aber nur geschehen, wenn der Vater sich aufgrund seiner fortdauernden Bindung an die Mutter nicht wirklich als Erzeuger seines Kindes fühlt und damit für die entlastende Triangulierung auch nicht ausreichend zur Verfügung steht.

Zusammenfassung

Je eingehender man sich mit dem scheinbar so einfachen Phänomen Kinderwunsch beschäftigt, desto vielschichtiger und komplizierter stellt es sich dar. Kinderwunsch und Fähigkeit zur Väterlichkeit und Mütterlichkeit sind keineswegs instinktgesicherte Verhaltensweisen, sondern ein interindividuell sehr unterschiedliches Ergebnis biologischer, gesellschaftlicher und psychologischer Einflüsse. Kinderwunsch ist auch nicht etwas ursprünglich Weibliches. Er wird vom Mann aufgrund der Zeugungsunsicherheit, die in seiner Biologie begründet ist, und seiner größeren und deshalb angstmachenden Abhängigkeit von der Frau nur stärker verdrängt. Für beide Geschlechter entscheiden frühe Erfahrungen der ersten Entwicklungsphasen und die Art der Bewältigung der damit verbundenen narzißtischen Kränkungen wesentlich mit darüber, ob die Wiederholung dieser Gefühle bei einem eigenen Kind – sei es auch nur in der Vorstellung – akzeptiert werden kann oder gefürchtet und vermieden werden muß.

Literatur

1. Amendt G (1986) Der neue Klapperstorch. Die psychischen und sozialen Folgen der Reproduktionsmedizin. März, Herbstein
2. Benz A (1984) Zum Gebärneid des Mannes. Psyche 4:305
3. Berger M (1989) Klinische Erfahrungen mit späten Müttern und ihrem Wunschkind. Praxis Kinderpsych 38:16
4. Bettelheim B (1975) Symbolische Wünsche. Kindler, München
5. Bion WR (1984) Second Thoughts. Selected Papers on Psychoanalysis. Aronson, New York
6. Erikson HE (1968) Kindheit und Gesellschaft. Klett, Stuttgart
7. Freud S (1925) Einige psychische Folgen des anatomischen Geschlechtsunterschiedes. (Gesammelte Werke, Bd 14, S 22ff.; Fischer, Frankfurt am Main, 1966ff.)
8. Freud S (1914) Zur Einführung des Narzißmus. GW Bd 10, S 137
9. Frick-Bruder V (1989) Macht und Ohnmacht im Erleben von Kinderwunsch. Gyne 10:335ff.
10. Frick-Bruder V (1989) Das infertile Paar. In: Bettendorf G, Breckwoldt M (Hrsg) Reproduktionsmedizin. Fischer, Stuttgart New York
11. Jacobsen E (1936) Beitrag zur Entwicklung des weiblichen Kinderwunsches. Int Z Psychoanal 22:371
12. Jürgens HW, Pohl K (1978) Partnerbeziehung und generatives Verhalten. Z Bevölkerungswiss 3:247
13. Klein M (1979) Die Psychoanalyse des Kindes. Reinhardt, München Basel
14. Kühler T (1989) Zur Psychologie des männlichen Kinderwunsches. Ein kritischer Literaturbericht. Dtsch Studienverlag, Weinheim
15. Leidenberger F (1989) Fruchtbarkeit und Infertilität. In: Schirren C, Bettendorf G, Leidenberger F, Frick-Bruder V (Hrsg) Unerfüllter Kinderwunsch. Deutscher Ärzte-Verlag, Köln

Kinderwunschbehandlung aus psychosomatischer Sicht – Ergebnisse und Schlußfolgerungen*

M. Stauber

Die immense Bedeutung, die die Fruchtbarkeit für Frau und Mann nach den Berichten in der Medizingeschichte in allen Epochen hatte, ist insofern leicht verständlich, da Fruchtbarkeit stets eine existentielle Notwendigkeit darstellte. Sowohl die Fruchtbarkeit des Bodens, der Tiere und des Menschen selbst waren von grundlegender Bedeutung. Auch der Einfluß der Religion und religiöser Riten spielten in Verbindung mit der Fruchtbarkeit eine große Rolle.
Es ist neu in unserer Gesellschaft – und wahrscheinlich durch den Reichtum der modernen Industrienationen eingeleitet – daß der Wert der Fruchtbarkeit mehr und mehr relativiert wird. Zusätzlich hat die moderne Medizin durch die Entdeckung der Pille einerseits und durch die Erfolge bei der Reagenzglaszeugung andererseits Sexualität und Fruchtbarkeit aufspaltbar gemacht.
Während es vor einigen Jahrzehnten kaum Paare gab, die freiwillig kein Kind wünschten, mehrt sich dieses Phänomen zunehmend. Hierzu verdeutlicht die Arbeit von Johnson et al. (1987), daß eine signifikante Zunahme freiwilliger Kinderlosigkeit in den letzten 15 Jahren von 3,2% auf 11% in Großbritannien gefunden wurde (Tabelle 1).
Man kann somit feststellen, daß sich ein Paar – und dabei auch die Frau – nicht mehr um jeden Preis durch ein Kind definieren muß. So erscheint es auch unangebracht, wenn auf den Sterilitätskongressen – wie auf dem letzten Weltkongreß in Marrakesch (1989) – das Ei als zentrales Symbol für die Fruchtbarkeit so überdimensional die Frau bestimmt. Auch das weitgehende Fehlen von Vorträgen, die sich mit psychosomatischen Aspekten des Kinderwunsches auseinandersetzen, ist auf vielen Fertilitätskongressen zu problematisieren.
Wenn auch noch nicht ausreichend, so wurden doch in den letzten Jahren vermehrt psychosomatische Aspekte in die Betreuung von Kinderwunschpaaren einbezogen. Dies geschah z. T. durch die Mitbetreuung durch Psychologen und Psychotherapeuten, die vor allem in Spezialfällen weiterhelfen können. Genauso wichtig erscheint es mir aber, daß die Gynäkologen und Andrologen selbst mehr Sensibilität für ihre Patientinnen und Patienten entwickeln und sich mit einer

---

* Aus einer langjährigen Arbeit mit Kinderwunschpaaren wird ein Überblick gegeben, werden Ergebnisse zusammengefaßt und praxisnahe Empfehlungen formuliert. Weiterführende Einzelergebnisse und Literaturhinweise finden sich in Stauber (1988).

Tabelle 1. Ungewollt oder gewollt kinderlos? (Aus: Johnson et al. 1987)

♀ Jahr-gang	n	Kinderlos [%]	Freiwillig kinderlos [%]	Ungewollt kinderlos [%]	Ergebnis
1935	533	7,7	3,2	4,5	signifikante
1950	617	14,3	11,0	3,3	Zunahme freiwilliger Kinderlosigkeit

integrierten psychosomatischen Betrachtungsweise identifizieren. Eine psychosomatische Sichtweise ist aus folgenden 3 Gründen bei der Behandlung von Kinderwunschpaaren notwendig:

1. Der unerfüllte Kinderwunsch stellt häufig eine schwere *Lebenskrise* für das Paar dar (gestörte Lebensperspektive, starker Leidensdruck, Umgang mit möglichem Verzicht, negative soziale Resonanz, depressive Stimmungslage).
2. Die Sterilität/Infertilität kann psychisch bedingt oder mitbedingt sein, z. B. in Form der idiopathischen Sterilität oder symptomatisch über Sexualstörungen, endokrine Störungen, männliche Subfertilität usw.
3. Die diagnostischen und therapeutischen Verfahren, z. B. In-vitro-Fertilisation (IvF) oder Insemination, und ihre Risiken können seelisch sehr belastend sein, so daß eine psychosomatische Führung indiziert ist.

Diese Gründe haben wir auch in die von Frau Langenbucher (1990) organisierte Sitzung über moderne Reproduktionsmedizin an den Bundesministerien für Gesundheit bzw. Soziales gebracht, da unserer Ansicht nach gerade die IvF und verwandte Techniken ohne zusätzliche psychosomatische Sichtweise mechanistisch bleiben. Die zitierte Anhörung in den Bonner Ministerien führte schließlich auch zur Festschreibung einer künftig notwendigen zusätzlichen psychosomatischen Beratung bei der Anwendung moderner Reproduktionstechniken.
Die Einschätzung des Leidensdruckes, der durch den unerfüllten Kinderwunsch entstehen kann, hilft dem Frauenarzt in der täglichen Sprechstunde, das Paar und auch die Arzt-Patient-Beziehung besser zu verstehen. Aus dem langjährigen Umgang mit Kinderwunschpaaren läßt sich folgendes vereinfachte Schema darstellen (s. S. 24).
Ziel der ärztlichen Beratungen sollte es immer wieder sein, die Motive für den Kinderwunsch zu verstehen und die Überwertigkeit zu problematisieren. Vor allem die „Messiaserwartung", die manche Paare von einem Kind haben, sollte im Gespräch verdeutlicht werden. Es geht schließlich immer wieder darum, eine „gesunde Ebene" zu finden, die ein ganzheitliches Verständnis der Kinderwunschbetreuung ermöglichen.
Ein besonderes Problem stellt der sehr späte Kinderwunsch dar, der v. a. seit Einführung der IvF gehäuft vorgetragen wird. Er betrifft v. a. Frauen zwischen 45 und 50 Jahren. Meist spürt man schon bei der ersten Vorstellung der Patientin,

> *„Gesunder" Kinderwunsch:*
> - Leidensdruck mäßig stark,
> - Zögern gegenüber invasiven medizinischen Eingriffen,
> - Verzicht scheint möglich,
> - Frustaner Kinderwunsch kann sozial untergebracht werden,
> - ausgewogene Arzt-Patienten-Beziehung gut möglich.
>
> *„Starker" Kinderwunsch:*
> - Leidensdruck sehr stark,
> - Drängen auf invasive medizinische Eingriffe,
> - Verzicht scheint kaum möglich,
> - Lebensperspektive deutlich gestört
>   (negative soziale Resonanz/reaktive Depression),
> - ausgewogene Arzt-Patienten-Beziehung erschwert.
>
> *„Überwertiger" Kinderwunsch:*
> - Leidensdruck massiv
>   („anfallsweiser Kinderhunger", Spezialistensuche),
> - nur invasive Methoden werden geschätzt
>   (grenzenlose Risikobereitschaft!),
> - häufiges Agieren („Ärzteverscheiß"),
> - Suche nach einer Arzt-Patienten-Beziehung,
>   die eine „unheilvolle Allianz" darstellt
>   (Einstellung der Patientin: „ein Kind um jeden Preis"/
>   Einstellung des Arztes: „Erfolg ist nur ein Kind").

unter welch hohem Leidensdruck sie steht. Von einer Art Torschlußpanik ergriffen, signalisiert sie dem Arzt oft: „Machen Sie mit mir, was Sie wollen, wenn nur mein Kinderwunsch erfüllt wird." Von medizinischer Seite fällt dabei die grenzenlose Risikobereitschaft auf, die solche Patientinnen bekunden. Die Arzt-Patient-Beziehung wird stark erschwert, da eine Aussprache über den Hintergrund des Kinderwunsches, z. B. über die Motivation, vermieden wird oder oberflächlich bleibt.

Psychosomatischen Interventionen gegenüber verhalten sich solche Patientinnen meist abwehrend, denn: „Sie wollen ja ein Kind und keinen Psychosomatiker".

In den Fallgeschichten dieser Frauen mit sehr spätem Kinderwunsch findet man nicht selten instabile Partnerbeziehungen. Auch die früher beruflich sehr erfolgreiche Frau, die sich in einer präklimakterischen Krise befindet, kommt in diesem Patientengut wiederholt vor. Der sehr späte Wunsch nach einem Kind (im Volksmund als „Frostblume" bezeichnet), steht dabei häufig für eigene unerfüllte Wünsche, z. B. Schutz vor innerer Leere, vor depressiven Gefühlen und weiteren individuellen verstehbaren Impulsen (s. Übersicht S. 25).

Die Risiko-Nutzen-Abwägung, die der Arzt vor jedem medizinischen Eingriff treffen muß, verbietet bei sehr spätem Kinderwunsch eigentlich die Anwendung moderner Reproduktionstechniken wie z. B. der IvF. Nicht selten findet die Patientin jedoch den Arzt, der zu jeder Behandlung bereit ist. Wir sehen diese Allianz als unheilvoll an, da zwischen einem Arzt, der alles medizintechnisch Mögliche macht und einer Patientin, die um jeden Preis ein Kind will, die

---

Der sehr späte Kinderwunsch (♀: 40–50 Jahre)

Aktualisiert durch:	übergroße Hoffnungen in die modernen Reproduktionstechniken (z. B. IvF).
Äußeres Bild:	- extremer Leidensdruck, - Drängen auf invasive Eingriffe, - grenzenlose Risikobereitschaft, - primäre Abwehr psychosomatischer Interventionen.
Psychodynamik:	Kinderwunsch als „Lösungsversuch" eigener Konflikte.
Therapeutischer Eingriff:	„Scheinlösung" verdeutlichen.

---

psychische Ebene grundsätzlich vernachlässigt wird. Es wird hierdurch die Chance vergeben, die Krisensituation der Patientin zu bearbeiten und ihre Lebensperspektive neu zu hinterfragen.

Ergebnisse aus Nachuntersuchungen

Wenn man sich die Frage stellt, wie ein endgültig frustraner Kinderwunsch von den Paaren verarbeitet wird, so muß man nach einer Untersuchung von Schulz-Ruthenberg (1980) schließen, daß dies in vielen Fällen mit großen Schwierigkeiten einhergeht. Dabei fiel auf, daß die Frauen aus steril gebliebenen Ehen im Vergleich zu den Frauen ohne Kinderwunschproblematik Tendenzen und auch signifikante Hinweise zeigen, die auf eine eingeschränkte Lebensverwirklichung schließen lassen. Dabei wurden vermehrt psychosomatische Symptome nach Abschluß der frustranen Behandlung gefunden, wie z. B. Unterbauchschmerzen, Dysmenorrhöen, sexuelle Funktionsstörungen. Die Männer aus Ehen mit frustranem Kinderwunsch zeigten ebenfalls gegenüber einem Vergleichskollektiv große Verarbeitungsstörungen und vermehrt funktionelle Sexualstörungen (s. Übersicht).

Frustraner Kinderwunsch

Statistische Analyse und Interpretation von Schulz-Ruthenberg u. Stauber (1980), tiefenpsychologische Erhebung, n = 72

Gegenüber einem Vergleichskollektiv mündet jahrelanger frustraner Kinderwunsch häufig in:
1. vermehrten funktionellen Beschwerden,
2. negativer sozialer Resonanz,
3. depressiver Stimmungslage,
4. Konflikten der gestörten individuellen Lebensperspektive („das größte Problem, das je erlebt wurde"),
5. Bewältigungsproblemen (Partnerschaft, Isolierungstendenzen),
6. Abwehrversuchen mit Verleugnung und Projektion.

Andererseits bedeutet die Erfüllung des Kinderwunsches von früheren Kinderwunschpaaren (Becker 1980) auch keine durchweg positive Entwicklung. Bei der Auswertung von 655 Patientenakten zeigte sich, daß eine bedeutend höhere Rate an schwangerschaftsbedingten Beschwerden vorlag, die man als psychosomatisch deuten mußte. Es kam hinzu, daß es auch eine höhere Abort- und Frühgeburtenrate gab (s. Übersicht).

Schließlich erfüllter Kinderwunsch

Statistische Analyse und Interpretation von Becker 1980, n = 655 Paare aus der Kinderwunschsprechstunde

Gegenüber einem Vergleichskollektiv imponierten Schwangerschaft, Geburt und Wochenbett bei ehemaligen Sterilitätspatientinnen durch:
1. 5fache Häufigkeit einer Hyperemesis gravidarum,
2. doppelte Rate schwangerschaftsbedingter Beschwerden,
3. doppelte Abortrate,
4. erhöhte Gestosehäufigkeit,
5. doppelte Rate vaginaler operativer Entbindungen,
6. 3fache Sectiorate,
7. geringere Stillhäufigkeit und -dauer.

Bei einer nicht repräsentativen Spätbefragung (15 Jahre nach der Kinderwunschbehandlung) fiel bei einigen Paaren die Mitteilung auf, daß sie die frühere Kinderwunschbehandlung als einen falschen Schritt im Leben angesehen haben (vgl. Stauber 1988). Es wurde uns auch in Einzelfällen mitgeteilt, daß es die Patientinnen als Versäumnis angesehen haben, die Kinderwunschproblematik nicht auch von psychosomatischer Seite zu beleuchten.

Zur Indikation der Kinderwunschbehandlung

Da es um individuelle Entscheidungen geht, kann sich der Arzt nicht pauschal der Verantwortung entziehen, von vornherein eine Kinderwunschbehandlung anzunehmen oder auch abzulehnen. Eine Gefälligkeitsmedizin einerseits und ein generelles restriktives Verhalten andererseits werden der einzelnen Patientin nicht gerecht. Die Risiko-Nutzen-Abwägung und auch die eigene Einschätzung des Arztes werden im einzelnen die Indikationen bestimmen. Zu problematisieren sind ideologische und kommerzielle Beweggründe – v. a. wenn es um die neuesten Reproduktionstechniken geht.

Daß Kinderwunsch primär ein „gesunder Wunsch" ist, läßt sich aus der Untersuchung von Münkel (1982) ableiten. Sie hat speziell die Männer mit Kinderwunsch genauer untersucht, sowohl direkt aus unserer Kinderwunschsprechstunde, als auch über die Aufarbeitung von Psychoanalysen bei Männern mit und ohne Kinderwunsch. Folgende Zusammenhänge hat sie gefunden (vgl. auch Stauber 1988):

Männer *mit* Kinderwunsch haben überwiegend
- positive, liebenswerte Kindheitserinnerungen,
- ein gutes Verhältnis zu Mutter und Vater,
- optimistische Zukunftsperspektive.

Männer *ohne* Kinderwunsch haben überwiegend
- negative trostlose Kindheitserinnerungen,
- ein schlechtes Verhältnis zu Mutter und Vater,
- eine pessimistische Zukunftsperspektive.

Zusammenfassend läßt sich also sagen, Kinderwunsch korreliert mit biographischen Daten und Strukturen, die man als „gesund" einschätzen würde.

Spontane Schwangerschaften innerhalb der Kinderwunschbehandlung

Das psychosomatisch aussagekräftigste Ergebnis, das aus unserer Kinderwunschsprechstunde an der Universitäts-Frauenklinik Berlin-Charlottenburg ermittelt wurde, lag noch vor der IvF-Ära. Es handelt sich dabei um die umfangreiche Korrelation von Therapieerfolg und vorangegangener Behandlungsmaßnahme (vgl. auch Stauber 1988).
Zusammenfassend hat sich ergeben, daß der größte Teil der Schwangerschaften unabhängig von aktiven Behandlungsmaßnahmen eingetreten ist. Sehr häufig

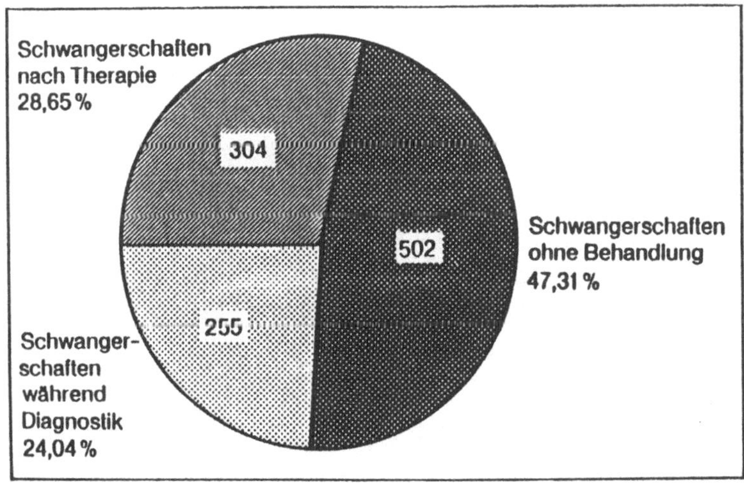

Abb. 1. Therapie und Konzeption bei sterilen Ehepaaren (n = 1061 eingetretene Schwangerschaften)

traten schon Schwangerschaften in der Wartezeit auf eine invasive Maßnahme ein. Auch nach diagnostischen Eingriffen wie Laparoskopien wurde nach dem Bewußtsein: „Alles ist in Ordnung" ein gehäuftes Eintreten von Schwangerschaften beobachtet. Schließlich wurden während Behandlungspausen, Urlauben und einseitigen psychotherapeutischen Maßnahmen zahlreiche Schwangerschaften beobachtet. Dies erscheint mir deshalb so wichtig, da in einigen Behandlungszentren ohne klare Indikationskriterien invasive Methoden, wie IvF, Insemination usw. eingesetzt werden. Dabei wird auch nicht daran gedacht, daß es für die Patientin psychisch günstiger sein könnte, noch Zeit für eine mögliche Spontanschwangerschaft zu lassen. Interessant ist hierzu auch eine Kongreßmitteilung aus dem Zentrum für Reproduktionsmedizin an der Universität Melbourne, daß bei Paaren auf der Warteliste zur IvF nahezu gleich viele Schwangerschaften registriert wurden wie bei den Paaren mit durchgeführten IvF-Zyklen. Man kann daraus schließen, daß leider oft die Indikationen verschwommen gestellt wurden und daß eine Risiko-Nutzen-Abwägung kaum erfolgte.

Die psychisch bedingte oder mitbedingte Sterilität, auch häufig funktionell, psychogen, psychosomatisch genannt, läßt sich im weitesten Sinne so verstehen:

„Psychogene Sterilität" (im weiteren Sinne)

Phänomenologie:
- symptomlos („idiopathisch"),
- symptomatisch, z. B. Amenorrhö, Anovulation, Sexualstörungen, Spermaqualitätsminderungen.

Pathogenese:
- über Hormonsystem bzw. Neurovegetativum.

Ätiologie:
- psychischer Konflikt, z. B. unbewußte Ablehnung einer Gravidität, Problem der Geschlechtsidentität.

Der Versuch einer retrospektiven Prozentsatzbestimmung der funktionellen Sterilität aus einem Kollektiv von ca. 2000 durchuntersuchten Paaren ist in Abb. 2 dargestellt (28,3%). Es handelt sich bei dieser Untersuchung um die Zusammenfassung der Ergebnisse zweier Dissertationen, die an der Universitäts-Frauenklinik Charlottenburg der Freien Universität durchgeführt wurden. Nach diesen Ergebnissen müßte man bei ca. jeder vierten Frau damit rechnen, daß sie aus psychischen Gründen passager oder endgültig zu keiner Schwangerschaft kommt. Wenn man versucht, die gesamten Sterilitätsursachen auf die beiden Geschlechter zu verteilen, so haben wir bei 55,7% die Sterilitätsursache der Frau zuordnen müssen, bei 44,3% dem Partner.

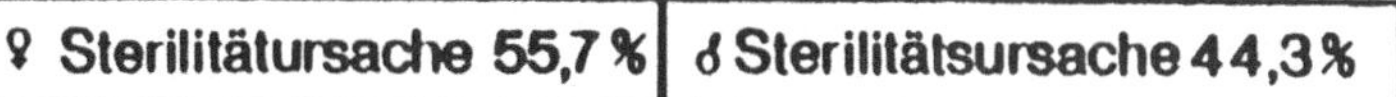

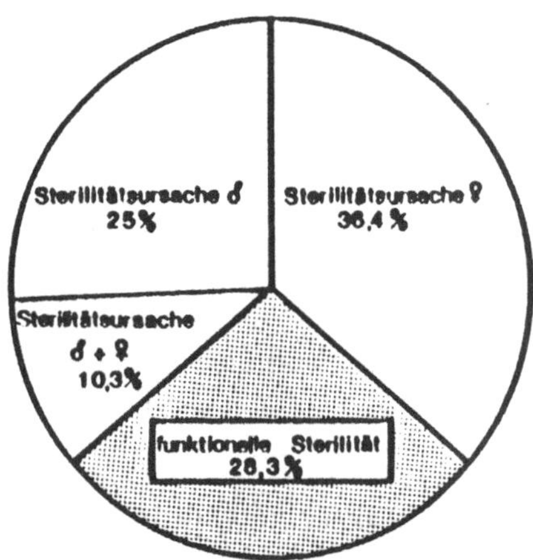

Abb. 2. Verteilung der Sterilitätsursache für ♀ + ♂ (retrospektive Gesamtübersicht bei n = 1994 Paaren mit der Aufnahmediagnose Sterilität)

Sexualstörungen und Kinderwunschbehandlung

Ein praxisrelevantes Ergebnis ist die Tatsache, daß Kinderwunschpaare zu ca. 10% primäre Sexualstörungen haben. Die Einbeziehung des Partners ist bei der Diagnostik und Therapie besonders wichtig, da andernfalls nur halbe Wahrheiten zum Vorschein kommen. Nachfolgend werden die funktionellen Sexualstörungen zusammengefaßt, die bei Kinderwunschpaaren nicht selten zu beobachten sind. Aus unbewußten Beweggründen heraus wird z. B. das Konzeptionsoptimum nicht selten vermieden, was dem/der behandelnden Arzt/Ärztin in einer ganzheitlichen Behandlung nicht verborgen bleiben sollte.

Funktionelle Sexualstörungen in sterilen Ehen (primäre Sexualstörungen)

1. „Jungfräuliche Ehen",
2. isolierte Störungen bei der Frau (z. B. Vaginismus, Dyspareunie ohne Organbefund),
3. isolierte Störungen beim Mann (z. B. impotentia coeundi),
4. seltener GV und Vermeidung des Konzeptionsoptimums

Auch im Laufe der Behandlungen werden sekundäre Sexualstörungen beobachtet, die nicht selten durch die mechanistische Verfahrensweise der Ärzte (zu viele Inseminationszyklen, Verkehr nach Zeit usw.) induziert werden.

> *Funktionelle Sexualstörungen in sterilen Ehen* (sekundäre Sexualstörungen)
>
> Bedingt durch
> 1. die Mitteilung sub- und infertiler Spermiogrammparameter (Kränkung),
> 2. die Verarbeitung des frustranen Kinderwunsches (Konfusion in der Lebens-
>   perspektive),
> 3. wiederholte diagnostische Verfahren und therapeutische Interventionen als
>   „Sexualersatz" (z. B. Spermiogramme, Sims-Huhner-Test, Insemination, IvF).

Weitere Auffälligkeiten bei psychosomatischer Sterilität

Weiterhin ist es für die Praxis hilfreich zu wissen, daß man die Diagnose einer psychisch bedingten Sterilität dann eher annehmen kann, wenn bei dem zu behandelnden Paar vermehrt psychosomatische Störungen in verschiedensten Körperbereichen vorliegen. Gegenüber einer Vergleichsgruppe poliklinischer Patientinnen hat sich eine deutlich vermehrte Symptomatik aus den Beschwerdenlisten ergeben.

Es zeigte sich auch bei psychisch bedingter Kinderlosigkeit gehäuft eine Partnerschaftsstruktur, die ein anklammernd-symbiotisches Muster aufwies. Beide Partner sahen sich in ihrer Wirkung auf die Umgebung unattraktiv, mißachtet und unbeliebt – beide schätzten sich im Mittelwert depressiver ein als ein Vergleichskollektiv.

Besonders eindrucksvoll sind die Ergebnisse zur psychosomatischen Andrologie (Daiger 1988; Stauber 1988). Es zeigte sich, daß Spermaqualitätsminderungen positiv mit beruflichen Stressoren und familiären Stressoren sowie mit vermehrten psychosomatischen Symptomen korrelieren. Hier eine Übersicht aus der breit angelegten Untersuchung sowie Schlußfolgerungen:

> *Ergebnisse zur psychosomatischen Andrologie*
>
> (n = 1454 Erstspermiogramme und Fragebögen, vgl. Stauber 1988; Daiger 1988)
>
> Spermaqualitätsminderungen korrelieren positiv mit:
> 1. beruflichen Stressoren,
> 2. familiären Stressoren,
> 3. psychosomatischen Beschwerden.
>
> Schlußfolgerungen:
> 1. Hinweisfaktoren beobachten (z. B. stark schwankende Spermiogrammparameter)!
> 2. Verfeinerte individuelle Diagnostik in der Andrologie.

Praxisnahe Schlußfolgerungen

Eine verfeinerte individuelle Diagnostik erscheint deshalb in der Andrologie wichtig. Auch auf Hinweisfaktoren ist zu achten, die gelegentlich in schwankenden Spermiogrammparametern bestehen (vgl. Stauber 1988).

Eine Reihe praktischer Hinweise zur Behandlung von Kinderwunschpaaren läßt
sich aus den aufgezeigten Ergebnissen ableiten. Zum Einstieg in eine ganzheitliche Sicht bei sterilen Paaren bietet sich der einfache Hinweis an, daß neben
verschiedenen organischen Ursachen für die Kinderlosigkeit auch psychische
Zusammenhänge bei Frau und Mann nicht selten sind. Weiterhin sollte bereits
zu Beginn der Behandlung der überwertige Kinderwunsch problematisiert
werden. Schließlich geht es im ersten Abschnitt der Kinderwunschbehandlung
um die Erstellung eines individuellen Betreuungskonzepts. Im Rahmen der oft
lang dauernden Kinderwunschbehandlung geht es um eine schrittweise Konfrontation, Klärung und Deutung psychosomatischer Zusammenhänge. Vor
allem Sexualstörungen, die sich durch die mechanistischen Behandlungsschritte
ergeben können, sollen rechtzeitig erkannt und geklärt werden. Schließlich ist
der Hinweis auf die Möglichkeit einer Adoption sowie notwendiger Behandlungspausen sinnvoll. Die behandelnden Ärzte/Ärztinnen sollten auch stets den
evtl. notwendigen Verzicht auf ein Kind als eine mögliche richtige Lösung des
individuellen Kinderwunschproblems akzeptieren.

Ein Ausstieg aus der Behandlung steriler Paare sollte stets mit einem Kontakt-
angebot auch für künftige Probleme, die hieraus erwachsen können, bestehen.
Das Angebot einer Gesprächsgruppe für Paare mit nicht erfülltem Kinderwunsch hat sich sehr bewährt. Es kommt zur notwendigen emotionalen
Auseinandersetzung sowie zu einem sinnvollen Erfahrungsaustausch mit anderen Paaren. Eine Unterstützung in solchen Gesprächsgruppen für sterile Paare
ergibt sich durch die Leitung der Gesprächsgruppe, z. B. durch einen psychosomatisch geschulten Arzt.

Tabelle 2. Fertilitätssprechstunde für beide Partner. „Modell für integrierte Psychosomatik"

	Anamnese	Diagnostik	Therapie
♀	Kinderwunschdauer, primäre/sekundäre Sterilität, Erkrankun- gen, Vorbehandlungen, Zyklus	Genitaler Befund, BTK, Zervixfaktor, Hormone, Genetik, US, erweiterte Laparoskopie	Entzündungsbehandlung, Ovulationsterminierung, Insemination, Adoption?, Mikrochirurgie, IvF
♂	Leidensdruck durch KW, Partnerbeziehung (stabil?) KW-Motivation, Vita sexualis	Psychosomatische Symptome, Persönlich- keitsstruktur, Partner- interaktion, psycho- somatische Interven- tionen („hic et nunc")	Psychische Führung (z. B. bei IvF), Gesprächs- gruppen, Behandlungs- pausen, Psychotherapie, Kontaktangebot (Cave fixierter KW)
♂	Genitalspezifische Erkrankungen, Vorbe- handlungen, Opera- tionen, Noxen (Nikotin, Medikamente)	Genitale Befunde Spermiogramme (Streß?) Hormone, SH, Immuno- logie, Hodenbiopsie	Entzündungsbehandlung, Hormontherapie, Operation, Adoption? Operation Spermakonser- vierung für Insemination

US Ultraschall, *BTK* Basaltemperatur, *KW* Kinderwunsch, *SH* Sinushöhen

Tabelle 2 stellt modellhaft eine Fertilitätssprechstunde für beide Partner dar, in der psychosomatische Aspekte routinemäßig einbezogen sind. Gegliedert nach Anamnese, Diagnostik und Therapie werden in der oberen Reihe die vorwiegend organischen Betreuungsschritte bei der Frau und in der unteren Reihe die des Mannes aufgezeigt. Hierzu parallel laufen die psychosomatischen Behandlungsschritte, die zum großen Teil direkt in der ärztlichen Praxis bzw. gynäkologischen Klinik notwendig werden können.

Die „neuen" Reproduktionstechniken

Im folgenden soll noch auf die moderne Reproduktionsmedizin eingegangen werden. Die Frage „Ein Kind um jeden Preis?" tritt v. a. wegen der modernen Techniken (IvF u. a.) häufig auf. Eine Reihe von Patientinnen und Patienten erhofft sich durch diese mechanistischen Verfahren die Erfüllung des oft schon aufgegebenen Kinderwunsches. Auch bei älteren Paaren wurde nicht selten der Kinderwunsch aktualisiert.

Ganz allgemein muß man feststellen, daß durch die neuen Reproduktionstechniken – und hier sind v. a. die IvF oder ähnliche Verfahren gemeint – eine neue Dimension in die Medizin gekommen ist. Erstmals ist es möglich, die unmittelbare Entstehung des Menschen im Labor zu beobachten und evtl. sogar an ihr zu manipulieren. Dabei eröffnen sich Perspektiven, die den meisten von uns Unbehagen bereiten. Es geht hierbei immer wieder um die Fragen einer Grenzziehung oder auch um die Angst vor dem Mißbrauch dieser neuen Methoden. Auch für den Nichtpsychosomatiker müßte dies verständlich sein, da diese Ängste auch realen Charakter haben.

Das erste Modell einer Grenzziehung, das eine Arbeitsgruppe in die interdisziplinäre Diskussion brachte, war das Berliner Modell (s. Übersicht).

Das Berliner Modell formuliert stichwortartig die neuralgischen Punkte einer möglichen Grenzziehung bei der IvF. An der Frauenklinik Charlottenburg der

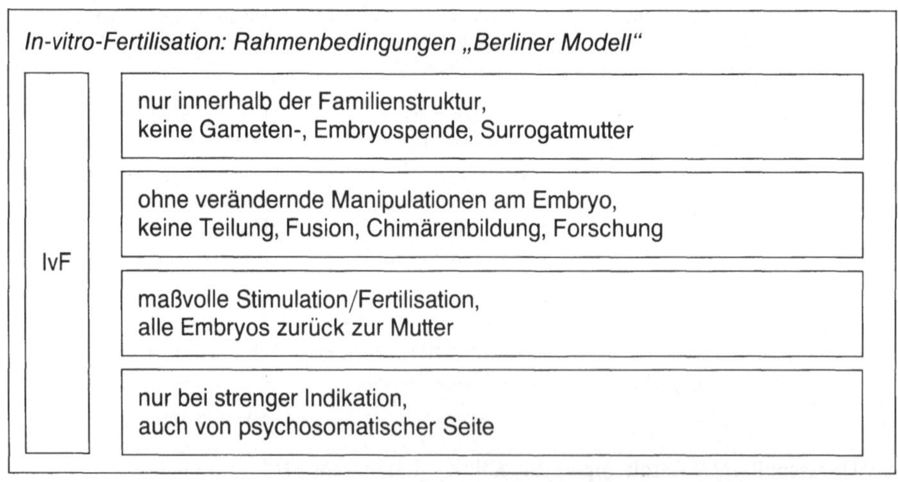

Freien Universität Berlin wurde die IvF nur innerhalb der Familienstruktur (keine Gameten-, Embryospende, Surrogatmutterschaft) durchgeführt. Es wurde von vornherein festgelegt, daß keine verändernden Manipulationen am Embryo erfolgen. Auch Forschungsprojekte am lebensfähigen Embryo wurden ausgeschlossen. Weiterhin wurde die Indikation zur IvF streng gestellt, unter Berücksichtigung psychosomatischer Aspekte. Dieses Berliner Modell ist nun schon über 8 Jahre alt. Es wurde von mehreren Arbeitsgruppen übernommen und entspricht in groben Zügen den jetzt geplanten Inhalten des Regierungsentwurfes.

Auf der 18. Fortbildungstagung für psychosomatische Geburtshilfe und Gynäkologie haben wir ein Meinungsbild unter den psychosomatisch orientierten Frauenärztinnen und Frauenärzten über die IvF erhoben. 95% der Befragten sprachen sich für standesrechtliche/und auch juristische Grenzen in der modernen Reproduktionsmedizin aus.

So positiv die Methode der IvF für eine Reihe von Paaren ist, so darf man doch nicht verschweigen, daß man für eine andere Gruppe von Patientinnen neue Pathologien geschaffen hat, z. B. eine 3fache Rate an Extrauteringraviditäten, eine doppelt so hohe Abort- und Frühgeburtenrate, eine 3fache Sectiorate und eine immens gesteigerte Mehrlingsrate (s. Übersicht).

Medizinische Risiken der IvF nach erfolgter Konzeption:

- hohe Abortrate (ca. 25%),
- hohe Rate von Extrauteringraviditäten (ca. 4%),
- hohe Rate von Schwangerschaftskomplikationen
  (z. B. Blutungen, vorzeitige Wehen),
- hohe Frühgeburtenrate (ca. 20%) (Gefahr der kindlichen Entwicklungsstörungen),
- hohe Kaiserschnittrate (ca. 10%),
- hohe Mehrlingsrate (ca. 15%) (evtl. mit vitalen Problemen für Mutter und Kind).

Die Mehrlingsschwangerschaften haben als Komplikationsmöglichkeit das meiste Aufsehen erregt, da sie zu einer vitalen Gefährdung für Mutter und Kind führen können. Hepp (1989, persönliche Mitteilung) hat auf die verschiedenen Risiken hingewiesen (s. Übersicht).

Medizinische Risiken höhergradiger Mehrlingsschwangerschaften

Mutter	Kind
- Hyperstimulation	- Frühgeburtlichkeit
- Emesis	- Retardierung
- Spontanabort	- Lageanomalie
- EPH-Gestose	- Kollision
- Blutung	- NS-Vorfall
- Hydramnion	- Mißbildungen
- vorzeitiger Blasensprung	- Transfusionssyndrom
- Anämie	- bei über 30% bleibende Schäden oder Tod

Der eine IvF indizierende Arzt muß sich im Einzelfall fragen lassen, ob er gegenüber dem Paar eine korrekte Risiko-Nutzen-Abwägung getroffen hat. Die von Kentenich (1989) zusammengestellten Ergebnisse einer Befragung nach IvF zeigen zudem eine große Zahl psychischer Probleme bei beiden Partnern (s. Übersicht).

In-vitro-Fertilisation. (Nach Stauber 1985; Kentenich 1989)

Psychische Probleme

1. während der Stimulation:
   Ängste, Insuffizienzgefühle, Anspannung, Reglementierung sexueller Bedürfnisse;

2. während der Zeit im Reproduktionslabor:
   Ängste vor Keimzellverwechslung, vor Keimzellschädigung;

3. nach dem Embryotransfer:
   Ängste vor Einnistungsstörungen, vor Komplikationen, wie Abort, EU, Mehrlinge.

Was die Arzt-Patienten-Beziehung bei der IvF betrifft, so soll nochmals kurz auf die sog. „unheilvolle Allianz" eingegangen werden, die sich gelegentlich entwickelt. Der Arzt, der den Erfolg der Kinderwunschbehandlung nur in einem Kind und nicht auch in einer Krisenbewältigung sieht, ist meist ohne Überlegungen bereit, alles organisch Machbare für ein Kind zu tun. Die dazu passende Patientin wünscht sich ein Kind um jeden Preis und zeigt eine grenzenlose Risikobereitschaft. (In diesem Zusammenhang sind auch die Bilder von Ärzten wenig hilfreich, die sich als „Überväter" mit den IvF-Kindern photographieren lassen oder auch große Bildersammlungen solcher Kinder in ihren Abteilungen ausstellen.)

Was die neuen Reproduktionstechniken betrifft, so müssen wir auch an die Verformbarkeit unseres Gewissens denken, da die Routine dieser Verfahren unsere Sensibilität für eine Grenzziehung leicht einengen kann. – Ein Beispiel hierfür ist die Indikationsstellung für die IvF, die v. a. im internationalen Raum in den letzten 10 Jahren eine deutliche Relativierung erfahren hat. So haben primär alle Arbeitsgruppen die IvF an irreparabel gestörte Eileiter gebunden. In der Zwischenzeit wurde in vielen Zentren die Indikation z. B. auf idiopathische Sterilitäten ausgedehnt. Dies geschah auf der Argumentationsebene: „Wir brauchen eine effektivere Kinderwunschbehandlung". Die nächste logische, wenn auch nicht psychologische Argumentationsebene bestand darin, den Patientenwunsch als einzig gültig hinzustellen. Dies hat natürlich dann die Folge, daß man konsequenterweise auch bereit sein muß zur Eispende, zur Samenspende, zum Embryokauf oder sogar zur Surrogatmutterschaft. Die IvF als Komforteingriff mit kommerziellen Nebenerscheinungen wäre der nächste Schritt in der Revolution auf leisen Sohlen. Und in der Tat gibt es hier ausländische Arbeitsgruppen, die wenig Probleme in einer derartigen Fortentwicklung sehen und auch schon praktizieren. Ein weiterer Schritt, der mit einer Gewissenslaxierung einhergeht, ist die Embryoforschung. Durch das Argument „Wir wollen doch den Fortschritt für die Methode der IvF, für die Krebsforschung, für genetisch gesunde Kinder" scheint der nächste Schritt dieser

Entwicklung ohne großen inneren Widerstand getan. Auch hierfür gibt es bereits in ausländischen Arbeitsgruppen Stimmen und Taten.

Um diese langsame Über-Ich-Abschwächung, die einen kleinen Schritt nach dem anderen ermöglicht, zu einem Ende zu führen, soll die Frage aufgeworfen werden, ob nicht in Zukunft auch die Gefahr besteht, daß die IvF nicht mehr nur als Heilungstechnik gebraucht wird, sondern auch als allgemeines Zeugungsverfahren, das nur noch zu gesunden, neuen Menschen führt. Auch hier kann man wieder logisch argumentieren: „Es stünde ja im Interesse der Medizin und natürlich auch der Gesellschaft, Erbkrankheiten gänzlich auszuschalten".

Die Diskussion um eine Grenzziehung in der modernen Reproduktionsmedizin ist unumgänglich und wichtig für eine Konsensfindung. Ärztliche Entscheidungen sind auch immer ethische Entscheidungen, und dies trifft ganz besonders die modernen Reproduktionstechniken. Es wäre ein Problem, wenn – wie anscheinend in einigen Arbeitsgruppen – nur gemacht und nicht gedacht wird. Die Hauptfragen sind die auch im Berliner Modell zugrundeliegenden neuralgischen Punkte:

- Forschung am Embryo – ja oder nein?
- Manipulation am Embryo – ja oder nein?
- Fertilisation im homologen oder auch im heterologen System?
- Samenspende, Eispende, Embryospende, Surrogatmutterschaft –
  ja oder nein?

Eine Konsensfindung ist nicht leicht, wenn man sich klar macht, daß namhafte und verantwortungsvolle Ärzte sehr unterschiedliche Anschauungen vom Beginn des Lebens und von der Möglichkeit zum Forschen am Embryo haben (Schirren 1990, pers. Mitteilung; Zander 1989, pers. Mitteilung).

Trotzdem ist es wichtig, zu einem Konsens zu kommen, der möglichst auf breiter Ebene interdisziplinär erfolgen sollte.

Als wir vor 7 Jahren dieses Thema in Frankfurt und Köln diskutierten, habe ich bei der Vorstellung des Berliner Modells den Satz verwendet, daß die Wahrheit konkret ist und daß wir deshalb konkrete Antworten geben müssen. Daran wird sich auch in Zukunft nichts ändern. Und was das neue Problem der Mehrlingsreduktion in utero betrifft, so glaube ich, daß es besser ist, darüber nachzudenken, wie man die Medizintechnik reduzieren kann, bevor man sich an die Frage macht, wie man am besten Mehrlinge, d. h. Embryonen, reduzieren kann. Augenmaß und Weitblick sind notwendig, wobei über jeden weiteren Schritt nachgedacht werden muß. Von psychosomatischer Seite her geht es zusätzlich um das Verständnis des individuellen Kinderwunsches, möglicher Bewältigungsstrategien für das Paar und eine Unterstüzung bei der Verarbeitung des frustranen Kinderwunsches.

Literatur

Becker R (1980) Schwangerschaftsverlauf, Geburt und postpartale Entwicklung bei Sterilitätspatientinnen mit schließlich erfülltem Kinderwunsch. Inauguraldissertation, Universität Berlin

Daiger ME (1988) Untersuchungen zur sterilen Partnerschaft unter besonderer Berücksichtigung andrologischer psychosomatischer Befunde. Inauguraldissertation, Universität Berlin

Johnson G, Roberts D, Brown R, Cox E, Evershed Z, Goutam P, Hussan P et al. (1987) Infertile or childless by choice? A multipractice survey of woman aged 35 and 50. Br Med J 294/6:98–99

Kentenich H (1989) Ergebnisse aus einer Nachuntersuchung von IvF-Paaren. Vortrag auf dem 9. internationalen Kongreß für psychosomatische Geburtshilfe und Gynäkologie, Amsterdam 1989

Langenbucher H (1990) Anhörung zur Kinderwunschproblematik und Kassenleistung im Bundesministerium für Jugend, Familie, Frauen und Gesundheit und Ministerium für Soziales. Bonn 08. Jan. 1990

Münkel W (1982) Bevölkerungsrückgang als Folge veränderten generativen Handelns des Mannes. Explikation anhand psychoanalytischer Theorien. Inauguraldissertation, Freie Universität Berlin

Schulz-Ruthenberg C, Stauber M (1980) Zur Verarbeitung des frustranen Kinderwunsches. (unveröff. Ergebnisse)

Stauber M (1985) Psychosomatisches Modell für die extrakorporale Fertilisation. In: Ferres-Schorre P, Poettgen H, Stauber M (Hrsg) Psychosomatische Probleme in der Gynäkologie und Geburtshilfe 1985, S 39–51

Stauber M (1988) Psychosomatik der sterilen Ehe, 2. Aufl. Grosse, Berlin

Ergebnisse einer Nachuntersuchung von IvF-Paaren und deren Kindern

H. Kentenich, M. Wilcke, S. Fuhrmann, G. Stief, A. Blankau,
H. Schmiady

Einleitung

Unser Wissen zur Methodik der In-vitro-Fertilisation (IvF) ist groß. Die Literatur zu Stimulationsverfahren, zur Oozytenpunktion, zur Kultur menschlicher Embryonen ist umfangreich. Einiges ist erforscht, was die Frage IvF und Psychosomatik betrifft. Aber was wissen wir von den Kindern? Und was wissen wir über die Paare, die nunmehr „ihren Lebenswunsch" – ein eigenes Kind – erfüllt bekommen haben?

Um uns diesem Problem zu nähern, wollen wir folgenden Fragestellungen nachgehen:

- Wie gestaltet sich der Schwangerschafts- und Geburtsverlauf einer IvF-Schwangerschaft?
- Wie verantwortungsvoll geht die Mutter mit der eigenen Schwangerschaft um?
- Werden bei Geburt und Wochenbett günstige Voraussetzungen aus psychosomatischer Sicht für die weitere Entwicklung des Kindes gelegt?
- Was wissen wir über Mißbildungsrate und Erkrankungen der Kinder?
- Was wissen wir über die psychische und geistige Entwicklung dieser Kinder?
- Wie gestaltet sich die Partnerschaft nach der Geburt des Kindes?
- Wie ist die Einstellung des Paares zur Methodik der IvF nach der Geburt des Kindes?

Bei der Beantwortung dieser Fragen stützen wir uns in erster Linie auf eigene Untersuchungen. Seit 1984 wurden an der Universitäts-Frauenklinik Berlin-Charlottenburg mehr als 120 Kinder geboren, die auf dem Weg der In-vitro-Fertilisation gezeugt wurden. Wir untersuchten 69 Paare nach. Unter Einbeziehung der Mehrlingsgraviditäten haben diese 69 Frauen 90 Kinder geboren. Darüber hinaus beziehen wir sämtliche bislang zugänglichen Untersuchungen zu diesen Fragestellungen mit ein.

Schwangerschaft und Geburtsverlauf

Wenn nach IvF von Eizellen und Samenzellen ein oder mehrere Embryonen kultiviert werden konnten, so kann nach erfolgtem Embryotransfer zu etwa 20–30% mit einer Schwangerschaft gerechnet werden. Jede vierte Patientin kann

also hoffnungsvoll einer Schwangerschaft entgegensehen. Dies bedeutet aber nicht, daß all diese Patientinnen nach 9 Monaten von einem oder mehreren Kindern entbunden werden. Von der Rate der klinischen Schwangerschaften muß man die Aborte abziehen. Etwa 20–30% aller IvF-Schwangerschaften (biochemische Schwangerschaften mitgerechnet!) enden mit einer Fehlgeburt (Steptoe et al. 1986; Diedrich 1988; Fivnat 1988). In nicht seltenen Fällen gibt es auch eine Eileiterschwangerschaft (2–5%; Saunders u. Lancaster 1989).
Fehlgeburt und Eileiterschwangerschaft sind v. a. Probleme der Frühschwangerschaft. In der Spätschwangerschaft finden sich aber bei den IvF-Schwangerschaften vermehrt EPH-Gestosen, vorzeitige Wehen, Frühgeburten und niedrige Geburtsgewichte (Andrews et al. 1986; Frydman et al. 1986; Fivnat 1988; In vitro fertilisation pregnancies in Australia/New Zealand 1988; Cohen u. De Mouzon 1989; Rainsbury et al. 1989a; Saunders u. Lancaster 1989). Wenn nach erfolgreich vollendeter Schwangerschaft die Geburt ansteht, so muß die IvF-Patientin wissen, daß bei etwa jeder zweiten Patientin eine Sectio durchgeführt wird. Diese erhöhte Sectiorate (40–65%) ist im Vergleich mit einer Spontanschwangerschaft um das 3–4fache erhöht (Steptoe et al. 1986; Kentenich et al. 1988; Rainsbury et al. 1989b). Die Gründe liegen zum größten Teil in der erhöhten Mehrlingsrate. In 20–25% der IvF-Schwangerschaften liegt eine Zwillings- oder Drillingsgravidität vor. Manchmal werden auch Vierlinge oder Fünflinge beobachtet. Wegen des höheren Alters der IvF-Patientinnen im Vergleich mit der „normal Schwangeren" ergeben sich aber auch bei der Einlingsgravidität mehr pathologische Schwangerschaftsverläufe. Bezieht man allerdings die Altersstruktur mit in die Überlegungen ein, so ist die Sectiorate nicht mehr deutlich erhöht (Zander et al. 1989).

Umgang der werdenden Mutter mit der IvF-Schwangerschaft

In unserem Kollektiv gingen 86% der Frauen öfter als 10mal zur empfohlenen Schwangerenvorsorgeuntersuchung. Nur ein geringer Teil (13%) ging 5- bis 10mal zu den Vorsorgeuntersuchungen.
Wenn wir unsere Zahlen mit größeren Perinatalstudien vergleichen, so zeigt sich, daß die IvF-Schwangeren wesentlich häufiger zu den Vorsorgeuntersuchungen gehen (Wilcke et al. 1989; Abb. 1). In der Berliner Perinatalerhebung 1988 (unveröff.) hatten 67% der Frauen 10 oder mehr Untersuchungen. Die IvF-Patientinnen scheinen also einen verantwortungsvollen Umgang mit der Schwangerschaft zu haben. Dies verwundert nicht, denn lange genug haben die Paare auf das ersehnte Kind gewartet. Auch Becker (1980) fand bei den Schwangerschaften nach Sterilitätsbehandlung eine häufigere Teilnahme an den Vorsorgeuntersuchungen.

Anwesenheit des Partners bei der Geburt

Bei der Geburt waren 67% der Partner anwesend. Das entspricht etwa den Ergebnissen anderer Untersuchungen. Saling (1981) beobachtete bei 54% die

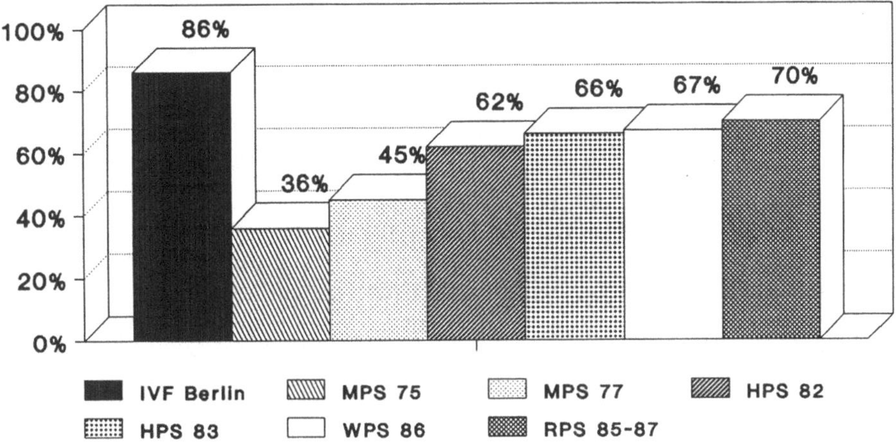

Abb. 1. Schwangerenvorsorge (Teilnahme: mehr als 10mal)

Teilnahme der Väter. Hägele et al. (1983) berichteten über 65% Anwesenheit der Partner bei der Geburt und Ringler et al. (1986) über 58% Anwesenheit (Abb. 2). Wir hätten eher erwartet, daß weit mehr Partner bei der Geburt anwesend sind – etwa so, wie es sich in der Veröffentlichung von Bartoszyk u. Nickel (1986) widerspiegelt, nach der 91% der Väter anwesend waren. Wir müssen allerdings hierbei berücksichtigen, daß viele IvF-Entbindungen mit Kaiserschnitt enden. In unserem Kollektiv betrug die Sectiorate 38%. Betrachten wir nur die vaginalen

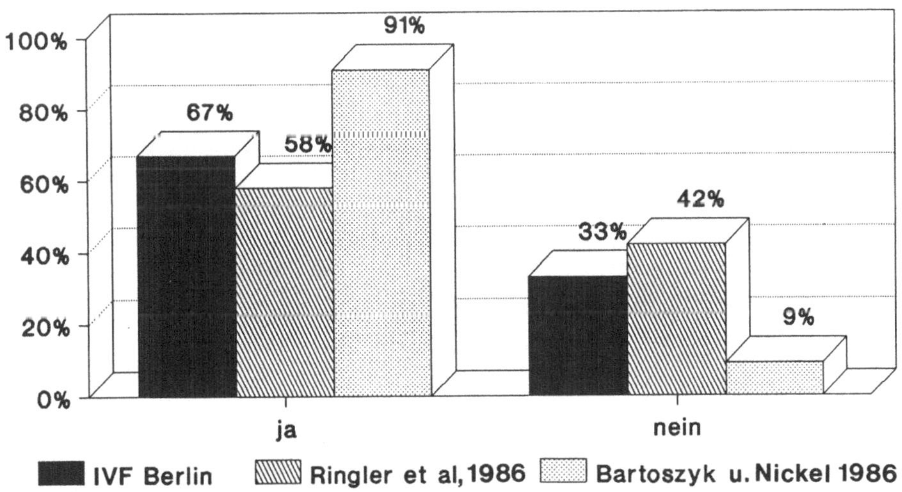

Abb. 2. Anwesenheit des Partners bei der Geburt

Entbindungen, dann ergibt sich ein anderes Bild: 88% aller Ehemänner waren bei der Entbindung dabei.

Mißbildungsrate

Aufgrund der großen internationalen Statistiken können wir nunmehr hierzu eine klare Aussage treffen: die Rate an Malformationen ist (verglichen mit der Mißbildungsrate bei Spontanschwangerschaft) mit 2–3% *nicht* erhöht. Die anfänglich vorhandene Befürchtung, daß IvF-Kinder vermehrt Spina bifida oder große Herzgefäßdefekte haben, scheint sich nach den neueren Statistiken nicht zu bestätigen (Cohen u. De Mouzon 1989; Saunders u. Lancaster 1989).

Frühgeburt und deren Folgen

Bei den IvF-Schwangerschaften liegt der Anteil der Frühgeburten bei etwa 20–30%. Die französische Sammelstatistik von Fivnat (1988) gibt 18% an. Die australische Sammelstatistik weist eine Frühgeburtenrate von 27% auf (IvF pregnancies in Australia/New Zealand 1988). Steptoe et al. (1986) beobachteten 29% Frühgeburten. Diese hohe Anzahl von Frühgeburten ist durch die Mehrlingsrate bedingt. Die IvF-Statistiken zeigen eine Mehrlingsrate von etwa 20–25% (Andrews et al. 1986; Steptoe et al. 1986; Diedrich 1988; Fivnat 1988; In vitro fertilisation pregnancies in Australia/New Zealand 1988; Kentenich 1989a).
Berücksichtigt man aber nur die Einlingsschwangerschaften, so liegt der Anteil der Frühgeburten zwischen 11% (Fivnat 1988) und 18% (Steptoe et al. 1986; IvF pregnancies in Australia/New Zealand 1988). Die australische Sammelstatistik hält fest, daß der Anteil dieser Frühgeburten gegenüber denen der australischen Geburtsstatistik (7%) wesentlich erhöht ist (Stanley 1988). Auch in unserem eigenen Kollektiv (Kentenich 1989a) wurden 18% Frühgeburten bei IvF-Einlingsschwangerschaften beobachtet. Im Klinikvergleichskollektiv 1986 und 1987 waren dies nur 13%.
Bei Frühgeburten treten geburtshilfliche Probleme auf. Etwa 13% aller geborenen Kinder unserer Nachuntersuchung zeigen Defekte, die entweder angeboren sind oder auf die Frühgeburtlichkeit zurückgeführt werden können. Zum Teil sind diese Probleme mittlerweile bedeutungslos (z. B. offener Ductus Botalli). Sie stellten aber eine starke Belastung für das Kind und sicherlich auch eine psychische Belastung für die Eltern dar.

Stillen

Die Mütter in unserer Nachuntersuchung waren insgesamt recht stillfreudig. Nur 14% stillten ihre Kinder überhaupt nicht. 36% aller Frauen stillten ihre Kinder 4 Monate und länger.

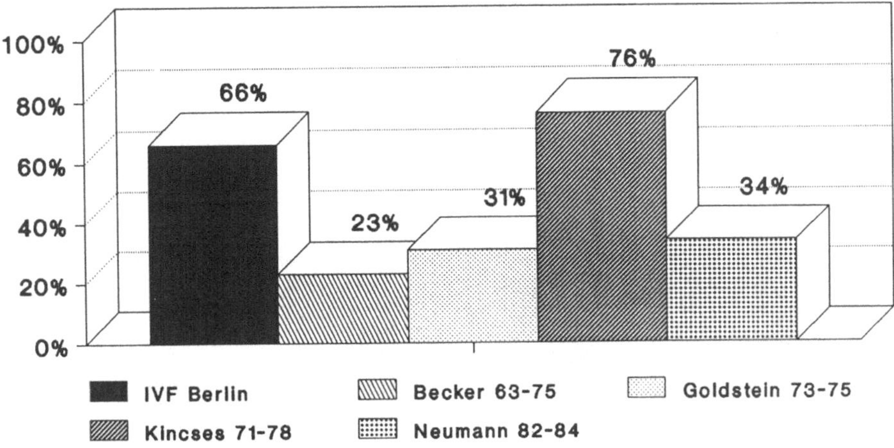

Abb. 3. Stilldauer (länger als 4 Wochen)

Vergleichen wir unsere Ergebnisse mit anderen Untersuchungen, so zeigt sich, daß die IvF-Mütter mindestens genauso stillfreudig sind wie andere Mütter auch (Wilcke et al. 1989; Abb. 3). Wir müssen berücksichtigen, daß es in den letzten Jahren allgemein zu einer Renaissance des Stillens gekommen ist.

Entwicklung der Partnerschaft

Eine objektive Einschätzung der Partnerschaft ist sicherlich sehr schwierig. Wir müssen unsere Daten als Ergebnisse einer Selbsteinschätzung der Paare auffassen, die evtl. durch das Phänomen der „Rechtfertigungszufriedenheit" (Dmoch 1989) verfälscht sind. In unserer eigenen Untersuchung schätzten 41% der Paare die Partnerschaft vor der Schwangerschaft als „sehr gut" ein, und 43% beurteilten ihre Partnerschaft nach der Schwangerschaft als „sehr gut". Ein „gutes" Bild ihrer Partnerschaft hatten vor der Schwangerschaft 51% und nach der Schwangerschaft 32% der Frauen. Dies zeigt, daß über 80% der Paare ihre Partnerschaft vor wie nach der Geburt als „gut" oder „sehr gut" einschätzen.
Es ist aber auf 4% der Paare hinzuweisen, die nach der Entbindung des IvF-Kindes ihre Partnerschaft als „schlecht" ansehen. Vergleichen wir unsere Ergebnisse mit einer Untersuchung von Goldstein (1978), so zeigt sich ein ähnliches Bild. Goldstein untersuchte damals über 1000 Frauen nach spontan eingetretener Schwangerschaft (Abb. 4).
Eine weitere Fragestellung hatte die Veränderung der Partnerschaft (Vergleich vor Schwangerschaft/nach Geburt) zum Inhalt. 76% der Paare sehen keine Veränderung. 13% sehen eine Verbesserung, und weitere 10% meinen, daß die Partnerschaft sich nach der Geburt verschlechtert habe (Abb. 5). Becker (1980) ging bei Sterilitätspatientinnen der gleichen Fragestellung nach und fand ähnliche Ergebnisse. Nijs (1989) beobachtete bei Sterilitätspaaren sehr selten

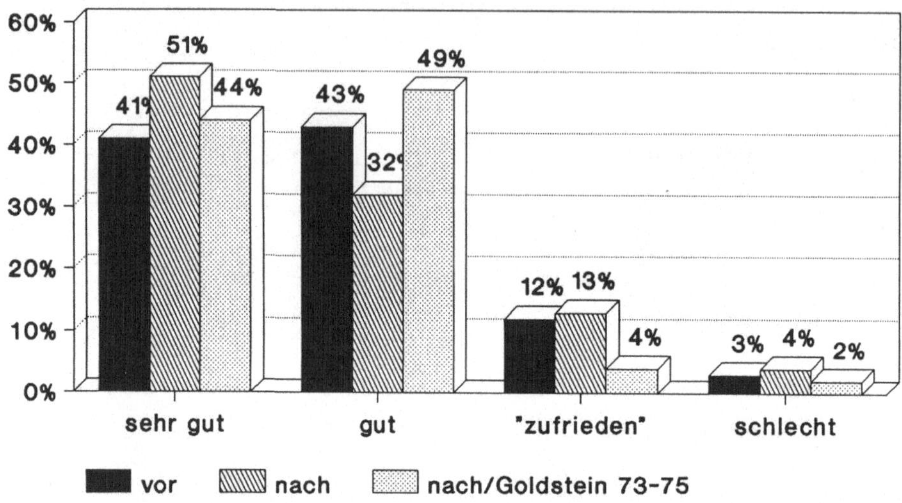

Abb. 4. Partnerschaft (Selbsteinschätzung)

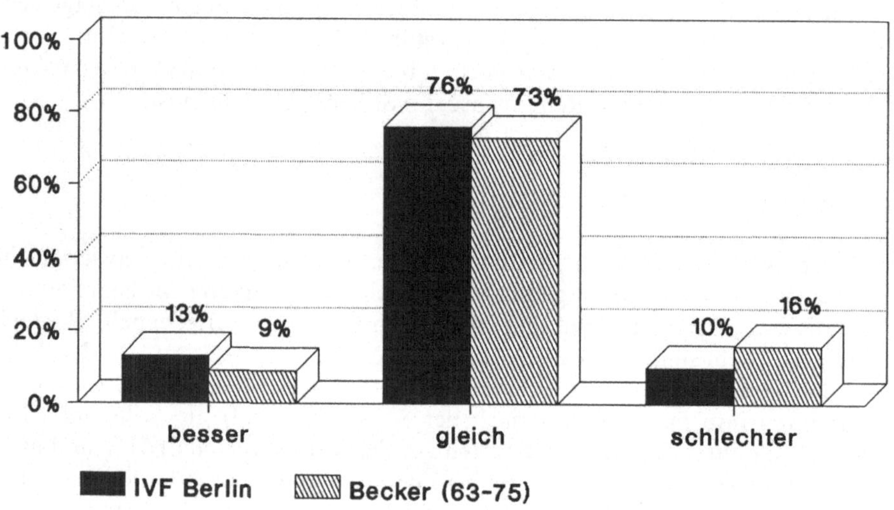

Abb. 5. Veränderung der Partnerschaft (vor Schwangerschaft/nach Geburt)

Scheidungen. Weller et al. (1989) fanden bei Paaren mit Geburten nach heterologer Insemination über einen Zeitraum von 14 Jahren 1,7% Scheidungen im Vergleich zu 33% jährlicher Scheidung in Relation zu den jährlich geschlossen Ehen in der DDR. Wir selbst fanden in einer anderen Untersuchung nur bei 3% der Paare eine Trennung nach IvF-Sterilitätstherapie (Kentenich 1989a).
In einer etwas veränderten Weise fragten wir noch einmal nach dem Einfluß des Kindes auf die Partnerschaft. 79% sahen einen günstigen Einfluß des Kindes auf

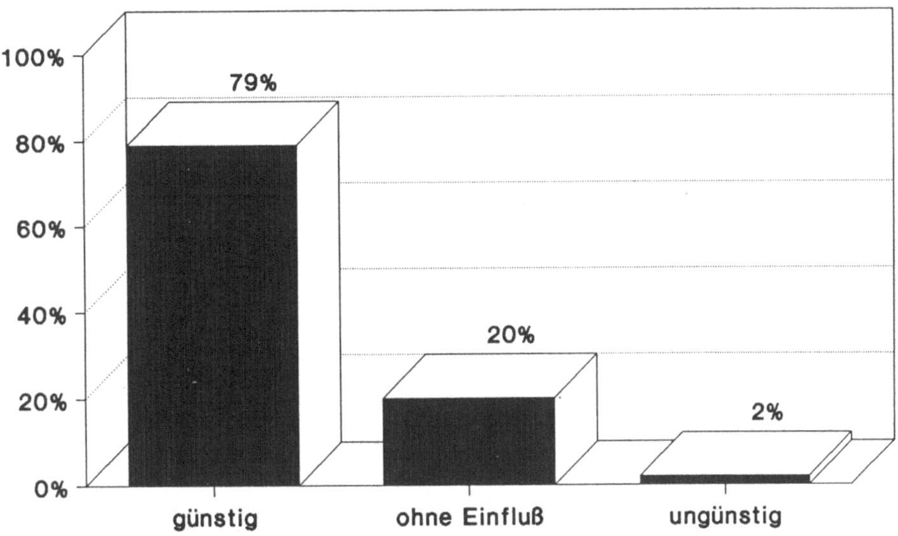

Abb. 6. Einfluß des Kindes auf die Partnerschaft

die Partnerschaft. 20% meinten, es gebe keinen Einfluß durch das Kind, und nur 2% erlebten einen ungünstigen Einfluß (Abb. 6).

Weiterhin versuchten wir, mit Hilfe des psychoanalytisch orientierten Gießen-Tests (Beckmann et al. 1983) mögliche intrapsychische Veränderungen zu erfassen. Alle deutschsprachigen Paare erhielten vor jeglicher Sterilitätstherapie und nach der Geburt des IvF-Kindes den Test. Von 38 Paaren lagen uns 2 Antworten vor, so daß uns bei diesen Paaren eine Längsschnittuntersuchung möglich ist (Wilcoxon-Test für abhängige Stichproben). Bei der Frau sahen wir kaum Unterschiede. Jedoch geht die Tendenz von „positiv sozial resonant" nach „negativ sozial resonant" (Skala I), zu einer Verstärkung „dominanter" Strukturen (Skala II) und zu einer Abschwächung der „sozialen Potenz" (Skala VI). Letzteres ist sogar statistisch signifikant (Abb. 7). Diese Veränderung scheint nachvollziehbar zu sein, denn die Mütter beschreiben sich als „weniger gesellig", was durch die Hinwendung zum Kind erklärt werden kann.

Die von Becker (1980) beschriebene Strukturdominante „depressiv" bei Paaren nach erfolgreicher Sterilitätstherapie läßt sich in unserer Untersuchung nicht finden. (Es wurde das gleiche Untersuchungsinstrumentarium verwendet.)

Bei den Männern ist eine Entwicklung zur Verstärkung der „Dominanz" (Skala II) und eine Veränderung von „sozial potent" nach „sozial impotent" (Skala VI) sichtbar (Abb. 8). Also auch bei den Männern eine ähnliche Veränderung wie bei den Patientinnen. In der Interpretation sind wir zurückhaltend, da solche Veränderungen auch nach der Geburt eines „normal gezeugten Kindes" möglich sind.

Resultierend aus diesen 4 Antworten zur Frage „Partnerschaft und Kind" können wir feststellen, daß wahrscheinlich die meisten IvF-Paare auf das Kind genauso reagieren wie andere Paare auch. Es bleibt festzuhalten, daß bei etwa 2–5% der Paare die subjektiv erhoffte Wirkung des Kindes auf die Stabilisierung

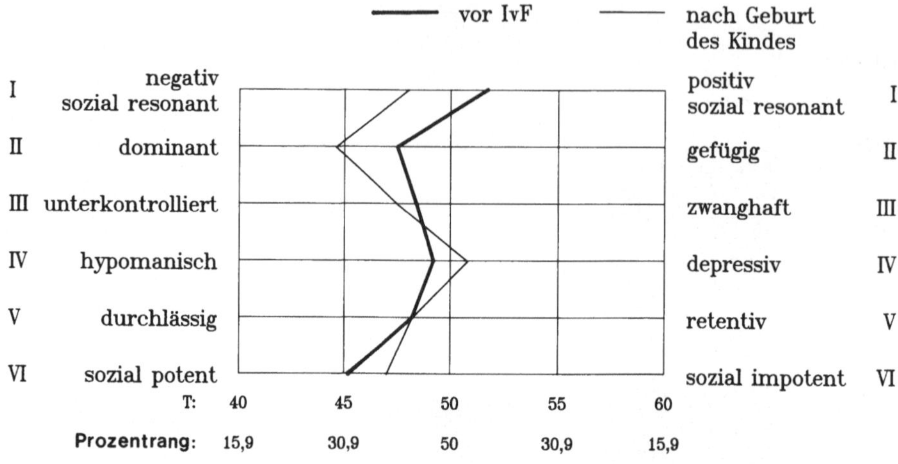

Abb. 7. Mittelwertprofil der Selbstbilder (Gießen-Test): Kinderwunschpatientinnen (n = 38 Frauen; p = 0,031)

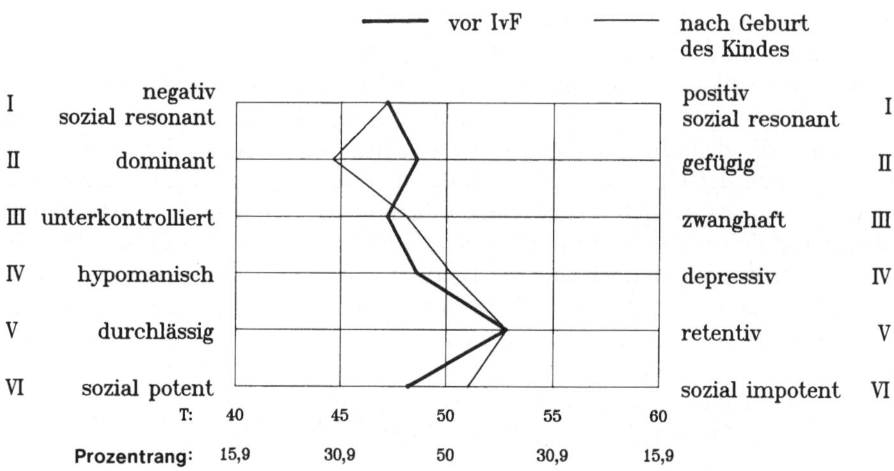

Abb. 8. Mittelwertprofil der Selbstbilder (Gießen-Test): Kinderwunschpatienten (n = 38 Männer)

der Partnerschaft nicht eingetreten ist. Ob die Ermöglichung einer Schwangerschaft bei einzelnen Paaren letztlich keine richtige ärztliche Entscheidung war, kann nicht gesagt werden. Problematisch wäre aber v. a. die Erlangung einer Schwangerschaft bei solchen funktionell sterilen Paaren, bei denen die psychischen Störungen einen bedeutenden Risikofaktor darstellen. Diese Störungen sollten zuerst behandelt werden (Goldschmidt u. Jürgensen 1985).

Physische und psychische Entwicklung des Kindes

In unserer Nachuntersuchung haben wir keine differenzierte Methodik angewandt, die die psychische und physische Entwicklung des Kindes genauer
nachzeichnen konnte. Wir müssen uns daher auf ausländische Veröffentlichun-
gen stützen.
Mushin et al. (1986) fanden bei einer Nachuntersuchung an 33 IvF-Kindern im
wesentlichen eine normale physische und psychische Entwicklung. Sie benutzten
die Bayley-Scale. 12% der Kinder wiesen ernste physische und psychische
Probleme auf. Mushin et al. sehen hierbei ähnlich häufige Auffälligkeiten wie in
der Normalbevölkerung. Sie konstatieren, daß die beobachteten Probleme oft
mit der Frühgeburtlichkeit verbunden gewesen sind.
Yovich et al. (1986) sahen bei einer Nachuntersuchung von 20 Kindern eine im
wesentlichen normale Entwicklung. Sie benutzten die Griffith-Scale, wobei sie
teilweise eine bessere und schnellere Entwicklung der IvF-Kinder beobachteten.
Dies werteten sie als Hinweis auf einen sehr intensiven Eltern-Kind-Kontakt.
Morin et al. (1989) verglichen 83 IvF-Kinder in einer Studie mit 93 Nicht-IvF-
Kindern (Bayley-Scale). Die Malformationsrate und die Entwicklungsskalen der
Kinder waren im wesentlichen gleich. Die IvF-Kinder hatten etwas höhere Werte
in der Skala zur geistigen Entwicklung und zur psychomotorischen Entwicklung.
Eine Ursache dafür wird in der „Erwünschtheit" der Kinder gesehen.
Kincses et al. (1981) sahen in einer Nachuntersuchung von Kindern aus
induzierten Schwangerschaften in der „Vor-IvF-Zeit" bei 25–30% eine mäßige
Retardierung. Auch sie ziehen eine Verbindung zum geburtshilflichen Outcome.
Denn sie stellten diese Retardierung vermehrt bei Kindern mit niedrigen
APGAR-Werten oder bei Frühgeburten fest.
Becker (1980) benutzte subjektive Antworten der Mütter, die er in die Denver-
Entwicklungsskala einordnete. Danach sah er auch eine durchschnittliche
Entwicklung der Kinder. Er beobachtete allerdings bei 25% der Kinder
psychosomatische Symptome. Vermehrte psychosomatische Erkrankungen
konnten allerdings Goebel u. Lübke (1987) in einer Untersuchung an heterolog
gezeugten Kindern *nicht* feststellen.
Stauber (1989) befragte 15 Jahre nach Geburt des Kindes 58 Sterilitätspatientinnen und 34 Paare eines Vergleichskollektivs (Paare ohne Sterilitätsprobleme).
Etwa 80% beider Gruppen sahen einen positiven Einfluß auf die Lebensperspek-
tiven durch das Kind. Allerdings haben 5% der Sterilitätspaare die Erfüllung des
Kinderwunsches retrospektiv bereut (!). Bei den Kindern nach Sterilitätstherapie
wurden häufiger Allergien beobachtet als im Vergleichskollektiv. Weller et al.
(1989) berichten, daß 97% der Paare nach erfolgreicher heterologer Insemination die körperliche und geistige Entwicklung des Kindes den Erwartungen
entsprechend oder sie übertreffend einschätzen.
Beziehen wir unsere eigenen Untersuchungen bezüglich der ernsthaften Erkrankungen der Kinder mit ein, so müssen wir festhalten, daß es (auch nach der
Literaturübersicht) keine Hinweise auf eine besondere Entwicklung der Kinder
gibt, die durch das IvF-Verfahren bedingt wäre. Ernsthafte Probleme treten
aber vermehrt bei untergewichtigen und insbesondere bei frühgeborenen Kindern auf.

Einstellung zur In-vitro-Fertilisation

Wir wollten der Frage nachgehen, welche Einstellung die Paare im nachhinein zur IvF haben.
- Wie schätzen sie dieses Verfahren ein?
- Wollen sie die IvF-Zeugung der Umwelt und evtl. auch dem Kind gegenüber verschweigen?
- Wie sehen sie die Beziehung zum Kind aufgrund der besonderen Art der Zeugung?

Nur 43% der Paare wissen sicher, daß sie ihrem Kind später einmal erzählen werden, daß es auf dem Weg der IvF gezeugt wurde. 12% wollen es sicher verschweigen. Wir kennen aus der heterologen Insemination das Problem der „Lebenslüge". Auch wir sehen, daß wahrscheinlich eine Reihe von Paaren ihrem Kind gegenüber die Genese der Erzeugung eher verschweigen wird.
40% haben die Genese der Zeugung keinem oder nur den engsten Vertrauten erzählt. Also wird das Problem der IvF auch der Umgebung gegenüber eher verschwiegen.
55% sprechen auch untereinander nie oder nur selten über die besondere Entstehung des Kindes.
Auf der anderen Seite wird das Verfahren insgesamt recht positiv beurteilt. 85% meinen, daß das Verfahren die Beziehung zum Kind weder positiv noch negativ beeinflußt, und keines der Paare sieht einen negativen Einfluß der Zeugung durch IvF auf das Kind.
Falls sie anderen Paaren in einer ähnlichen Situation einen Rat geben sollten, so raten 88% der nachuntersuchten Paare diesen zur IvF. Bemerkenswert ist aber auch, daß 12% diese Strapazen nicht noch einmal mitmachen wollen. Diese Paare haben offensichtlich den Streß und die Unannehmlichkeiten der IvF in schlechter Erinnerung.
Wir müssen also festhalten, daß die Einstellung der Paare zur Methode der IvF recht positiv ist. Bei einer anderen Untersuchung an Sterilitätspaaren (vor Therapie) fanden wir bei 80% der Paare eine positive Einstellung zur IvF (Kentenich 1989a).
Trotzdem ist diese Art der Zeugung etwas Besonderes. Nach außen hin verläuft die Schwangerschaft normal, denn nur 2 Tage befindet sich ja der Embryo außerhalb des Mutterleibes. Man kann also dieses Verfahren der Umwelt gegenüber durchaus verschweigen. Daß es aber von etwa der Hälfte der Paare dem eigenen Kind gegenüber oder auch Verwandten und Bekannten gegenüber verschwiegen wird, deutet darauf hin, daß dieses Zeugungsverfahren doch weiterhin etwas Besonderes ist.

Zusammenfassung

1. Aus rein medizinischer Sicht der Sterilitätsbehandlung kann die IvF-Methode nach entsprechender Indikation einem Paar empfohlen werden. Pro Behandlungszyklus ist im Fall eines Embryotransfers zu 20–30% mit einer klinischen

Schwangerschaft zu rechnen. Vergleicht man es mit der generellen Aussicht auf eine Schwangerschaft bei einem jungen Paar, so ergibt sich eine ähnliche Einschätzung: Ein junges Paar mit ungeschütztem Verkehr kann zu 20% (Jansen 1987) bis 30% pro Zyklus (Spira 1986) mit einer Schwangerschaft rechnen. Da die Stimulationsbehandlung sowie das erhöhte Alter der Sterilitätspatientinnen vermehrt Aborte zur Folge haben, ist die Geburtenrate jedoch wesentlich geringer. Nach großen Statistiken kann bei etwa 16% nach Embryotransfer mit einer Geburt gerechnet werden. Rechnet man dies auf die Punktion um, so ist bei 11% nach Follikelpunktion mit der Geburt eines oder mehrerer Kinder zu rechnen (Cohen u. De Mouzon 1989). Da man dieses Verfahren wiederholen kann, ergibt sich nach mehrfachem Embryotransfer eine Geburtsrate von etwa 25% pro Patientin. Diese Geburtsrate ist mit anderen Verfahren der Sterilitätsbehandlung (Stimulationsbehandlung, Insemination, intratubarer Gametentransfer, Mikrochirurgie) durchaus vergleichbar (Kentenich 1989b).

2. Diese rein klinische Sicht der Erfolgsrate ist aber ungenügend. Die IvF ist ein sehr invasives Verfahren, das von den Paaren streßhaft erlebt wird (Kentenich u. Stauber 1990). Eine psychosomatische begleitende Betreuung ist daher notwendig. Diese Betreuung des Paares ist aber von der ersten Kontaktaufnahme an insbesondere deswegen wichtig, weil es in der Sterilitätsbehandlung nicht nur um die Induzierung einer Schwangerschaft geht. Umfassender muß das Problem des Kinderwunsches, der individuellen Bedeutung des Kindes für das Paar, der Partnerschaft und die weitergehende Lebensperspektive vertrauensvoll besprochen werden. Dies gehört zum Kern ärztlicher Tätigkeit.

3. Das Hauptproblem der IvF ist z. Z. die hohe Mehrlingsrate. Der größte Teil der Schwangerschafts- und Geburtspathologie (Frühgeburten, Sectio) ist durch die Mehrlingsrate von 20–25% bedingt. Die Möglichkeit des selektiven Fetozides (Bundesärztekammer 1989) ist kein gangbarer Weg. Es muß daher für alle IvF-Zentren verbindlich sein, höchstens 3 Embryonen zu transferieren. In einigen Fällen (junges Paar, gute Fertilisationsrate) sollten nur 2 Embryonen transferiert werden.

4. Der Umgang der werdenden Mutter mit der IvF-Schwangerschaft ist als sehr verantwortungsvoll einzuschätzen. Auch von psychosomatischer Seite aus scheinen gute Voraussetzungen für die Mutter-Vater-Kind-Beziehung gegeben zu sein, denn die meisten Ehemänner nehmen an der Geburt teil; die Stillfreudigkeit der Mütter ist groß.

5. Die psychische Entwicklung der IvF-Kinder zeigt keine Besonderheiten. Falls besondere physische und psychische Störungen beobachtet werden, so sind sie meist Folge von Untergewicht bei Geburt und insbesondere der Frühgeburtlichkeit.

6. Die Paare zeichnen in den allermeisten Fällen ein zufriedenstellendes Bild ihrer eigenen Partnerschaft. Bei diesen Paaren ist eine ähnliche Entwicklung für das Kind zu erwarten wie in der Normalbevölkerung. Es gibt aber eine geringe Zahl von Paaren (etwa 5%), die wahrscheinlich von dem Kind die Lösung aller Probleme erwartet haben und bei denen das Kind diese „Messiasrolle" (Goldschmidt und de Boor 1976) nicht einlösen konnte. Bei

ihnen ist es nach der Geburt möglicherweise zur Desillusionierung des vorher aufgebauten (Kinder)wunschbildes gekommen (Petersen 1987).
7. Die Paare bewerten die Methode der IvF überwiegend positiv und wollen sie auch anderen Paaren weiterempfehlen. Trotzdem will etwa die Hälfte der Paare ihren Verwandten/Bekannten und etwa 10–20% dem eigenen Kind die Genese der besonderen Zeugung verschweigen. Hier kann eine „Lebenslüge" zu einem besonderen Problem werden.

Schlußfolgernd kann man nach den bisherigen Erfahrungen mit der IvF dann zu diesem Verfahren raten, wenn es in erfolgreich arbeitenden Zentren durchgeführt wird. Ein essentieller Bestandteil der Behandlung muß aber die begleitende psychosomatische Betreuung des Paares sein. Letztliche Aufgabe ist nicht nur die qualitativ gute Durchführung einer Sterilitätstherapie, sondern auch die psychosozial kompetent durchgeführte Betreuung des Paares. Im Rahmen der IvF ist als Erfolg nicht nur eine gute Schwangerschaftsrate und ein gutes „fetal outcome" anzusehen, sondern auch eine gute Betreuung des Paares während der Therapie und eine Vorbereitung des Paares auf das Leben ohne Kind, falls die IvF nicht erfolgreich war.

Literatur

Andrews MC, Muasher SJ, Levy DL, Jones HW, Garcia JE, Rosenwaks Z, Jones GS, Acosta A (1986) An analysis of the obstetric outcome of 125 consecutive pregnancies conceived in vitro resulting in 100 deliveries. Am J Obstet Gynaecol 154:848–854
Bartoszyk J, Nickel A (1986) Geburtsvorbereitung, Geburtserlebnis und Eltern-Kind-Kontakt während des Klinikaufenthaltes: eine empirische Analyse unter besonderer Berücksichtigung der Rolle des Vaters. Geburtshilfe Frauenheilkd 46:353–358
Becker R (1980) Schwangerschaftsverlauf, Geburt und postpartale Entwicklung bei Sterilitätspatientinnen mit schließlich erfülltem Kinderwunsch. Inauguraldissertation, Universität Berlin
Beckmann D, Brähler E, Richter HE (1983) Der Gießen-Test (GT), 3. Aufl. Huber, Bern Stuttgart Wien
Bundesärztekammer (1989) Mehrlingsreduktion mittels Fetozids. Dtsch Ärztebl 86:1575–1577
Cohen J, De Mouzon FJ (1989) Outcome of IVF-pregnancies in Europe 1987. XIII. World Congress on Fertility and Sterility. Marrakesh, 1st–6th October 1989
Diedrich K (1988) 2. Auswertungsseminar „In vitro Fertilisation und Embryotransfer sowie intratubarer Gametentransfer in der BRD". Kiel, 15.–17. Juni 1988
Dmoch W (1989) Refertilisierungswünsche – Beobachtungen eines Psychotherapeuten an einer Frauenklinik. In: Mohr J, Schubert C, Jürgensen O (Hrsg) Management der Unfruchtbarkeit. Springer, Berlin Heidelberg New York Tokyo, S 13
Fivnat (1988) Dossier FIVNAT: analyse des results 1987. Contraception-fertile-sexualite 18:599–615
Frydman R, Belaisch-Allert J, Fries N, Hazout A, Glissant A, Testart J (1986) An obstetric assessment of the first 100 births from the in vitro fertilization programm at Clamart, France. Am J Obstet Gynecol 154:550–555
Goebel P, Lübke FJ (1987) Katamnestische Untersuchung an 96 Paaren mit heterologer Insemination. Geburtshilfe Frauenheilkd 47:636–640

Goldschmidt O, Boor C de (1976) Psychoanalytische Untersuchung funktionell steriler Ehepaare. Psyche 61:899–923

Goldschmidt O, Jürgensen O (1985) Psychoanalytische Untersuchungen funktionell steriler Ehepaare. Katamnese und kritischer Rückblick. Psyche 39:538–552

Goldstein M (1978) Untersuchung über die Häufigkeit und Dauer des Stillens und der Einfluß psychosozialer Faktoren in West-Berlin (1973–1975). Dissertation, Universität Berlin

Hägele D, Fuchs I, Arnold H, Berg D (1983) Modische Trends in der Geburtshilfe – Ergebnisse einer Befragung aus den Jahren 1979 und 1981. Z Geburtshilfe Perinatol 187:38–43

In Vitro Fertilisation pregnancies in Australia and New Zealand, 1979–1985 (1988) Med J Aust 148:429–436

Jansen R (1987) The clinical impact of in vitro fertilization. Part 1. Results and limitations of conventional reproductive medicine. Med J Aust 146:342–353

Kentenich H, Schönegg W, Schmiady H, Stauber M (1988) Schwangerschafts- und Geburtsverlauf nach in vitro Fertilisation. In: Dudenhausen JW, Saling E (Hrsg) Perinatale Medizin. XIII. Deutscher Kongreß für perinatale Medizin. Berlin 1987. Thieme, Stuttgart New York, S 128

Kentenich H (1989a) Die IVF im Rahmen einer Kinderwunschsprechstunde unter besonderer Berücksichtigung psycho-sozialer Gesichtspunkte. Habilitationsschrift, Universität Berlin

Kentenich H (1989b) Was ist ein Therapieerfolg in der Sterilitätssprechstunde? Somatische und psychologische Gesichtspunkte. Fortbildungsveranstaltung. Hamburg, 23.–26. November 1989

Kentenich H, Stauber M (1990) Psychosomatische Aspekte bei IVF-Paaren. Gyn Praxis

Kincses L, Veres I, Farkasinszky T, Wagner A, Somogyi I, Szilard J, Sas M (1981) Nachuntersuchung von Kindern aus induzierten Schwangerschaften. Zentralbl Gynakol 103:502–514

Morin NC, Wirth FH, Johnson DH, Frank LM, Presburg HJ, Water VL van der, Chee EM, Mills JL (1989) Congenital malformations and psychological development in children conceived by IVF. J Pediatr 115:222–227

Mushin DN, Barreda-Hanson MC, Spensley JC (1986) In vitro fertilization children: Early psychosocial development. J Vitro Fert Embryo Transfer 4:247–252

Nijs P (1989) Diskussionsbemerkung. In: Mohr J, Schubert C, Jürgensen O (Hrsg) Management der Unfruchtbarkeit. Springer, Berlin Heidelberg New York Tokyo, S 40

Petersen P (1987) Manipulierte Fruchtbarkeit. Problematik der Retortenbefruchtung (IVF) aus der Sicht eines Psychosomatikers. Fertilität 3:99–109

Rainsbury P, Edwards RG, Addo S, Macnamee M, Williams G (1989a) "Bourn babies" – reproductive outcomes resulting from the IVF-treatment at Bourn Hall. XIII. World Congress on Fertility and Sterility. Marrakesh, 1st–6th October 1989

Rainsbury P, Edwards RG, Addo S, Macnamee M, Prinsden PR (1989b) Observations on the obstetric and pediatric outcome of 1000 babies resulting from IVF at Bourn Hall. XIII. World Congress on Fertility and Sterility. Marrakesh, 1st–6th October 1989

Ringler M, Nemeskieri N, Uhl A, Langer M, Reinold E (1986) Prapartale Erwartungen, Verhalten bei der Geburt und im Wochenbett sowie postpartale Zufriedenheit mit dem Geburtserlebnis. Geburtshilfe Frauenheilkd 46:432–434

Saling E (1981) Zur Psychologisierung der Betreuung von Gebärenden. Ther Umschau 38:948–951

Saunders DM, Lancaster PAL (1989) Survey of the outcome of pregnancy 1987. XIII. World Congress on Fertility and Sterility. Marrakesh, 1st–6th October 1989

Spira A (1986) Epidemiology of human reproduction. Hum Reprod 1:111–115

Stanley FJ (1988) In vitro fertilization – a gift for the infertile or a cycle of despair? Med J Aust 148:425–426

Stauber M (1989) Psychosomatik der sterilen Ehe. 2. Aufl. Grosse, Berlin

Steptoe PC, Edwards RG, Walters DE (1986) Observations on 767 clinical pregnancies and 500 births after human in-vitro fertilization. Human Reprod 1:89–94

Weller J, Sobeslavsky I, Guzy J (1989) Wie entwickeln sich Partnerschaft und Kinder? Langzeitbeobachtung nach heterologer Insemination. Sexualmedizin 18:84–90

Wilcke M, Kentenich H, Laser R, Stief G, Blankau A, Schmiady H (1989) Zur Ehe- und Familiensituation nach Geburt des IVF-Kindes. 17. Jahrestagung der Deutschen Gesellschaft zum Studium der Fertilität und Sterilität. Salzburg, 7.–9. Dezember 1989

Yovich JL, Parry TS, French NP, Grauaug AA (1986) Developmental assessment of 20 in vitro fertilization (IVF) infants at their first birth day. J Vitro Fert Embryo Transfer 4:253–257

Zander H, Holtzmann K, Selbmann HK (1989) Materialien aus der bayerischen Perinatalerhebung. Zur Problematik der Sectiofrequenz. Geburtshilfe Frauenheilkd 49:328–336

Klinik, Ethik und Recht
der operativen Reproduktionsmedizin

H. Hepp

Einleitung

Die Reproduktionsmedizin als Lehre von der menschlichen Fortpflanzung und ihren Störungen ist ein interdisziplinäres Gebiet der Medizin und Naturwissenschaft. Ihr Hauptanliegen ist die steuerbare Fortpflanzung. Der Diagnostik und Therapie der ungewollten Kinderlosigkeit auf der einen Seite steht die Fertilitätskontrolle durch reversible oder irreversible Antikonzeption und Schwangerschaftsabbruch gegenüber.

Die Gesellschaft erwartet vom Gynäkologen – und das ist im europäischen Raum nicht anders als weltweit –, daß er nach von ihr vorgegebenen Indikationen Leben vernichtet und nun mit Einsatz neuer reproduktionsmedizinischer Techniken – der In-vitro-Fertilisation (IvF) mit Embryotransfer (ET), dem intratubaren Gametentransfer (GIFT) oder dem tubaren Embryotransfer (TET) – im Sinne einer assistierten Fortpflanzung an der Menschwerdung mitwirkt, wobei auch diesen Techniken Leben und Tod immanent sind: „Die extrakorporale Befruchtung beinhaltet Handlungen zum Leben, die unmittelbar übergehen können zum Tode" (Zander 1982).

Zu unterscheiden ist zwischen reproduktionsmedizinischen Verfahren als Therapiemaßnahmen einer ungewollt kinderlosen Ehe und Forschung an und mit Embryonen.

Es ist verhängnisvoll und lähmt noch immer die öffentliche Diskussion, daß Reproduktionsmedizin einerseits und Gentechnik andererseits, z. T. aufgrund mangelnder Information durch uns Forscher, z. T. auch durch die Sensationslust der Medien, verwechselt oder in einen Topf geworfen werden. Es ist klar geworden, daß die Techniken moderner Reproduktionsmedizin a priori nichts mit Forschung an und mit Embryonen und Gentechnik zu tun haben. Die IvF ist jedoch ein Einstiegstechnik, die embryonales Leben im Labor verfügbar macht.

Klinik der modernen operativen Reproduktionstechniken

Das Prinzip der IvF mit ET ist die Zeugung eines Kindes unter Umgehung der Eileiterpassage. Erfolgt die Befruchtung der Eizelle durch eine Samenzelle natürlicherweise in der Tube, so wird bei der IvF eine Art künstliche Tube im

Labor geschaffen. In den Zeugungsvorgang selbst greift der Arzt nicht ein. Er wirkt bei der Entstehung neuen Lebens dispositiv.

Bei der von Tesarik et al. (1983) erstmals beschriebenen und von Asch et al. (1984) eingeführten Technik des GIFT werden die nach laparoskopisch kontrollierter Eizellpunktion gewonnenen Eizellen und die nach Masturbation erhaltenen Samenzellen im Gegensatz zur Technik der IvF nicht im Labor bzw. Brutschrank (extrakorporal) befruchtet und später als Embryonen in die Gebärmutter transferiert, sondern als Gameten über einen dünnen Katheter direkt in die Eileiter gegeben, wo am natürlichen Ort der Befruchtung (intrakorporal) diese sich vollzieht. Voraussetzung für den Einsatz dieser Technik ist, im Gegensatz zur IvF, zumindest ein offener Eileiter.

Der tubare Embryotransfer ist eine Kombination von IvF und tubarem Transfer. Nach erfolgreicher extrakorporaler Befruchtung erfolgt der Embryotransfer transabdominal (laparoskopisch) oder transuterin (sonographisch oder hysteroskopisch) in die Tuben.

Variationen

IVF/ET, GIFT und TET sind nicht nur im homologen System mit genetisch bekanntem Gewebe, sondern in vielfacher Weise anwendbar. Wie bei der zunehmend von Gesellschaft und Ärzteschaft anerkannten heterologen Insemination kann auch mit diesen neuen Techniken das Sperma eines anonymen Spenders verwendet werden, mit dem allseits bekannten Problem der fehlenden Identität von Ehemann und genetischem Vater sowie der Problematik der geforderten Anonymität. Neu ist die Möglichkeit der heterologen Befruchtung durch ein Fremdei einer Eispenderin mit fehlender Identität von Partnerin und genetischer Mutter. In jedem der beiden genannten Fälle würde sich ein halbes genetisches Elternpaar ergeben. Neben der heute schon vorhandenen Samenbank ist bei Kryokonservierung von Eizellen auch eine Eizellbank möglich.

Die genetische Elternschaft völlig aufgelöst wird durch die Befruchtung eines Fremdeies bzw. Eies einer Spenderin mit Fremdsperma bzw. bei Gametentransfer mit heterologem Ei und Samen. Daneben kann nach homologer oder partieller bzw. beidseitiger heterologer IvF der Embryotransfer in eine Fremd- oder Leihmutter erfolgen. Dabei kann die genetische Elternschaft bekannt sein und die Fremdmutter als biologische Mutter im Sinne einer Leihmutter dienen. Diese trägt das Kind entweder als Amme für die genetische Mutter aus, oder sie strebt selbst auf diese Weise ihre „Fremdmutterschaft" an.

Mißbrauch mittels genannter Variationen ist auch beim GIFT möglich. A priori „nur" Gameten, nicht aber der Embryo in der Hand Dritter; es sei denn, man transferiert ganz bewußt nicht alle verfügbaren Gameten und verwendet alle oder überzählige Gameten ausschließlich zum Experiment einschließlich der „Herstellung" von Embryonen. Bei der Technik des GIFT steht kein Embryo – bewußter Mißbrauch ausgeschlossen – zum verbrauchenden Experiment, zu diagnostischen Zwecken und genetischer Manipulation zur Verfügung.

Klinische Ergebnisse

Trotz außerordentlich großen klinischem und labortechnischem Aufwand liegt in der BRD die derzeitige (1989) Schwangerschaftsrate bezogen auf Punktion bei 15,7% bzw. bezogen auf die durchgeführten Embryotransfers bei 20,7% (Wiedemann im Druck). Bei Abzug der klinischen Aborte (21,1%) und der EUG (4,5%) betrug die Geburtenrate 1989 etwa 11% bzw. 15%.

Die Mehrlingsrate liegt bei 20% mit 15,2% Zwillingen, 4% Drillingen und 0,7% noch höherzähligen Mehrlingen.

Mit GIFT wurden in der BRD 1989 insgesamt 117 Schwangerschaften erzielt (Schwangerschaftsrate 24,5%). Nach Abzug von 17,9% Fehlgeburten und 1,7% EUG liegt die Geburtenrate bei 20%. Mehrlingsgraviditäten wurden in 27,7%, davon 21mal (15,2%) Zwillinge und 5mal (5,3%) Drillinge beobachtet. Über den transuterinen TET liegen erste Erfahrungen vor (Diedrich 1990). Mit 105 Punktionen wurden 28% (laparoskopisch) bzw. 31% (transuterin) Schwangerschaften erzielt.

Bei der Bewertung dieser Zahlen ist zu berücksichtigen, daß die Schwangerschaftsrate gesunder, fruchtbarer Paare, bezogen auf jeden Zyklus bis zur natürlichen Erfüllung des Kinderwunsches 24–31% beträgt (Biggers 1981, Zit. nach Beier 1989).

Einen entscheidenden Fortschritt, auch hinsichtlich der Akzeptanz, stellt die Umstellung von der herkömmlichen laparoskopischen Eizellpunktion zur heute überwiegend vaginalen ultraschallkontrollierten Punktionstechnik dar. Auch wurden in den letzten 2 Jahren neue endokrinologische Strategien der Follikelstimulierung entwickelt. Gonadotropin-releasing-Hormon GRH/Analoga zur Ruhigstellung der Hypophyse haben sich im reproduktionsmedizinischen Stimulationskonzept einen festen Platz erobert. Die Diskussion darüber, ob bei diesem Stimulationsschema auch die „Qualität" der Embryonen stimmt, ist noch offen. Offenbar ist jedoch die sekretorische Transformation und Rezeptivität des Endometriums verbessert. Dennoch ist festzustellen, daß die Therapieerfolge insgesamt in den letzten Jahren nicht auffällig zu verbessern waren. Ende 1989 dürfte nach kritischen Schätzungen die Gesamtzahl der nach Einsatz der genannten Techniken weltweit geborenen Kinder etwa 30000 betragen haben.

Die einzelnen Verfahren haben in den letzten Jahren eigene Indikationsspektren erhalten. Sie sind nach unserer Auffassung nicht konkurrierende, sondern streng bezogen auf die jeweilige Indikation additive bzw. ergänzende Verfahren.

Ethik

Nachdem die Entstehung und die Frühphase menschlichen Lebens bislang ausschließlich Naturgesetzen unterworfen waren, kann heute der Arzt und/oder Biologe Entscheidungen von unabsehbaren Folgen treffen: Er entscheidet über die Reife der gewonnenen Eizelle, die Durchführung oder Verweigerung der Befruchtung, er bewertet die Teilungsstadien und entscheidet über den Transfer oder das Verwerfen der Embryonen und evtl. auch über die Nutzung für die

Forschung. In all diesen Entscheidungen ist die moralische Qualität des gesamten Teams gefordert, wobei der Wissenschaftspositivismus des Biologen/ Physiologen sich nicht in allen Ansätzen mit dem ethischen Standpunkt des Arztes – wie auch umgekehrt – decken muß.

Dieses „Können" mit seinen möglichen Folgerungen ist nach der Atomkernspaltung als das bedeutendste und gleichzeitig auch als das umstrittenste Ergebnis wissenschaftlicher Forschung dieses Jahrhunderts anzusehen. Bei der IvF/ET wurde die Menschwerdung selbst Gegenstand des Versuches. Dieses Faktum provoziert keine neue Ethik, jedoch eine neue ethische Qualität. „Der Übergang von der physikalisch-nuklearen zur biologischen-nuklearen Epoche ist vollzogen" (Wiater 1978). Jonas (1984a) fordert: „Keine frühere Ethik hatte die globalen Bedingungen menschlichen Lebens und die ferne Zukunft, ja die Existenz der Gattung zu berücksichtigen."

Insgesamt haben diese Entwicklungen moderner reproduktionsmedizinischer Verfahren und insbesondere die hiervon ableitbaren Variationen uns heute bewußter gemacht, daß im Mittelpunkt der Fortpflanzungsmedizin nicht nur die Leidenden und ihre Wünsche, sondern v. a. das zu zeugende Kind mit seinem Anspruch auf Identität und Elternbezug stehen muß. Es ist auch deutlich geworden, daß der Arzt bereits mit der Auswahl des Samenspenders oder der Eispenderin eine Art Selektion vornimmt und somit indirekt in die Rolle des Menschenzüchters tritt. So konnte auch in unserem Lande sowohl in der Benda-Kommission wie auch in der von im Auftrag der Bundesärztekammer arbeitenden Richtlinienkommission Übereinstimmung erzielt werden, daß der Transfer fremder Embryonen im Sinne einer Embryonenspende, bei dem das Kind zu keinem seiner beiden Elternteile eine genetische Verwandschaft hat, ethisch und auch juristisch unvertretbar ist. Die für die Adoption vergleichbare Situation würde pränatal vollzogen, wobei an sich eine Adoption, wie Wuermeling (1985a) uns präzise gesagt hat, „dazu eingerichtet ist, elternlose Kinder und nicht etwa kinderlose Eltern zu versorgen". Wir formulierten: Die Embryonenspende ist allenfalls dort zu rechtfertigen, wo sie dazu dient, den Embryo vor dem Absterben zu bewahren, und die Bereitschaft eines Ehepaares besteht, das Kind als eigenes anzunehmen (Richtlinien 1985).

Die Ersatzmutter im engeren Sinne trägt einen fremden Embryo für dessen genetische Eltern aus. Hier wird eine Instrumentalisierung der Frau bewirkt, die zur Gebärmaschine degradiert und so in ihrer Menschenwürde tief verletzt wird. Wegen der möglichen Nachteile für das Kind und auch wegen der Gefahr einer Kommerzialisierung haben sich sowohl die interministerielle Benda-Gruppe wie auch die Richtlinienkommission der Bundesärztekammer und nachfolgend der 88. Deutsche Ärztetag gegen jede Form der Ersatzmutterschaft ausgesprochen.

Die moderne Fortpflanzungsmedizin wirft schließlich auch sozial-ethische und sozial-politische Fragen auf. Es wird erkannt und anerkannt, daß unter dem Einfluß des weitgefaßten Gesundheitsbegriffs der Weltgesundheitsorganisation (WHO) immer neue Anspruchshaltungen induziert und damit auch immer neue Weiterungen des Begriffs bzw. des Inhaltes einer Heilbehandlung deduziert werden. Vor diesem Hintergrund wird die Verwirrung in der sozial-politischen Diskussion der zurückliegenden 2 Jahre zum Teil verständlich. Die Diskussion hat die Frage in den Mittelpunkt gerückt, ob IvF/ET und GIFT oder auch TET überhaupt die Kriterien einer Heilbehandlung erfüllen. Da die IvF/ET etc. keine Behandlung, sondern eine ärztliche Handlung sui generis ist, kann sie, so wird argumentiert, schon aus diesem Grunde keine Heilbehandlung sein. Eine Heilung oder Linderung, wie etwa bei einer normalen Therapie der Sterilität oder einem mikrochirurgischen Eingriff zur Wiederherstellung der Tubenpassage, sei nicht zu erreichen (Manses 1987).

Diese Überlegungen hatten schließlich auch ab 01.01.1989 zur Verweigerung der Kostenübernahme durch die gesetzlichen Krankenkassen geführt.

Zweifellos bindet die moderne Reproduktionsmedizin erhebliche Mittel. Deshalb wird in Verbindung mit diesem neuen Feld der Medizin als sozial-ethische Forderung im Sinne einer vernünftigen Kosten-Nutzen-Relation zum Verzicht auf Kinderwunsch der betroffenen sterilen Paare oder zur Adoption eines Kindes aufgerufen. Dieser sozialethische Einwand der zu hohen Kosten richtet sich gegen *jede* reproduktionsmedizinische Technik, wobei z. Z. allerdings niemand eine realistische Kosten-Nutzen-Relation aufzustellen vermag. Die Ausklammerung der genannten Therapiemaßnahmen aus der Leistungspflicht der Krankenkassen mußte daher auf Unverständnis stoßen, zumal vor dem Hintergrund, daß in unserem Lande mehr als 200 Mio. DM/Jahr aufgebracht werden, um Leben im Mutterleib zu töten. Natürlich kann und muß man diesen Hinweis mit dem Argument abwehren, daß weder das eine noch das andere vertretbar ist und daß mit einem sozial-ethischen Skandal niemals die Rechtfertigung einer Handlung erfolgen darf. Er ist jedoch gültig als Hinweis für die Perversion des Denkens und Handelns.

So wurde ab 01.07.1990 und rückwirkend zum 01.01.1989 die Leistungspflicht durch die gesetzlichen Krankenkassen zur Übernahme der Kosten wieder anerkannt.

Der zentrale Einwand gegen die modernen Techniken der Reproduktionsmedizin basiert auf der Aussage, daß die Wissenschaften der Psychosomatik, Psychologie, Soziologie und geistigen Person des Menschen (Pneumatologie) in bezug auf die Qualität künstlicher Befruchtung fast nicht entwickelt seien. Die moderne Fortpflanzungstechnologie sei ohne ein anthropologisches Konzept übernommen und weiter entwickelt worden, ohne auf die leib-seelische Natur des Menschen Rücksicht zu nehmen (Petersen 1989).

Diese ernstzunehmenden Einwände sind gegen *jede* Sterilitätstherapie vorzutragen, wenngleich hier in noch größerem Maße eine Instrumentalisierung menschlichen Lebens (Loew 1988) droht.

Ich stimme der Forderung zu, daß die modernen Techniken der Sterilitätstherapie sich daran messen lassen müssen, ob sie auf Dauer der Entfaltung des Menschseins förderlich sind. Es ist in jedem Einzelfall zu prüfen, ob die Therapie tatsächlich der Erfüllung des gemeinsamen Kinderwunsches der Eltern und nicht nur der Herstellung des Selbstwertgefühles des sterilen Paares dienen soll. Bei aller Anerkennung des Leidensdruckes der Partner ist die Behandlung v. a. auf das künftige Wohlergehen des Kindes auszurichten. Anderenfalls würde das Kind als Objekt, als Mittel zum Zweck mißbraucht. Unter vehement vorgetragenem Kinderwunsch stehen oft Probleme, die viel mit den Wünschen der Personen, oft aber so viel wie nichts mit dem gewünschten Kind zu tun haben (Petersen 1983). In diesem Zusammenhang stellte Petersen (Zit. nach Lauffs

1989) sogar die Frage nach dem Schutz der Würde des ungeborenen Menschen. Stauber (1986) prägte den Begriff vom „überwertigen Kinderwunsch".

Der Therapeut steht allerdings immer wieder vor dem sehr schwer zu lösenden Problem von Ursache und Wirkung: Ist die ungewollte Kinderlosigkeit durch starken Leidensdruck krank machend oder ist die Unfruchtbarkeit primär psychogen bedingt. Dies bleibt oft, insbesondere bei über Jahre ungeklärter Sterilität, offen. In Kenntnis dieses schwierigen Problemkreises kann ich mich nicht der extremen Position anschließen, die Kinderwunsch schlechthin „gesellschaftlich induziert" sieht und somit ausschließlich Psychotherapie an Stelle von Sterilitätstherapie fordert.

Zahlreiche der anthropologischen und psychosomatischen Aussagen nehmen die christlichen Kirchen in ihrer Argumentation gegen diese therapeutischen Techniken auf. Die Evangelische Kirche in Deutschland (EKD 1985) weist darauf hin, daß durch den medizinisch-technischen Vorgang menschliches Leben in Spannung geraten kann zu seiner Bestimmung durch die Liebe und zur Liebe. IvF/ET wird nicht ausdrücklich abgelehnt; es wird jedoch von den Verfahren abgeraten. Das Lehramt der Katholischen Kirche lehnt *jede* extrakorporale IvF als in sich widersittlich ab (Instruktion 1987). Im Zentrum der Argumentation des Lehramtes steht die aus der Diskussion um die Empfängnisregelung tradierte Zeugungslehre, die die Durchbrechung der naturgegebenen Koppelung von liebender Vereinigung und Zeugung ablehnt. Das Ziel (Leben) heiligt nicht das Mittel. Auch in der Antikonzeptionsdiskussion geht es wie bei der Wertung moderner Reproduktionsmedizin nicht um das Ziel – auch die Verhinderung von Leben im Sinne verantwortlicher Elternschaft ist anerkannt –, sondern um die Mittel bzw. anzuwendenden Methoden. Die Kirche betont erneut „die von Gott bestimmte unlösbare Verknüpfung der beiden Sinngehalte – liebende Vereinigung und Fortpflanzung –, die beide dem ehelichen Akte innewohnen. Diese Verknüpfung darf der Mensch nicht eigenmächtig auflösen."

Das zweite Argument richtet sich gegen die Handlung dritter Personen, deren Kompetenz und technische Leistung den Erfolg des Eingriffes (Zeugung) bestimmt; sie vertraut das Leben und die Identität des Embryos der Macht der Mediziner und Biologen an und errichtet eine Herrschaft der Technik über Ursprung und Bestimmung der menschlichen Person. Eine derartige Beziehung von Beherrschung widerspricht in sich selbst der Würde und der Gleichheit, die Eltern und Kindern gemeinsam sein muß. In die gleiche Richtung argumentiert Spaemann (1989): Der Mensch besitze auch eine Zeitgestalt. Es gehöre zu dieser Gestalt, als Repräsentation des Unbedingten, „daß ihr Anfang und ihr Ende nicht das Resultat zweckrationalen Machens anderer Menschen sind" und daß ihr Anfang „anläßlich eines menschlichen Aktes geschieht, der zwei Menschen als Liebende im Ganzen integriert und der gar nicht unmittelbar die Hervorbringung eines Werkes zum Ziel hat."

Für viele Theologen und Anthropologen wird heute die These der Sinnverbindung von Liebe und Fruchtbarkeit als für *jeden* menschlichen Vollzug vorgegeben nicht mehr anerkannt. Es kommt darauf an, die Ehe insgesamt als Ort des Kindes zu begreifen, nicht den einzelnen ehelichen Akt für sich allein (Eid 1982). In die gleiche Richtung denkt Böckle (1982), wenn er sagt: „So tendiert die neuere Entwicklung in der katholischen Moraltheologie immer mehr dahin, einen

Eingriff in die Natur, d. h. in unserem Falle eine Trennung von Liebesakt und Befruchtung, nicht einfach als in jedem Fall verwerflich hinzustellen, sondern solche Eingriffe nach Maßgabe der in Frage stehenden Güter zu beurteilen." In der Sprache des Philosophen Kluxen (1985) hat der Arzt durch technischen Eingriff jenen Naturprozeß in Gang gebracht, dessen ungewolltes Ausbleiben aufgrund naturaler Defekte für die eheliche Partnerschaft insofern einen Defekt bedeuten würde, als ihr sozialer Sinn wesentlich hin auf den Vollzug dieses Naturprozesses bezogen ist.

Nach meiner Überzeugung benutzt der Arzt in der homologen IvF im Sinne einer Ultima ratio bei Beachtung der unantastbaren Würde der Person, der Anerkennung des Embryos als Subjekt und Achtung des ganzen menschlichen Seins bzw. des liebenden Paares, dessen Liebe nur durch künstliche Befruchtung ihre Vollendung erreichen kann, lediglich die Natur. In diesem Verständnis ist dann auch der Hinweis auf die vielfältigen mißbräuchlichen Variationen dieser Technik – Embryonenspende, Leihmutterschaft, heterologe Ei- und/oder Samenspende etc. – nicht stichhaltig.

Es besteht heute mehrheitlich Konsens, bei Beachtung der genannten Prämissen IvF/ET, GIFT und TET als Therapiemaßnahmen anzuerkennen.

Forschung

Moderne Reproduktionsmedizin ist nicht nur im Bereich der Klinik, sondern vor allem der Forschung ein Modell für die Verantwortung des Forschers geworden. Jede medizinische Forschung an und mit Embryonen stellt die Frage nach dem Menschen und dem Menschenbild des Forschers in den Mittelpunkt.

Prinzipiell zu unterscheiden ist zwischen einer therapeutischen Forschung, der sog. klinischen Forschung und einer Grundlagenforschung, der medizinischen Forschung in engeren Sinne, die auch das verbrauchende Experiment einschließt. Da mit Fortschritt der medizinischen Technik sog. überzählige Ebryonen – lebensfähige gesunde wie auch defekte – in Zukunft immer seltener verfügbar sein werden, wird die Zulassung des verbrauchenden Experiments, d. h. die Erzeugung menschlicher Embryonen ausschließlich zu wissenschaftlichen Zwecken, gefordert. Hier muß man wissen, daß eine Unterscheidung in überzählige und speziell zur Forschung hergestellte Embryonen weder ethisch sauber noch praktisch durchführbar ist. Ob überzählige Embryonen entstehen, welche das ethische Problem des beobachtenden oder verbrauchenden Experiments (etwa mit dem Argument, daß Forschen nützlicher sei als sterben lassen) erst schaffen, unterliegt der Verantwortung des Arztes. In den Richtlinien der Bundesärztekammer (1985) wurde daher festgelegt, daß „grundsätzlich nur so viele Embryonen erzeugt werden, wie für die Behandlung sinnvoll und ausreichend sind und auf die Eispenderin, einseitig übertragen werden.".

Die Verfügbarkeit neuen menschlichen Lebens in der Hand des Arztes und Forschers und diese ganz auf die Weckung neuen Lebens ausgerichtete Therapie der IvF und des Gametentransfers rücken gleichsam vom anderen Pol die von der ethischen und juristischen Diskussion um die Abtreibung bekannte Frage nach dem Schutz des ungeborenen Lebens erneut in den Blickpunkt.

Die moderne Reproduktionsmedizin ist, wie schon gesagt, gleichsam die Einstiegstechnik für die Forschung an und mit Embryonen. Menschliches Leben ist im Labor verfügbar und theoretisch von Anbeginn manipulierbar. Wenn Forschung den Menschen zu ihrem Gegenstand macht, wird dieser – das Wort sagt es – „Objekt" (Staudinger 1981).

Im Zentrum der ethischen und juristischen Diskussion um Forschung an und mit Embryonen geht es also um den Status dessen, an dem wir handeln. Das Problem liegt nicht in der Forschung, sondern im „Objekt" der Forschung. Dies führt zu 2 zentralen Fragen:

1. Ab wann ist dem neuen menschlichen Leben „Würde" und damit Lebensrecht zuzubilligen?
2. Worin liegt die Begründung und wie bemessen ist das Ausmaß des zu gewährenden Grundrechtes?

In der Sicht der Naturwissenschaft beginnt *artspezifisches* menschliches Leben mit dem Zeitpunkt der Vereinigung der mütterlichen Chromosomen der Eizelle und der väterlichen Chromosomen der Samenzellen, d. h. mit der Befruchtung. Als äußerstes Kriterium bleibt die erstmalige Verkörperung des hier besonderen genetischen Programms, das den Menschen in der Auseinandersetzung mit der jeweiligen Umwelt gestaltet. Die menschliche Ontogenese ist in jedem Stadium spezifisch auf das Menschsein in vollem Umfange ausgerichtet: „Von der Zeugung an ein Mensch" (Büchner 1985). Alles Nachfolgen ist ein fließender Gestaltungsvorgang, der keine Zäsur erkennen läßt, oder, wie Blechschmidt (1984) aussagte: „Ein Mensch wird nicht Mensch, sondern er ist es, und zwar in jeder Phase seiner Entwicklung."

Die Frage nach dem Beginn des *personalen individuellen* Lebens verstärkt naturwissenschaftliches Denken und ist nur mit den Denkkategorien der Philosophie, Theologie und Anthropologie zu denken. Der frühest mögliche Zeitpunkt des neuen Seins im personalen Sinne ist die Konzeption. Danach werden wir niemals punktuell sicher sagen können, wann personales Leben beginnt. In diesem Moment und danach ist die Ontogenese des Menschen in jedem Stadium spezifisch auf das Menschsein in vollem Umfange ausgerichtet. In Kenntnis der biologischen Möglichkeiten der orthischen Teilung bis zur Implantation der eineiigen Mehrlingsbildung kommen einzelne in der ethischen Wertung zu der Überzeugung, daß der Terminus a quo personaler menschlicher Existenz frühestens mit dem Ende der orthischen Teilbarkeit gegeben sein kann. Konzeption wäre danach potentielles, aber nicht zwangsläufig in jedem Falle individuelles menschliches Leben, wenngleich auch im Regelfalle die damit ausgelöste Dynamik für die individuelle Menschwerdung bestimmend ist. In philosophischem Sinne besagt aber Individualität, daß etwas nicht mehr auf kleinere Einheiten rückführbar ist, ohne daß es seine Qualität verliert. Diesen Gedanken führt Wuermeling (1985a) konsequent fort und zeigt auf, daß biologisch die Teilung eines frühen Embryos keine Aufteilung in kleinere Einheiten, sondern eine Form der Lebensäußerung „Vermehrung" darstellt. Darum kann der Verlust der biologischen orthischen Teilbarkeit nicht dem Beginn der philosophischen Individualität und damit dem Beginn der Person unterlegt werden. Als äußerstes Kriterium bleibt demnach die erstmalige

Verkörperung des besonderen Programms, das den Menschen in der Auseinandersetzung mit der jeweiligen Umwelt gestaltet.

Schließlich wird auch die Position vertreten, daß in Anerkennung des wohl stets ein tiefes Geheimnis bleibenden Seins des Menschen als Person ethisches Verhalten sich im Zweifelsfalle, insbesondere dann, wenn es um den Schutz menschlichen Lebens geht, für die Personhaftigkeit des Embryos auszusprechen hat, da „Werden zum Wesen des Menschen gehört" (Auer 1981), oder – anders ausgedrückt – „der Embryo von der Befruchtung an theologisch verfaßt ist als Mensch" (Loew 1984).

Die Schlüsselfrage nach dem Beginn des personalen Seins bedarf eines weiteren intensiven Dialogs zwischen Naturwissenschaft und Theologie. Im Zentrum steht dabei die Frage, wann wir zum ersten Male eindeutig, unbezweifelbar als Person mit allen potentiellen Möglichkeiten zu unserer eigenen individuellen Entwicklung in Erscheinung treten und damit auch des vollen Schutzes unserer durch das Grundgesetz garantierten Menschenwürde bedürfen (Zander 1989). Im Zusammenhang mit der Gametenforschung und der Erforschung der Befruchtungsabläufe sind Publikationen von Braude (1987), Bolton u. Braude (1987) zur Frage, wann zum ersten Male das neu etablierte menschliche Genom nach dem Abschluß der Befruchtung aktiv wird, von höchster Bedeutung. Diese Daten weisen darauf hin, daß die erste Genexpression menschlicher Furchungsstadien erst zwischen dem 4- und dem 8-Zell-Stadium beginnt.

Nach meiner Überzeugung sind diese Fakten und Gedanken für den weiteren Dialog zwischen Naturwissenschaft und Theologie außerordentlich wichtig. Dennoch geht es bei der Frage um Forschung an und mit Embryonen letztlich um die Einführung eines Wertaxioms, ob wir neuem artspezifischem und in seiner Potentialität auf menschliches Leben hin angelegtem Leben Wertschätzung entgegenbringen und v. a., wie absolut wir diese setzen. Sie ist nicht mit terminologischen Abstufungen des sog. pränidativen Embryos, der Zygote, des Präembryos, des Konzeptus zu umgehen oder zu unterlaufen. Semantik löst hier nicht das Problem. Sie ist sehr hilfreich für das Verständnis im wissenschaftlichen Dialog.

Das Spannungsfeld von Ethik und Recht der Forschung an und mit Embryonen ist bestimmt von der Wertentscheidung des Arztes und Wissenschaftlers. Und hierbei steht im Mittelpunkt die Entscheidung, ob der Forscher das Lebensrecht und dessen Schutzwürdigkeit von Anfang an kategorisch anerkennt und jede Güterabwägung hinsichtlich eines Forschungszieles – auch von hohem medizinischen Range – ablehnt bzw. ausschließt oder ob er, in grundsätzlicher Anerkennung des Lebensschutzes Lebensrecht und Schutzwürdigkeit im Sinne einer positiven Güterabwägung (utilitaristisch) auf Zwecke hin relativiert, was nach sorgfältiger Prüfung eines nachgewiesen hochrangigen Forschungszieles eine Forschung an und mit Embryonen zuläßt. Hier würde die Strafwürdigkeit eine Abstufung erfahren – wie dies auch im § 218a StGB zum Ausdruck kommt.

Drei sog. hochrangige Forschungsziele werden mittlerweile weltweit verfolgt:

1. Diagnostische Forschung mit Untersuchungen, die direkt im Sinne eines Heilversuchs der Verbesserung der Lebensbedingungen von zu implantierenden Embryonen dienen und das Überleben der Embryonen unter verbesserten Bedingungen zum Ziel haben.

In diesem Zusammenhang zu nennen ist die schon erwähnte Präimplantationsdiagnostik. Diese geht freilich über die reine Beobachtung des Embryos hinaus und macht die Abspaltung von Zellen für die Erkennung von Chromosomenstörungen oder Erbkrankheiten notwendig. Vorbehalte bestehen hier hinsichtlich der Selektion, einer Selektion, die von der 18. bzw. 9. Schwangerschaftswoche (Chorionzottenbiopsie) in die Präimplantationsphase vorverlagert wäre.

In diesen Bereich einzuordnen wäre auch die Kryokonservierung von Embryonen. Neueste Befunde weisen darauf hin, daß dieses Verfahren nicht nur überzählige Embryonen rettet, sondern im nachfolgenden oder einem späteren Menstruationszyklus die Frau vor einer erneuten Eizellentnahme schützen kann. Das gewichtigste Argument gegen jede Kryokonservierung von Embryonen ist die Instrumentalisierung menschlichen Lebens als bloßes Objekt und die dadurch bewirkte Verletzung der Menschenwürde. Wie schon gesagt: Ob „überzählige" Embryonen entstehen, welche das ethische Problem des beobachtenden oder verbrauchenden Experiments erst schaffen, etwa mit dem Argument, daß Forschung nützlicher sei als Sterben, unterliegt der Verantwortung des Arztes.

2. Untersuchungen, die im Sinne eines Humanexperiments nicht den Tod des Embryos intendieren, ihn jedoch verändern und gegebenenfalls den Tod des Embryos in Kauf nehmen.

3. Ausschließlich zu Forschungs- oder anderen Verwendungszwecken erzeugtes Leben, wobei primär im Sinne eines verbrauchenden Experimentes der Verlust des Embryos eingeplant ist. Als embryonenverbrauchende, klinisch orientierte Forschungen sind hier die Forschungen zur Häufigkeit von Chromosomenschäden nach IvF zu nennen (Plaschot et al. 1988, 1989). Hier werden überwiegend überzählige und ausgesonderte Embryonen aus klinischen IvF-Programmen sowie z. T. aus gespendeten Keimzellen zu Forschungszwecken hergestellte Embryonen eingesetzt.

Es geht hierbei um die Ursachenforschung der relativ zahlreichen Chromosomenaberrationen menschlicher Zygoten (ca. 30%). In diesem Zusammenhang besonders interessant scheint das Ergebnis, daß aus zunächst unauffälligem Vorkernstadium sich noch aus 17% später Polyploidien entwickeln können. So besteht evtl. eine Wechselbeziehung zwischen Art und Dauer der vorangegangenen Hormonbehandlung und Art und Dauer der Eizellvorbehandlung.

Bei der Erforschung der Transplantation von determinierten Stammzellen ist zu unterscheiden zwischen der Herstellung embryonaler Stammzellinien mit Einschleusung in eine Empfängerplastozyste bzw. in die Keimbahn und den Versuchen, fetale pluripotente Stammzellen aus Gewebe von abortierten Embryonen zu isolieren, um sie gleichsam im Sinne einer somatischen Substitutionstherapie einzusetzen – gegen die m. E. keine Einwände zu erheben sind.

Forschung an und mit Embryonen fordert nach meiner Überzeugung einen Grundkonsens über den Menschen und dessen Zukunft bzw. unser Menschenbild. Es besteht allgemeiner Konsens darüber, daß sich die Schutzwürdigkeit des

Embryos auf seine Natur als früheste Form einer individuellen, zukünftigen personenhafte Existenz gründet. Sie ist grundgesetzlich verankert in Art. 2 Abs. 2 Satz 1: „Das Leben des Menschen ist von Anfang an in seinen Schutz genommen".

Offen ist die Diskussion hinsichtlich des Beginns und des Umfanges der Schutzwürdigkeit und führt zurück zu der Frage, ab wann menschlichem Leben Subjektqualität bzw. Personalität zukommt (s. grundsätzliche Diskussion bei Zander 1989).

Das evtl. noch in dieser Legislaturperiode in Kraft tretende Fortpflanzungsmedizingesetz sieht ein strafrechtliches Verbot der Forschung an und mit Embryonen vor. Dieses Verbot stützt sich auf den Schutz des Lebens und die Achtung der Menschenwürde. Diesem Ansatz ist nach meiner Überzeugung zuzustimmen. Eine Relativierung dieses Gebotes ist nur bei Güterabwägung hinsichtlich eines hochrangigen medizinischen Zieles und nur in einem Bereich frühen menschlichen Lebens erwägbar, wo sich aus dem leiblichen Substrat des Embryos noch nicht alle Realisierungsstufen individuellen personalen Seins vollzogen haben (Fuchs 1989). Damit rede ich keiner utilitaristischen Moral das Wort, in der das hochrangige Forschungsziel *jedes* Mittel heiligt, zumal Gesundheit gleichrangige oder auch höherrangige Güter gegenübergestellt werden können. Ich bin auch nicht der Meinung, daß der immer wieder aus unserer Verfassung übernommene Begriff der Menschenwürde als Schlüsselbegriff zur Lösung aller ethischen Probleme anwendbar ist. Dies geschieht leider zu oft, wodurch der Begriff der Menschenwürde mißbraucht wird.

Kant sieht die Würde des Menschen begründet in seiner Freiheit, Moralität zu realisieren. Diese Fähigkeit ist die Bedingung dafür, daß der Mensch „Zweck an sich selbst" ist und damit „Würde" hat. Ohne Anerkennung der Menschenwürde gibt es keine rationale Ethik, ohne rationale Ethik kein sittliches Verhältnis zwischen den Menschen (Auer 1985). Die Menschenwürde ist nicht teilbar und entwickelt sich auch nicht sukzessiv. Die christliche Theologie begründet die Würde aus der Verfügtheit von und Bezogenheit auf Gott – Ebenbild Gottes.

Die unter den 3 Fallgruppen (s. S. 59) aufgezeigte erste Gruppe ist nach dem Besagten und nach meiner Überzeugung grundsätzlich zulässig. Fall 2 bedarf jeweils einer intensiven Diskussion unter Einbeziehung der Gedanken über den Beginn des Lebensschutzes und der jeweiligen Zulässigkeit im Sinne einer positiven Güterabwägung. Fall 3 beinhaltet eine Mißachtung der Würde des Menschen, da die Subjektqualität (auch im potentiellen Sinne) des Menschen degradiert wird zu bloßen biologischen Faktizitäten. Hier würde auch das Grundrecht der Freiheit der Forschung an seine Grenze stoßen.

In der Diskussion über die für Forschung notwendige Verfügbarkeit menschlicher Embryonen wird auf die Praxis des Schwangerschaftsabbruches verwiesen. Forschung an und mit Embryonen sei im Gegensatz zu vielen Abbrüchen sinnvoll.

Dem ist entgegenzuhalten, daß der legale Schwangerschaftsabbruch lediglich wegen Unzumutbarkeit des Austragens der Schwangerschaft für die Mutter *straflos* bleibt (§ 218 StGB), während die Verwendung bzw. der Verbrauch von Embryonen für die Forschung nicht aus einer subjektiven Notlage heraus erfolgt. Das konkurrierende Gut, welches den Konflikt definiert und Straffreiheit (nicht Rechtfertigung) begründet, ist also nicht die Not des einzelnen, sondern etwa das gesundheitspolitische Ziel der Allgemeinheit.

Von etwas objektiv ethisch Verwerflichem – das Gesetz billigt hier Straffreiheit zu (!) – ist niemals die Rechtfertigung für ein Handeln ableitbar. Analog gilt dies auch für § 219d StGB, welcher die Nidationsverhütung straffrei läßt. Der Gesetzgeber spricht hiermit nicht der willkürlichen Verfügbarkeit des Embryos vor seiner Nidation das Wort, sondern er verzichtet für eine durchaus besondere Kollision der Rechtsgüter – prinzipielle Schutzwürdigkeit des Embryos und Familienplanung durch Hormone oder Intrauterinspirale – während der frühesten Phase der Schwangerschaft auf Strafrechtsschutz (Laufs, 1987). So betrachtet, besteht aber kein Wertewiderspruch zwischen Embryonenschutz in der Präimplantationsphase und § 219d StGB.

In der politischen Diskussion stehen wir vor einer grotesken Situation. Es gibt Gruppen, welche die Tötung im Mutterleib z. B. in der Notlagenindikation bis zur 12. Woche nach der Empfängnis tolerieren und jede strafrechtliche Einengung der Tötung menschlichen Lebens in dieser Lebensphase ablehnen, gleichzeitig gegen *jede* Art der Forschung an Embryonen ein Nein setzen. Diese Perversion des Denkens ist erschreckend.

Gerade in der Entwicklung und im Ergebnis der Forschung an IvF/ET und den Variationen wird deutlich, wie medizinischer Fortschritt auf der einen Seite und die Begehrlichkeit des Menschen auf der anderen Seite Arzt und Patient herausfordern, ethische Grenzen wahrzunehmen und anzuerkennen. Die These manch eines sog. progressiven Forschers, wenn auch weit verbreitet, ist nicht haltbar, daß sich Ethik und Recht jeweils dem neuen Können anzupassen haben. Die Anerkennung dieser Philosophie würde eine Ethik der Machbarkeit aufbauen und dabei auch bei den uns anvertrauten Patienten ein immer stärkeres Anspruchsdenken bewirken. Durch Erfahrung belegt ist, daß jede medizinische Möglichkeit bei entsprechender sozialpsychologischer Aufbereitung zur gesellschaftlichen Nachfrage führt (Scheidel 1982).

Recht

Es ist unbestritten, daß ethische Grenzziehungen wie auch juristische Rahmenbedingungen geschaffen werden. Dennoch meine ich nicht, daß wir schon jetzt den Gesetzgeber mit einem gesetzlich verankerten strafrechtlichen Schutz benötigen. Zunächst sollte m. E. die Selbstbindung der Ärzteschaft an die in der Forschungskommission erarbeiteten „Richtlinien zur Forschung an menschlichen Embryonen" ausreichen. Die Forderung der Richtlinien nach einer institutionellen sanktionsfähigen Kontrolle ist seit April 1986 durch die „Zentrale Kommission der Bundesärztekammer zur Wahrung ethischer Grundsätze in der Reproduktionsmedizin, Forschung an menschlichen Embryonen und Gentherapie" erfüllt. Ihr gehören neben Vertretern der zuständigen wissenschaftlichen Fachgesellschaften, der Forschungsorganisationen, der Ethikkommissionen, der Bundesärztekammer auch Vertreter der Rechtswissenschaften, der Philosophie, der Theologie und der Politik an. Über diese neugeschaffene

Institution hinaus, der interdisziplinäre Ethikkommissionen der einzelnen Universitäten und Forschungszentren vorgeschaltet sind, bleibt als stärkstes Regulativ die durch Forschungsantrag zur Erlangung von Forschungsmitteln und durch Publikation hergestellte Öffentlichkeit der Forschung. Zurückhaltung scheint auch so lange geboten, als hinsichtlich Strafbedürftigkeit und Straftauglichkeit keine international verbindlichen rechtlichen Regelungsformen geschaffen wurden.

Es gibt allerdings Stimmen, welche das Werk der zentralen Forschungskommission bei aller Anerkennung der Motive zur Selbstkontrolle für zu unbestimmt halten und ihm den Rang von Satzungsrecht absprechen. Es begegnet überdies den Bedenken der Kompetenzüberschreitung, wie Laufs (1987) meint. Nach seiner Überzeugung kommt der Berufsvertretung nicht zu, über die Grenzlinien zu bestimmen, innerhalb derer der Schutz des menschlichen Lebens gewährleistet bleiben muß. Diese Meinung teilt auch Schreiber (1987, Zit. nach Laufs 1987): „Die erwünschte Selbstkontrolle der Ärzteschaft und die Gewissen der Berufsangehörigen, so bestimmend sie sein sollen, reichen nicht aus. Die Fragen gehen elementar auch Nichtärzte an; sie sind Angelegenheit der Allgemeinheit und damit des Rechts."

Ich meine dennoch, daß das Standesrecht und die genannten Prinzipien der Öffentlichkeit der Forschung jeweils schneller und wirksamer greifen. Dies belegt auch die bisherige Arbeit der Zentralen Kommission (4 Arbeits- und Erfahrungsberichte: Wolff 1986–1989). Es sei an die Wirksamkeit des Gesetzes § 218 StGB zum Schutze menschlichen Lebens erinnert. Dieses Gesetz wird in unserem Lande jährlich vielhunderttausendfach unterlaufen, ohne daß auch nur der Versuch einer Strafverfolgung unternommen würde. Dies sei nur in Parenthese erwähnt. Die Inhalte sind nicht vergleichbar. Rechtsphilosophisch bleibt der § 218 StGB berechtigt und gültig, auch wenn er rechtspolitisch zunehmend unwirksam ist.

Schließlich gibt es neben dem Strafrecht als dem schärfsten und letzten Mittel für den Staat auch noch weitere Regelungsmöglichkeiten und Ansätze der Sanktionierung. Auf der einen Seite ist schon aus dem historischen Bezug gerade in unserem Lande Verständnis für besonders radikale gesetzgeberische Entscheidungen zu entwickeln, andererseits sind wir jedoch dabei, extreme Positionen einzunehmen, wenn wir die Haltung deutscher Tierschützer und politischer Fraktionen zu Thema Experimente mit Gewebe toter Feten verfolgen.

Bei aller Anerkennung der Rechtshoheit wird es für das Zusammenwirken im europäischen Raume und auch weltweit von hoher Bedeutung sein, in den Grundwertentscheidungen und auch in gesetzgeberischen Aussagen Konsens so weit wie irgend möglich herzustellen. Schließlich ist auch zu fragen, ob bereits jetzt gesetzlicher Handlungsbedarf besteht, zu einer Zeit, wo bestimmte wissenschaftliche Fragestellungen überhaupt nicht realisierbar sind. Gesetze sollten anhand von fundierten Überlegungen und Fakten gemacht werden und nicht, ohne daß bekannt ist, ob diese jemals realisierbar sind.

National und übernational besteht inzwischen ein breiter Konsens darüber, welche Untersuchungen mit Embryonen ethisch nicht vertretbar sind und daher uneingeschränkt abgelehnt werden:

- Forschung an Embryonen, die am Tiermodell verwirklicht werden kann;
- Forschung an Embryonen, die aus den Keimzellen Verstorbener erzeugt werden;
- Forschung an Embryonen ohne Einwilligung der genetischen Eltern nach vollständiger Aufklärung;
- Forschung, bei der der Embryo über einen Entwicklungszustand in vitro kultiviert wird, der dem 14. Tag nach der Befruchtung in vivo entspricht;
- Forschung mit künstlicher Mehrlingsbildung (Klonierung);
- Vereinigung von mehreren Embryonen oder Teilen davon (Chimärenbildung);
- Experimente und Methodenentwicklung einer Geschlechtsselektion;
- Eingriffe mit dem Zweck gentherapeutischer Veränderung der Keimbahn;
- Erzeugung von Mischwesen aus Mensch und Tier (Interspezieshybridisierung);
- Genetische Manipulationen an Embryonen mit dem Ziel, Persönlichkeits- und Charaktereigenschaften zu verändern. Ob dies möglich wird, scheint utopisch.

Schlußbemerkung

In der Entwicklung und im Ergebnis der Klinik und Forschung von IvF/ET, GIFT und TET mit allen möglichen Variationen wird deutlich, wie medizinischer Fortschritt auf der einen Seite und die Begehrlichkeit des Menschen auf der anderen Seite Arzt und Patient herausfordern, ethische und juristische Grenzen zu erkennen und einzuhalten.
Hier ist die Verantwortung des Arztes niemals von der Verantwortung jedes einzelnen und der Gesellschaft zu trennen. Das Machbare reicht oft über das berufsethische und rechtliche Dürfen und Sollen hinaus. Konkret heißt dies, die Begehrlichkeit des Menschen, seine von außen aufgebaute, oft auch neurotische Anspruchshaltung umzulenken und Erkenntnis des Arztes umzusetzen, daß humane Medizin in Zukunft auch vom Verzicht her wirken muß. Es wird in diesem Zusammenhang von der unwiderstehlichen Verführung durch das Machbare gesprochen. Der Dynamik und Eigengesetzlichkeit des Fortschrittes stehen Gesellschaft und Staat schon immer ohnmächtig gegenüber. Wir erleben die schon lange bestehende Krise von Wissenschaft und Politik. Diese Krise hat viele Ursachen auf beiden Seiten und verwundert angesichts der brisanten Thematik nicht: Wölber (1981) hält „den Übergang im Humanbereich zur Betrachtung des Lebens als verfügbar, diesen Eingriff in den Bauplan und in das Timing von Entwicklung für die größte Wende in der Geschichte dessen, was Mensch ist." Und er führt weiter aus: „Die Medizin wächst mit ihren Fortschritten immer mehr in schwierige sittliche und weltanschauliche Fragestellungen hinein. Sie wird zum Grenzgänger von Philosophie und Ethik. Vom Selbstverständnis der modernen Medizin her ist das höchst paradox. Dieses ist nämlich als Wissenschaft von der Natur wertfrei gedacht. Aber es endet bei fundamentalen Wertfragen. Einer der menschlichsten aller Berufe ist im Grunde heute einer der distanziertesten gegenüber den anthropologischen Grundfragen."

Wir sind aufgerufen, mit jedem neuen möglichen Schritt der biomedizinischen Technik jene Grenze zu suchen, wo die Medizin der Utopien, die inhumane Medizin beginnt. Es gilt jeweils und immer um eine ethisch verantwortbare Medizin. Der große Philosoph und Arzt K. Jaspers (1958) nannte in diesem Sinne das Tun des Arztes konkrete Philosophie. Am Beispiel der Reproduktionsmedizin läßt sich anschaulich zeigen, daß die Erfolge der Technologie zu einem Fortschrittsoptimismus verführen können, der an das unbegrenzt Machbare glaubt. Wir haben jedoch keine andere Wahl als die Technik zur Förderung von Humanität zu nutzen. Es geht immer wieder jedoch entscheidend darum, diese Technik geistig, d. h. human, zu bewältigen.

Nicht Regression in eine zaudernde Defensivmedizin und Repression der Forschung, sondern eine progressive Ethik der ärztlichen Verantwortung ist gefordert. Intensivierung der moralischen und kulturellen Diskussion zum Ziele, Aufgaben und Grenzen der Medizin mit all ihren wissenschaftlichen Möglichkeiten und Grenzen ist das Gebot der Stunde. Um dies zu begreifen und unser ärztliches Tun in diesem Sinne zu bewältigen, bedarf es nicht nur einer intellektuellen und auf den Moment hin ausgerichteten artifiziellen Ausbildung zum Forscher und Arzt, sondern einer lebenslangen Entwicklung eigener Kritikfähigkeit und Sensibilität für ethische Probleme und darin einer weiterbildenden Selbstbesinnung. Hierzu benötigen wir die Stimme der Geisteswissenschaften – der Philosophie, der Schöpfungstheologie, der Anthropologie, der Geschichte, der Psychologie und der Soziologie. Das heißt, dem Arzt und Naturwissenschaftler müssen fortwährend philosophische und erkenntnistheoretische Grundlagen vermittelt werden.

„Wir müssen wieder fürchten und zittern lernen und, selbst ohne Gott, die Scheu vor dem Heiligen" Jonas 1984b).

Literatur

Asch RH, Ellsworth LR, Balmaceda JP, Wong BC (1984) Pregnancy after translaparoscopic gamete intrafallopian transfer. Lancet I:1034

Auer A (1981) 5 Jahre nach der Reform des Paragraph 218. Aus der Sicht des Ethikers. Referat vor der Ärzteschaft Karlsruhe, April 1981. Braun, Karlsruhe

Auer A (1985) Gentechnologie – Autonomie und Grenze der wissenschaftlichen Forschung. Arbeitsgruppe „Gentechnologie" der Deutschen Bischofskonferenz (DBK)

Beier HM (1989) Stand der internationalen Forschung. Arbeits- und Erfahrungsbericht der Bundesärztekammer 1989

Blechschmidt E (1984) Wie beginnt das menschliche Leben? Vom Ei zum Embryo

Böckle F (1982) Wissenschaft und Ethos, christlicher Glaube in moderner Gesellschaft. Bd XX. Herder, Freiburg, S 119

Bolton VN, Braude PR (1987) Development of the human preimplantation embryo in vitro. In: Moscona AA, Monroy A (eds) Current topics in developmental biology, vol 23. Academic Press, New York, pp 93–114

Braude PR (1987) Gene activity in early human development. Human Reprod [Suppl 1] 2:29

Büchner F (1985) Der Mensch in der Sicht moderner Medizin. Herder, Freiburg

Diedrich K (im Druck) Referat IV. Treffen deutschsprachiger IVF-Gruppen 04./ 05.05.1990, München

Eid V (1982) Die Zeugung, ethische Manipulation, pränatale Diagnose. Bericht über den Stand der lehramtlichen Stellungnahmen. Arbeitsgruppe „Gentechnologie" der Deutschen Bischofskonferenz (DBK)

EKD (Hrsg) (1985) Von der Würde werdenden Lebens. EKD-Texte 11, Kirchenamt i. A. d. Rates der EKD

Fuchs J (1989) Seele und Beseelung im individuellen Werden des Menschen Stimmen der Zeit 1989. Herder, Freiburg

Instruktion der Kongregation für Glaubenslehre über die Achtung vor dem beginnenden menschlichen Leben und die Würde der Fortpflanzung (1987) Verlautbarungen des Apostolischen Stuhles. Sekretariat der Deutschen Bischofskonferenz (Hrsg) 1987/74

Jaspers K (1958) Die Idee des Arztes und ihre Erneuerung. In: Jaspers K (Hrsg) Philosophie und Welt. München, S 169

Jonas H (1984) Das Prinzip der Verantwortung – Versuch einer Ethik für die technische Zivilisation. Insel, Frankfurt

Jonas H (1984) Technik, Ethik und biogenetische Kunst. Betrachtungen zur neuen Schöpferrolle des Menschen. Int Z Communio 13:501

Kluxen W (1985) Manipulierte Menschwerdung. In: Flöhl R (Hrsg) Geneforschung – Fluch oder Segen? Gentechnologie. Chancen und Risiken. Schweitzer, München

Laufs A (1987) Rechtliche Grenzen der Fortpflanzungsmedizin. In: Sitzungsberichte der Heidelberger Akademie der Wissenschaften. Bericht 2. Winter, Heidelberg

Laufs A (1989) Zur rechtlichen Problematik der Fortpflanzungsmedizin. Geburtshilfe Frauenheilkunde 49:606

Löw R (1984) Kommentar zur Gentherapie aus der Sicht der Ethik. In: Ethische und rechtliche Probleme der Anwendung zellbiologischer und gentechnischer Methoden am Menschen. Schweizer Verlag München (Hrsg Bundesminister für Forschung und Technologie; Hearing BMFT zum Problem der In-vitro-Befruchtung un der Gentechnologie, 14./15.09.1983, Bonn)

Löw R (1985) Leben aus dem Labor, Gentechnologie und Verantwortung Biologie und Moral. Bertelsmann, München

Manses N (1987) Extrakorporale Befruchtung als Heilbehandlung? FamRz 7:653

Petersen P, Teichmann A (1983) Machen oder kommen lassen. Unsere Beziehung zur Kindesankunft. Dtsch Ärzteb 80:62

Plachot M, Junca AM, Mandelbaum J, Cohen J, Salat-Baroux J (1988) Anomalies chromosomiques et FIV: les limites du phénotype embroynnaire. Contraception-fertilité-sexualité 16:648–651

Plachot M, Mandelbaum J, Junca AM, de Grouchy J, Salat-Baroux J, Cohen J (1989) Cytogenic analysis and developmental capacity of normal and abnormal embryos after IVF. Human Reprod [Suppl] 4:99–103

Richtlinien zur Durchführung von In-vitro-Fertilisation (IVF) und Embryotransfer (ET) als Behandlungsmethode der menschlichen Sterilität (1985). Dtsch Ärztebl 82:690

Scheidel P (1982) Habilitationskolloquium vor der Medizinischen Fakultät der Universität des Saarlandes

Schreiber HL (1987) Notwendigkeit und Grenzen rechtlicher Kontrolle der Medizin. Göttinger Universitätsreden 1984

Spaemann R: Zit. b. A. Laufs: Zur rechtlichen Problematik der Fortpflanzungsmedizin. Geburtsh Frauenheilk 49 (1989):606

Stauber N (1986) Versuche mit den zukünftigen Menschen – die neue Reproduktionsmedizin. In: Helmchen H, Winau R (Hrsg) Versuche mit Menschen in Medizin, Humanwissenschaft und Politik. De Gruyter, Berlin New York, S 151

Staudinger HJ (1981) Chancen und Gefahren der Gentechnologie. Jahresbericht der Goerresgesellschaft, Passau

Tesarik J, Plika L, Dvorak M, Travnik P (1983) Oozyte recovery, in vitro Insemination, and transfer into the oviduct after its microsurgical repair at single laparotomy. Fertil Steril 39:472

Wiater AH (1978) Die Angst vor dem Homunculus. Neue Ordnung 32:364

Wiedemann R (im Druck) Referat IV. Treffen deutschsprachiger IVF-Gruppen 04./ 05. 05. 1990, München

Wolff (1986/89) Arbeits- und Erfahrungsberichte 1986/1989 der Zentralen Kommission der Bundesärztekammer zur Wahrung ethischer Grundsätze in der Reproduktionsmedizin, Forschung an menschlichen Embryonen und Gentherapie

Wölber HO (1981) Heilsame Grenzen. Über Humanität der gegenwärtigen Medizin. Dtsch Ärztebl 78:579

Wuermeling B (1985) Diskussionsbeitrag in der Kommission zur Erarbeitung der „Richtlinien zur Durchführung von In-vitro-Fertilisation (IVF) und Embryotransfer (ET) als Behandlungsmethode der menschlichen Sterilität". Dtsch Ärztebl 82:1691

Wuermeling B (1985) Diskussionsbeitrag in der Kommission zur Erarbeitung der „Richtlinien zur Forschung an frühen menschlichen Embryonen". Dtsch Ärztebl 82:3757

Zander J (1982) Der Arzt zwischen medizinischem Fortschritt und ethischer Verantwortung. Kath. Akademie in Bayern 24./25. 04. 1982

Zander J (1989) Beginn menschlichen Lebens – Schutz menschlichen Lebens. Bayer Ärztebl 12:536

Beiträge aus Forschung und Praxis (Gynäkologie)

Der Umgang mit der Scham

M. Springer-Kremser

Fast alle Kulturen verurteilen bestimmte Wesenszüge, Charaktereigenschaften und Lebenssituationen als verachtenswert. Die durch diese soziale Stigmatisierung hervorgerufene Reaktion im einzelnen Betroffenen wird als Beschämung bezeichnet. Diese, in der weiteren Folge als äußere oder reale Scham bezeichnete Betroffenheit, ist von der verinnerlichten Scham, die sich nicht auf einen äußeren Anlaß bezieht, also unabhängig von einem aktuellen Anlaß besteht, abzugrenzen. Die Abgrenzung ist nicht einfach, auf die Vernetzung wird in der Folge noch hingewiesen werden.

Beispiele für äußere Beschämung in unserer Kultur sind: soziale Schwäche, Armut, Behinderung, Abhängigkeit, bestimmte Charaktereigenschaften, wie Feigheit, Betrug, Verrat, und schließlich Kontrollverluste: der Verlust der Kontrolle über die Schließmuskelfunktion (Einnässen, Einkoten) und der Verlust der Kontrolle über Triebwünsche: Promiskuität, Analität, „Vulgär sein" etc.

Was ist Scham?

Die „Scham" ist ein Synonym für das weibliche Genitale. Wurmser (1981) schreibt: „Scham ist die verschleierte Begleiterin des Narzißmus". – „Scham, Reue und Elend sind die drei Furien, in deren Hände jene Frauen unweigerlich fallen, welche die Grenzen überschreiten", schreibt Balzac (o. J.). Die Attribuierung von Scham und Schamhaftigkeit als typisch weibliche Eigenschaft ist so alt wie die Menschheit. Diese Attribuierung hängt wohl am engsten mit einer der wichtigen adoptiven Funktionen von Scham zusammen: Scham deckt eine Schwäche zu (Schuld im Gegensatz dazu begrenzt Stärke). Frauen sind das „schwache" Geschlecht oder wurden über Jahrhunderte als solches gehalten: körperlich schwach (Schwangerschaften, Geburten etc.) und sozial schwach, d. h. finanziell abhängig. Frauen (wie auch Männer) müssen im Laufe ihres Lebens Schwäche zudecken, sich ihrer Schwächen schämen: Bei Frauen sind diese Schwächen mit dem Genitale, der reproduktiven Funktion, der Sexualität verbunden. Die anatomische Lage der Scheide zwischen den Ausscheidungsorganen, der Blase und der Mastdarmöffnung, erleichtert die Assoziation von schmutzig mit allen Funktionen, in welche die Scheide eingebunden ist, also Reproduktion, v. a. die Menstruation und Sexualität. Die Veränderungen, die der weibliche Körper im Lebenszyklus durchmacht, die Pubertät, die Schwangerschaft, signalisieren nach außen hin entweder „sexuelle Reife" oder aber die Tatsache, daß Sexualität ausgelebt wurde (Schwangerschaft).

Das Zudecken der Schwächen ist bei Frauen immer begleitet vom Lüften des Schleiers, und häufig genug geschieht dies durch Männer; oft genug auch durch Gewaltanwendung. Seelische Gewalt, durch die Erniedrigung beim Anhören einer Zote, körperliche und seelische Gewalt bei sexuellem Mißbrauch.

Auch die gynäkologische Untersuchung unter günstigen Bedingungen ist nicht frei von Gefühlen der Scham, der Ohnmacht, des Ausgeliefertseins, des „Beschautwerdens".

In der Folge wird:
- die Phänomenologie, also die Erscheinungsbilder, der Scham aufgezeigt und
- den verschlungenen Wegen der Entstehung der Scham im Lauf der psychosexuellen Entwicklung nachgespürt und
- der kommunikative Aspekt der Scham dargestellt, um daraus einige Schlüsse für den Umgang mit der Scham der Patientinnen ziehen zu können.

Die Phänomenologie der Scham

Scham ist ein Affekt wie Angst, Wut, Freude. Affekte sind komplexe seelische Phänomene, die Empfindungen von Lust, Unlust oder beides und Gedanken, Erinnerungen, Wünsche, Ängste, also mit einem Wort Vorstellungen umfassen. Vorstellungen und Empfindungen konstituieren also gemeinsam einen Affekt als seelisches Phänomen. Die Scham, wie andere Affekte auch, bedeutet einen Konflikt zwischen Ich-Ideal, also der Wunschvorstellung von der eigenen Person und dem Ich der Wirklichkeit, also dem, was man in der Wirklichkeit darstellt (Brenner 1986).

Beim Affekt Scham können drei phänomenologische Typen unterschieden werden:
- die Schamangst,
- der Schamaffekt im engeren Sinn, der einer archaischen Befürchtung von Ungeliebt und Verlassensein entspricht und
- Schamhaftigkeit als Reaktionsbildung, welche die anderen beiden verhindern sollen.

Schamangst: Schamangst bedeutet, sich vor einer unerwarteten Bloßstellung bedroht zu fühlen, wobei diese Bloßstellung von Erniedrigung und Zurückweisung gefolgt ist. Scham clustert also um Schwäche, Defektsein und Schmutzigsein.

Schamaffekt: Der Schamaffekt an sich stellt den Kern der Schamempfindung dar und soll letztlich weitere Degradierungen verhindern.

Schamhaftigkeit: Schamhaftigkeit ist eine Reaktionsbildung auf exhibitionistische Wünsche, verbunden mit Scheu. Scheu bedeutet Respekt vor etwas, was als geheiligt angesehen wird. Die exhibitionistischen Wünsche betreffen die Schaustellung der Geschlechtsorgane. Die Reaktionsbildung ist ein Abwehrmechanismus, der nach folgendem Prinzip abläuft: Ein Wunsch, der mit dem Ich der

Person nicht vereinbar ist, wird nicht vollkommen im Unbewußten gehalten, sondern in das Gegenteil umgedreht und darf, maskiert als eben dieses Gegenteil, sich im Bewußtsein zeigen. Die Wünsche, die unterdrückt werden, haben in der Regel mit „sich sexuell zur Schau stellen" etwas zu tun oder aber auch damit, andere Personen im Zusammenhang mit deren sexuellen Aktivitäten zu beobachten; es sind alte Wünsche, die schon das kleine Mädchen hatte und die das kleine Mädchen unterdrücken mußte (Freud 1905, 1931).

Es gibt aber Hinweise darauf, daß das Konzept erweitert werden muß: Es müssen sehr frühkindliche Bedürfnisse nach Sich-ausdrücken, nach Bewegung, Mimik, Gestik, einbezogen werden. Das Ziel dieser sehr frühen kindlichen Selbstdarstellungen ist es, Resonanz zu erhalten, Zuwendung und damit auch Macht zu gewinnen, in Mitteilungsaustausch (Kommunikation) mit anderen zu treten. Durch den Blickkontakt gewinnt das Kind Nähe zur Mutter, kann ihre Macht kontrollieren und somit selbst Macht gewinnen und den eigenen Wert steigern. Übermäßige Schamangst, also eine pathologische Form der Scham, entsteht dann, wenn diese Wünsche nach Geliebtwerden und Macht nicht erfüllt werden, wenn sie zurückgewiesen werden, wenn traumatische Hilflosigkeit entsteht. Liebe und Lieblosigkeit werden ja offensichtlich durch den Austausch von Blick und Stimme und Sprache vermittelt.

Der bipolare Charakter der Scham

Scham hat einen bipolaren Charakter: Man schämt sich vor jemandem (Objektpol) und man schämt sich für etwas (Subjektpol)

Der Objektpol kann zunehmend internalisiert werden. Was heißt Internalisierung und welche Wirkung hat diese?

Internalisierung oder Introjektion in diesem Fall bedeutet: „Ich übernehme selber die Aburteilung und die Zurückweisung und Strafe durch die anderen", d. h. beim Vergleich der eigenen Wünsche mit den Forderungen, welche das Ich-Ideal aufstellt, können diese nicht bestehen: das ist peinlich, man muß sich vor seinen eigenen Wünschen verstecken. Internalisierung ist die Voraussetzung für die Entstehung subtiler Werte, wie Takt, Diskretion, deren Verletzung zur Errötung vor Scham führt. So wird die äußere Scham enorm vergrößert durch die Verachtung vor dem eigenen Gewissen, und diese Verachtung vor dem eigenen Gewissen ist synonym mit „innerer Scham".

Auch am Subjektpol können Veränderungen vorgehen: Er kann auf andere Objekte, mit denen identifiziert wird, ausgedehnt werden, d. h. man schämt sich nicht nur für eigene Reaktionen, Verhaltensweisen, Affekte, sondern man schämt sich auch für die eigene Familie, für die Zugehörigkeit zu einer Gruppe, für ein krankes Kind etc. Alle diese Vorstellungen von Schwäche, Defektsein, Häßlichkeit, Dummheit, niedrigem sozialen Status etc. scheinen sich dann nicht nur auf ein Wertsystem in einer bestimmten Gesellschaft, also auf eine bestimmte Periode zu beziehen, sondern sie bekommen einen Status von natürlich oder biologisch gegeben und scheinen daher unvermeidlich zu sein. Das Selbstbild von den betroffenen Personen als schlecht, arm oder defekt wird dann als korrekt in einem absoluten Sinn angenommen. Das ist auch einer der wesentlichen Unterschiede zur Schuld. Bei Schuld besteht immer die Vorstellung, ein Gesetz übertreten zu haben, etwas wieder gut machen zu können; das ist bei Scham unmöglich (Jacobson 1971).

Diese verinnerlichte internalisierte Scham ist in der Regel viel mächtiger als die realistische Scham (Scham als Antwort auf eine äußere Realität). Die äußere Scham kann als Schutzschild für eine drohende innere Schamüberflutung dienen. Der folgende Mechanismus als Beispiel dafür ist allgemein bekannt: Frauen, die schon einmal vergewaltigt wurden, führen mitunter unbewußt wieder Situationen von Erniedrigung – evtl. auch von neuerlicher sexueller Gewalt – herbei, um die katastrophalen inneren Gefühlen von Wertlosigkeit nicht zu spüren, welche die Folge des ersten Traumas sind. Das ist natürlich ein Teufelskreis, denn es führt in der Regel zu einer Wiederbelebung des alten Konflikts und damit wiederum zu seiner Verstärkung und wird so zu einer unbewußten Triebkraft, immer wieder beschämende Situationen aufzusuchen. Anhand einer Synopsis der unbewußten Schaminhalte sollten Brücken zu der Arbeit mit psychosomatisch-gynäkologischen Patientinnen geschlagen werden. Die Schaminhalte beziehen sich auf die weibliche masochistische Orientierung als mögliche Basis einer sexuellen Funktionsstörung und auf Konkurrenzstreben als Basis mancher Harninkontinenzsymptomatik.

1. Die weibliche masochistische Orientierung

Die Angst, daß es bemerkt werden könnte (z. B. vom Partner), daß sexuelle Erregung in der Phantasie mit Vorstellungen von Erniedrigung oder dem Zufügen von Leiden (masochistischen Vorstellungen) verbunden ist, ist ein absoluter psychischer Terror. Um das zu verhindern, wird die masochistische Position externalisiert; dies geschieht hinter der Maske der Scham: Die Frau empfindet sich als lächerlich, verächtlich gemacht und erniedrigt. Die sexuelle Natur oder der sexuelle Anteil dieser verinnerlichten Scham ist natürlich massiv unterdrückt und scheint z. B. als Penetrationsangst auf.

Scham ist verschoben in die Vorstellung von Schwäche, Dummheit, Wertlosigkeit, dem Leiden daran, nicht „vollständig" zu sein. Diese Scham kann auch in der Partnerwahl ausgelebt werden. Solche Frauen suchen sich inferiore, entwürdigende Partner; sie werden schwanger, ohne es wirklich zu wollen.

2. Die psychogene Inkontinenz

Eine Schwäche bei der Kontrolle der urethralen und evtl. auch analen Sphinkter (partielles Bettnässen, Urgeinkontinenz) ist ein wichtiges Schamelement. Die Botschaft des Symptoms kann lauten: „Ich bin zwar im Wettkampf geschlagen, aber ich mache das wieder gut, indem ich sogar im Schlaf eine aufregende Vorstellung gebe". Diese Scham-Stolz-Achse wird von einigen Autoren (u. a. Nathanson 1987) beschrieben.

Auch „Schmutzigsein" dient der Scham auf verschiedene Art und Weise, bewußt oder unbewußt. Ein Beispiel dafür sind 2 oft beobachtete prämenstruelle

Verhaltensweisen von Frauen: Manche Frauen vernachlässigen ihre Körperpflege, kleiden sich unansehnlich in dieser Zeit, andere entwickeln einen vorübergehenden Sauberkeitsfimmel.

Scham und psychotherapeutische Interventionen

Die Scham des Patienten kann viele technische Probleme aufwerfen. Schamwiderstand kann sich in Form von Schweigen, Ausagieren oder affektiven Stürmen äußern. Verächtlichkeit allen Interpretationen gegenüber, kurze psychotische Episoden können auftreten. Der Schamwiderstand der Patienten provoziert auch ganz bestimmte Gegenübertragungsreaktionen im Therapeuten: nämlich ein Verhalten des Therapeuten, in welchem Vortragen und „Predigen" vorherrschen. Es sind besonders Reaktionen der Patienten wie: „Wieso weiß der (der Therapeut) etwas besser als ich?", die derartige Gegenübertragungsreaktionen provozieren. Diese erzieherischen Interventionen sind besonders der Arzt-Patient-Beziehung inhärent. Sie scheinen häufig vorzukommen, wenn der analytische Therapeut kein Arzt ist. Weiter kann der Schamwiderstand auch eine unangenehme, weil Angst provozierende Form des Konfrontierens „fördern".
Einsicht als das therapeutisch wirksame Prinzip, welches im Patienten sowohl durch Klärung als auch durch Interpretation induziert werden soll, ist gleichzeitig auch die Bezeichnung für eine Form von Schauen.
Die therapeutische Interpretation soll eine Brücke zwischen den beiden Polen der Einsicht, nämlich jener im Therapeuten und jener im Patienten schlagen. Manche Patienten scheinen diesen Brückenschlag hartnäckig zu verweigern. Dann soll aber immer hinterfragt werden, ob dieser als Widerstand zu klassifizierenden Verweigerung nicht möglicherweise eine unbewußte Beschämung des Patienten durch den Therapeuten vorausgegangen ist.
Die besonders heikle Arzt/Ärztin-Patientinnen-Beziehung in der Frauenheilkunde wirft demnach u. a. auch die Frage auf: Wieviel Einsicht verträgt die individuelle Patientin, Einsicht in ihr Genitale und Einsicht in ihr Seelenleben?

Literatur

Balzac H de (oJ) Gobsek. Rowohlt, Berlin
Brenner C (1986) Elemente des seelischen Konflikts. Fischer, Frankfurt am Main
Freud S (1905) Drei Abhandlungen zur Sexualtheorie. (Gesammelte Werke, Bd 5; Fischer, Frankfurt am Main, 1966 ff.)
Freud S (1931) Über die weibliche Sexualität. GW, Bd 14
Jacobson E (1971) Depression. Int Univ Press New York
Nathanson DM (1987) The Shame/Pride Axis. In: Lewis HB (ed) The role of shame in symptom formation. Erlbaum, New Jersey
Wurmser L (1981) The mask of shame. John's Hopkins Univ Press, Baltimore

Frauen und Aids*

C. Garwers, E. Guggenberger, D. Hauck, A. Flatzek-Booms,
M. Ermann

Die Frauenberatung der Universität München stellt ein Beratungsangebot für
Frauen dar, die selbst von HIV oder Aids betroffen sind, oder für Frauen, die
Fragen zu einer möglichen Infizierung haben. Die Beratung befaßt sich mit dem
gesamten Spektrum psychischer, psychosozialer und psychosomatischer Proble-
me im Zusammenhang mit der HIV-Infektion oder Aids-Erkrankung unter
frauenspezifischen Aspekten. Grundprinzip ist die Beratung, Betreuung und
Begleitung von Frauen durch Frauen. Diese unterschiedlichen Aufgaben werden
von einem interdisziplinären Frauenteam wahrgenommen (Psychologinnen,
Ärztin, Sozialarbeiterin).
Die Nachfrage zeigt heute, nach fast einem Jahr seit der Eröffnung, 3 unter-
schiedliche Gruppen von hilfesuchenden Frauen:
- Frauen, die Aufklärung und Informationen, manchmal ein persönliches
  Gespräch wünschen, um ihre „Aids-Angst" beruhigen zu können,
- Frauen, die als Angehörige von Aids mitbetroffen sind und
- Frauen, die mit der HIV-Diagnose oder Krankheiten im Sinn von Aids leben
  müssen.

Die letztgenannte Klientel rekrutiert sich heute noch zu zwei Dritteln aus der
Hauptbetroffenengruppe der Drogenabhängigen. Insofern müssen die Mitarbeiterinnen ebenfalls in der ambulanten Behandlung und Betreuung von ehemals
oder noch drogenabhängigen Klientinnen qualifiziert sein. Es hat sich als
sinnvoll erwiesen, daß die Frauenberatung keine drogenspezifische Einrichtung
ist, da auch die gefährdeten und betroffenen Frauen kommen, die keine
Drogenberatung wünschen.
Dennoch stellt sich die Frage: Warum ein spezielles Angebot für Frauen?
Würden die bestehenden Institutionen nicht ausreichen, um den Bedarf zu
decken?
Lange Zeit galt Aids als eine Männerkrankheit, da in der Mehrzahl Homosexuel-
le und Hämophile davon betroffen waren. An Aids erkrankte Frauen waren in
Europa Einzelschicksale, und die Fallzahlen von 1:1 in Afrika tangierten uns
hier nicht. Fälschlicherweise wurde von „Risikogruppen" und nicht von
„Risikoverhalten" gesprochen. Mit der Gruppenzuweisung des Virus wurde die

---

* Förderung aus Mitteln des BMJFFG.

Transmission auf heterosexuellem Wege geleugnet. Wie jede andere sexuell übertragbare Krankheit kann das erworbene Immundefektsyndrom beide Geschlechter treffen. Zwar ist der weitaus größere Anteil der Infizierten und Kranken Männer, jedoch ist die Zahl betroffener Frauen in den letzten Jahren sprunghaft angestiegen.

Am 31. 12. 89 zählte die BGA-Statistik von insgesamt 4306 an Aids Erkrankten 312 Frauen seit 1982. Der prozentuale Anteil von 8,13% wirkt relativ gering, doch zeigt der Jahresvergleich, daß 125 Frauen in den 12 letzten Monaten erkrankten. Seitdem die Zahl der HIV-Infizierten anonym registriert wird, liegt der Anteil des weiblichen Geschlechts bei 15–17%. Die prozentuale Verteilung der Übertragungswege zeigt für Frauen, daß der Hauptweg noch durch „needle-sharing" bei der Drogenabhängigkeit geschieht, jedoch werden in der Zukunft folgende Übertragungsmöglichkeiten zunehmend relevant werden:

- Blutkontakt,
- Geschlechtsverkehr,
- von der infizierten Mutter auf das Kind:
  diaplazentar,
  perinatal,
  durch Stillen.

Nicht nur die ansteigende Rate von infizierten und Aids-kranken Frauen macht spezielle Hilfen notwendig, sondern v.a. die besondere Betroffenheit der weiblichen Bevölkerung. Aids trifft Frauen stärker als Männer in ihrer Geschlechtsidentität und schafft ein noch breiteres Spektrum an Problembereichen, wie z.B. bei Kinderwunsch und Schwangerschaft. Schon 1987 forderte Diana Richardson in ihrem Buch *Frauen und die Aids-Krise* frauenspezifische Hilfen. Diese Notwendigkeit wurde 1988 von der Bundesregierung erkannt und in bundesweit verteilte Modellprojekte für Frauen umgesetzt.

Welche Problembereiche sind nun mit dem Thema „Frauen und Aids" liiert und an welchen Fragen wird die Spezifität deutlich?

Zum einen ist es die Frage der Primärprävention. Wie können sich Frauen schützen? Aufklärung und Verhaltensempfehlungen zu „safe" oder „safer sex" sind nicht ausreichend, da sie wesentliche psychologische Implikationen nicht berücksichtigen:

Die Frau ist bisher verantwortlich für die Verhütung; damit ist sie die Verwalterin der Triebwünsche, kann Realitätsanforderungen vs. Kinderwunsch regulieren. Diese Verwaltungsaufgaben können nicht problemlos um den Auftrag der Aids-Verhütung erweitert werden. Die Treue des Partners zu kontrollieren, wird sie machtlos machen. In der Aufforderung zur Kondomanwendung benötigt sie ein gutes Maß an Selbstbewußtsein und Durchsetzungsvermögen, denn sie riskiert Vorwürfe bezüglich ihres Mißtrauens, Konflikte und Beschuldigung, letztendlich – und das ist gar nicht so selten – einen Beziehungsabbruch.

Aufgrund der weiblichen Sozialisation, die zu Passivität und Anpassung erzieht, fehlen aber gerade die nun geforderten Eigenschaften. Da Frauen aufgrund der organischen Voraussetzungen die Kondomanwendung nicht selbst durchführen können, wird ihre Abhängigkeit erschreckend deutlich und bringt vielen Frauen panische Ängste. Selbstschutz der Frau beim Verkehr gehört noch nicht zu einem gesellschaftlich akzeptierten Verhaltensrepertoire; das Kondom wird mit Prostitution assoziiert.

Das „Schlucken der Pille" geschah heimlich, im Stillen, mit der Forderung nach einem Kondom könnte auch die Forderung nach einem eigenen Leben, Ausdruck von Bedürfnissen und Wünschen verbunden sein. In den Beratungsgesprächen ist es deshalb wichtig, die Situation der Frau im Hinblick auf ihre partnerschaftliche, geschlechtliche und sexuelle Lebensweise zu besprechen und die Informationen zur Verfügung zu stellen, die ihre eigenen Handlungsfreiheiten stärken und Entscheidungsalternativen deutlich machen. Das Beratungsgespräch berücksichtigt die psychologischen Implikationen und ermöglicht ein Umlernen in Richtung eigenverantwortliches Handeln und die Suche nach einer partnerschaftlichen Kommunikation.

In der gynäkologischen Praxis gewinnt der HIV-AK-Test zunehmend an Bedeutung im Rahmen der Mutterschaftsvorsorge-Untersuchungen. In den meisten Fällen wird der Befund negativ sein, und er stellt einen Wert dar, der routinemäßig im Rahmen der üblichen Laborwerte erhoben wird. Jedoch sprechen folgende Faktoren gegen einen Routinetest:

1. Die Patientin muß vor der Blutabnahme zum HIV-AK-Test informiert werden und zu der Untersuchung grundsätzlich ihre Einwilligung geben. Es ist immer zu empfehlen, die Testung in eine Beratung einzubetten.
2. Es besteht das Risiko, daß die getestete Frau positiv sein könnte. Was geschieht dann, v. a. wenn diese Frau schon schwanger ist?

Zu einer Testberatung gehört die Frage nach einem „Risikokontakt" und die Abklärung darüber, ob in den letzten 3 Monaten ein Infektionsrisiko stattgefunden hat. Denn ein Testergebnis ist bei noch bestehenden Risikokontakten nicht aussagekräftig. Außerdem ist es dringend notwendig, darüber zu sprechen, ob und wie eine Frau mit einem positiven Testbefund umgehen könnte, welche Konsequenzen dieses für sie selbst und ihren Kinderwunsch hätte. Denn wer ein positives Testergebnis erhält, ist kaum noch in der Lage, weitreichende Entscheidungen zu treffen. Diana Richardson schreibt dazu: „Auch wenn Menschen noch so sehr damit rechnen, daß sie HIV-infiziert sind, ist die Diagnose für sie ein schrecklicher Schock." Solange dieser Schockzustand anhält, – und das ist nach meiner Erfahrung ein halbes bis zu einem Jahr – ist man unfähig, irgendwelche Informationen über die Krankheit Aids (wie sie übertragen wird und welche Komplikationen sich ergeben können) aufzunehmen. Deshalb ist es besonders wichtig, sich *vor* einem Test beraten zu lassen.

Gerade bei bestehender Schwangerschaft sollte die Chance der Testberatung *vorher* genutzt werden. Bei der Diagnose „positiv" ist jede Frau absolut überfordert, ein für sie scheinbares Todesurteil mit der Entscheidung für oder wider Kind zu verbinden. Es besteht zwar die Möglichkeit des Schwangerschaftsabbruchs aus medizinischer Indikation, Stauber u. Hiller (1989, S. 31) empfehlen jedoch, „daß die Patientinnen in Kenntnis des jeweiligen Wissensstandes und unter Berücksichtigung der persönlichen Lebensumstände eine Entscheidung für oder gegen die Schwangerschaft, frei und eigenverantwortlich, ohne Drängen des Arztes, treffen sollten".

Diese Prämisse stellt eine hohe Forderung an Objektivität an den Arzt. Denn im Gespräch mit einer Frau, die HIV-positiv und schwanger ist, wird der Arzt/die Ärztin leicht in eigene, unbewußte Gedankengänge verstrickt. Etwa in die Richtung, daß „sie das doch dem ungeborenen Leben nicht antun könne", daß „dieses Schicksal jetzt noch durch eine richtige Entscheidung verhindert werden könne" oder daß „der Arzt dazu berufen ist, eine deutliche Sprache mit ihr zu sprechen". Doch dieses sind ebenso Gedanken oder Selbstvorwürfe, die sich in der betroffenen Frau selbst abspielen. Für sie ist es wichtig, den Prozeß der Entscheidung – „das Für und Wider" – in einer Zeit zu durchschreiten, in welcher sie psychisch dazu noch in der Lage ist. Wenn sie die Verantwortung an eine außenstehende Person delegieren kann, wird sie die Entscheidung, ganz gleich wie diese ausfällt, in Zukunft nicht tragen können.

Gerade im Arbeitsbereich „Frauen und Aids" hat es sich gezeigt, wie wichtig die Verknüpfung von Institutionen und die gute Kooperation von Kolleginnen und Kollegen ist. Eine Vernetzung von z. B. gynäkologischer Praxis, Frauenklinik, Pro Familia, evtl. Drogenberatungsstellen, Aids-Hilfen und Frauenberatung hilft nicht nur unserer Klientel, sondern entlastet u. U. auch die Fachfrau/den Fachmann in schwierigen Situationen und kann zusätzliche Entscheidungshilfen bedeuten.

Literatur

Richardson D (1987) Frauen und die AIDS-Krise. Orlanda, Berlin
Stauber M, Hiller K (1989) Gynäkologische Aspekte. In: Jäger H (Hrsg) Frauen und AIDS – somatische und psychosoziale Aspekte. Springer, Berlin Heidelberg New York Tokyo, S 25–35

Psychosomatische Begleitung von HIV-infizierten Patientinnen an der I. Frauenklinik der Universität München. Ein Erfahrungsbericht

U. Jakobs, K. Hiller, R. Lutz, M. Stauber

Seit ca. 2 Jahren suchen HIV-AK-positive Frauen die dafür eingerichtete Sprechstunde in der Ambulanz der I. Frauenklinik der Universität in München auf. Neben der gynäkologischen und geburtshilflichen Versorgung widmen wir uns besonders der psychosozialen Beratung und Betreuung sowie der emotionalen Unterstützung dieser Frauen. Der vorliegende Erfahrungsbericht befaßt sich mit unserer HIV-spezifischen Schwangerschaftskonfliktberatung und der psychosomatischen Begleitung der Schwangeren und der Frauen, die sich für den Abbruch entschieden haben.Er soll einen Eindruck der Vielfalt psychischer und sozialer Probleme, vor denen die Betroffenen stehen, vermitteln, wenngleich die Thematik selbst und erst recht die sich ergebenden psychologisch-therapeutischen Implikationen hier nur überblicksartig dargestellt werden können.
Ein HIV-positives Testergebnis ist für die betroffenen Frauen der Beginn eines langen, phasenhaft verlaufenden Prozesses der psychischen Anpassung – des Krankheitsbewältigungsprozesses. In einem Alter, in dem dies durchaus nicht zur Norm gehört, müssen sie eine latente Lebensbedrohung bewältigen. Zudem belastet sie die Unsicherheit bezüglich des Zeitpunkts und der Art einer möglichen Aids-Erkrankung – sie sind (in den meisten Fällen noch) gesund und doch potentiell unheilbar erkrankt. Das Wissen um die HIV-Infektion bedeutet für die Betroffenen eine permanente Gefährdung ihrer Identität. Elementare Bereiche der Lebensplanung, wie Partnerschaft, Kinderwunsch, Sexualität, berufliche Zukunft u. a. sind massiv beeinträchtigt, wobei die Frauen kaum die Möglichkeit haben, die Situationen aktiv in ihrem Sinne zu verändern. Sie fühlen sich hilflos und verletzt durch den Kontrollverlust.
Erschwerend kommt hinzu, daß HIV-Infizierte immer noch sozial isoliert werden, bzw. sie isolieren sich selbst von Menschen, die ihnen wichtig sind – aus Angst, diese zu sehr zu belasten oder gar zu verlieren. Der – gerade bei der Anpassung an schwere Erkrankungen – so entscheidende soziale Rückhalt fehlt insofern oftmals (vgl. Filipp u. Aymanns 1987). Viele der Betroffenen sind dann allein mit ihren Ängsten, Phantasien und unbeantworteten Fragen. Sie sehen sich in vielen Fällen fast gleichzeitig mehreren – im Sinne der Life-event-Forschung – kritischen Lebensereignissen (Filipp et al. 1983) mit hohem Streßpotential ausgesetzt.
Forschungsergebnisse aus der Psychoonkologie und Neuropsychoimmunologie zeigen eindeutig die enge Verknüpfung zwischen somatischen und psychischen

Vorgängen auf. Fortwährender Distreß wirkt sich immunsuppressiv aus, während Ereignisse, die psychisch als angenehm empfunden werden, die Immunkompetenz fördern (z. B. Ader 1981; Solomon u. Temoshok 1987; Kiecolt-Glaser u. Glaser 1988).
Das folgende Fallbeispiel soll die Situation HIV-infizierter Frauen verdeutlichen.

Die 25jährige Frau C. sucht uns in der Ambulanz auf. Sie schwankt zwischen Angst, Empörung und Hilflosigkeit.
Vor 2 Wochen habe ihr Arzt ihr mitgeteilt, daß sie in der 9. Woche schwanger sei. Das Angebot zu testen, ob sie HIV-infiziert sei, habe sie ohne Zögern angenommen. Völlig unerwartet ist das Ergebnis positiv ausgefallen. Ihr Arzt habe ihr daraufhin zum Abbruch und zur gleichzeitigen Sterilisation geraten.
Frau C. hat bislang keine Kinder. Sie ist emotional überwältigt von der Tatsache der HIV-Infektion. Zentral beschäftigt sie die Frage nach dem Umgang mit der Schwangerschaft. Sie ist momentan entscheidungsunfähig.

Der geschilderte Fall ist kein Einzelfall. Der erste Kontakt der Patientinnen mit uns ist oft geprägt durch Zorn, Irritation, Verzweiflung und Angst:
Im Rahmen des Schwangerschaftsscreenings erfahren die Betroffenen oftmals innerhalb kürzester Zeit, daß sie schwanger *und* HIV-infiziert sind. Es ist nicht selten, daß ihnen als scheinbar logische Konsequenz Schwangerschaftsabbruch und Sterilisation nahegelegt werden. Es handelt sich aus psychodynamischer Sicht um ein „kumulatives Trauma"! (Kahn 1964, zit. nach Stauber 1977, unveröffentlichtes Manuskript).
Das kurzfristige Ziel unserer Beratung und Betreuung in dieser Situation ist es, die Frauen dabei zu unterstützen, ihre Entscheidungsfähigkeit wieder zu erlangen. Erst wenn sich die Patientin emotional stabilisiert hat, ist sie in der Lage, das Angebot unserer patientinnenangemessenen medizinischen Aufklärung und Informationsvermittlung wahrzunehmen. Nur eine intensive Beratung, bei der möglichst die „gesamte Realität" der Betroffenen berücksichtigt werden soll, kann uns in die Nähe des Ziels bringen. An diesem Prozeß soll, je nach Wunsch der Patientin, möglichst auch der Partner beteiligt sein (vgl. u. a. Parekh et al. 1988), um so wichtige soziale Unterstützung („social support") zu fördern.
Was bedeutet „gesamte Realität"?
Hierzu gehören die rationale, emotionale und auch normative Ebene sowie situationsgebundene Anteile der Problematik.

Es sollten folgende Aspekte mit in die Entscheidungsfindung einbezogen werden:
1. Aspekte, die die Frau als Individuum betreffen:
   - Verlust des Selbstwertgefühls (narzißtische Krise),
   - Angst vor Schmerzen und Krankheit,
   - Angst vor dem eigenen Tod,
   - Hoffnung auf zukünftige Heilungschancen,
   - Wunsch nach erfülltem Leben,
   - Wunsch, eine „normale" Familie zu gründen,
   - bei (ehemaligen) Drogenabhängigen: Wunsch nach Resozialisierung.

2. Aspekte, die die Frau in die Rolle als potentielle Mutter betreffen:
   - offener oder latenter Kinderwunsch,
   - gesellschaftlich anerkannte Rolle der Mutter,
   - Bewältigung früherer Schwangerschaftsabbrüche,
   - Versorgung weiterer Kinder,
   - HIV-Infektion des potentiellen Vaters,
   - spätere Versorgung des Kindes im Krankheits-/Todesfall der Mutter bzw.
     beider Elternteile,
   - Zeit der Ungewißheit (mindestens 15 Monate!) über mögliche Infektion/
     Erkrankung des Kindes, Infektion des Kindes,
   - Erkrankung/früher Tod des Kindes,
   - Schuldgefühle gegenüber dem infizierten Kind,
   - voraussichtliche Stigmatisierung des Kindes im Kindergarten usw.,
   - Hoffnung auf zukünftige Heilungschancen HIV-infizierter Kinder.
3. Aspekte, die die Frau in der Rolle als Partnerin betreffen:
   - Infektionsgefahr für den HIV-negativen Partner,
   - Schuld und Scham gegenüber dem nichtinfizierten Partner,
   - Verlustängste,
   - Stabilität der Partnerschaft,
   - Kinderwunsch des Partners,
   - Schuldzuweisungen and den HIV-AK-positiven Partner,
   - Reinfektionen bei HIV-AK-positivem Partner.
4. soziale und ökonomische Aspekte:
   - stützendes soziales Umfeld,
   - Angst vor vielfältigen sozialen Stigmatisierungen,
   - Wohnsituation,
   - berufliche Perspektiven/Ausbildungssituation,
   - finanzielle Absicherung.

Obgleich die schwangeren HIV-infizierten Frauen subjektiv und objektiv unter
Zeitdruck stehen, wirken wir darauf hin, keine vorschnellen Entscheidungen zu
treffen. Je nach Schwangerschaftsalter zieht sich der Prozeß über mehrere
Gespräche innerhalb von 2 bis 3 Wochen hin. Für die Betroffene konfligieren
existentielle Bedürfnisse mit der „HIV-Realität", und wir versuchen die Patientin
darin zu unterstützen, diese Ambivalenzen zu bearbeiten. Nur die bewußte
Übernahme der individuellen Verantwortung kann langfristig zur Akzeptanz
und damit zu einer besseren emotionalen Verarbeitung des Abbruchs bzw. der
Schwangerschaft führen (s. z. B. Petersen 1990). Dies scheint bei diesen Frauen
um so wichtiger zu sein, als ihre psychische Belastung durch den chronischen
Stressor der HIV-Infektion ohnehin besonders hoch ist.
Während der Beratung versuchen wir eine möglichst nondirektive Haltung
einzunehmen – sie hat sich für die seelische Verarbeitung von Schwangerschafts-
konflikten als prognostisch günstig erwiesen (vgl. z. B. Poettgen 1987). Wir
versichern der Betroffenen, daß wir die Entscheidung – gleich welcher Richtung –
respektieren werden und bieten der Patientin unsere unbedingte Unterstützung
und psychologische Begleitung an.

Psychotherapie im Sinne von Heilung einer psychopathologischen Abweichung oder Neurose ist bei einer HIV-Infektion bzw. Aids primär nicht gerechtfertigt, da hier akuter krankheitsbezogener Streß und eine Vielzahl damit assoziierter Belastungen im Vordergrund stehen. Wir bestärken die Frauen vielmehr darin, vorhandene intrapsychische und interpersonelle Ressourcen wahrzunehmen und die für sie optimalen Formen der Krankheitsbewältigung zu finden (vgl. z. B. Dunde 1989; Muthny 1989; Reiser 1989).

Etwas unter 50% der von uns betreuten HIV-infizierten Frauen haben sich für den Schwangerschaftsabbruch entschieden. Die Indikation ist beim jetzigen Stand des Wissens aus medizinischen und kindlichen Gründen gegeben. Die Tatsache des stationären Aufenthalts konfrontiert die Betroffenen direkt mit der Realität ihres HIV-AK-positiven Status. Eine Patientin faßte ihre Empfindungen mit folgenden Worten zusammen: „... ich fühle mich nicht krank, aber ich habe Angst, daß die anderen [sie meinte das medizinische Personal] mich noch krank machen!" Problematisch sind inzwischen weniger die offenen Berührungsängste beim Stationspersonal als bewußte oder unbewußte Stigmatisierungen der HIV-positiven Frauen, worauf diese wiederum besonders sensibel und verletzlich reagieren.

Viele Menschen mit chronischen Krankheiten geben „Vertrauenssetzung in die Ärzte" und „compliancebezogene Strategien" als bevorzugtes Krankheitsbewältigungsverhalten an. Zudem schreiben Patienten dem medizinischen Behandlungsumfeld große Bedeutung als soziale Unterstützung zu (Muthny 1988). Aus diesen Gründen versuchen wir, die Kommunikation zwischen Patientinnen und Klinikpersonal zu verbessern, indem wir oftmals als Sprachrohr zwischen den Beteiligten fungieren und für gegenseitiges Verständnis plädieren.

Eine wesentliche Hilfe bei der Bewältigung des Schwangerschaftsabbruchs wird von nahestehenden Personen, zu denen positive Beziehungen bestehen, erwartet, normalerweise also vom Partner. Wenn dieser jedoch auch HIV-infiziert ist, kann eine psychische Unterstützung von ihm oftmals nicht geleistet werden, denn es kommt zu der Belastung durch den Abbruch auch für ihn das Wissen hinzu, zukünftig keine Kinder haben zu können. Verzweiflung, Hoffnungslosigkeit und Trauer des Partners können von uns im Rahmen unserer Möglichkeiten nur bedingt aufgefangen werden. Zur weiteren Bearbeitung vermitteln wir den Kontakt zu speziellen Einrichtungen. Über den Klinikaufenthalt hinaus bieten wir den betroffenen Frauen – im Sinne eines „holding" – weitere Gepräche an, in denen Krisensituationen aufgefangen und überwunden werden oder z. B. die oft problematische Sexualität und Kontrazeption thematisiert wird.

Zwischen unserem Team (eine Gynäkologin, ein Gynäkologe, eine klinische Psychologin und eine MTA) und den Frauen, die sich für die Schwangerschaft entscheiden, entwickelt sich in relativ kurzer Zeit eine tragfähige Beziehung. An die somatische Versorgung schließen sich Einzelgespräche mit der Psychologin an. In diesem geschützten Rahmen können sie ihre Gefühle zulassen und erfahren ungeteilte Zuwendung und emotionale Unterstützung. Die Patientinnen setzen sich hier aktiv mit den verschiedenen Aspekten der belastenden Lebenssituation auseinander.

Auch das Angebot einer Schwangerengruppe wird von den HIV-positiven Frauen sehr geschätzt. Ohne daß dies bewußt (im Hinblick auf das therapeutische Verfahren des Modellernens) initiiert wurde, nehmen aber auch Frauen daran teil, die schon entbunden haben. Für viele von ihnen bedeutet die Gruppe eine erste Begegnung mit anderen Betroffenen, da es – im Verhältnis zu der von Aids am meisten betroffenen Gruppe der Homosexuellen – relativ wenige HIV-infizierte Frauen gibt. Mit Erleichterung wird registriert, daß sie mit ihren Problemen, die sie sonst kaum jemandem anvertrauen, nicht allein stehen. In der Atmosphäre der Nähe und emotionalen Geborgenheit erleben sie Hoffnungen, aber auch Ängste und Zweifel bezüglich der Schwangerschaft. Die Frauen tauschen Erfahrungen darüber aus, wie sich die HIV-Infektion auf ihre Rollen als Frau, zukünftige Mutter und Sexualpartnerin auswirkt.

Die Gruppenarbeit stellt für die Betroffenen eine psychosoziale Nische dar, in der sie erfahren können, wie andere in vergleichbarer Situation die Belastungen bewältigen. Die Einschätzung der eigenen Auseinandersetzungsfähigkeiten im sozialen Vergleich bietet die Chance des „comparison downward" (vgl. Woods et al. 1985), d. h. wahrzunehmen, daß es anderen, ebenfalls HIV-infizierten Menschen psychisch, somatisch und sozial schlechter gehen kann als einem selber. Auf diese Weise haben die Frauen die wertvolle Möglichkeit, durch eine subjektive Aufwertung des eigenen Umgangs mit der Infektion die verletzte Identität zu stabilisieren (vgl. Jakobs 1988).

Zusammenfassung

Mit diesem Beitrag sollte deutlich gemacht werden, welch komplexer Problematik HIV-infizierte Frauen gegenüberstehen.

Die enge Verknüpfung psychischer, somatischer und sozialer Aspekte einer HIV-Infektion erfordert dementsprechend von uns ein möglichst ganzheitliches Beratungs- und Betreuungskonzept, das in 8 thematischen Schwerpunkten zusammengefaßt werden kann (s. Abb. 1):
1. emotionale Überwältigung durch die Diagnose „HIV-positiv",
2. Umgang mit bzw. Bewältigung der HIV-Infektion,
3. Schwangerschaftskonflikt,
4. Umgang mit der Schwangerschaft,
5. Bewältigung der Abruptio,
6. Arzt-Patientin-Beziehung,
7. Krankenhausaufenthalt,
8. Kooperation mit Institutionen.

Um HIV-infizierten Patientinnen optimale Unterstützung bei der Krankheitsbewältigung zu gewährleisten, sollte zukünftig vermehrt die Einbeziehung des sozialen Umfeldes der Betroffenen einerseits und andererseits die enge Kooperation von Psychologen und Ärzten in der Praxis verwirklicht werden.

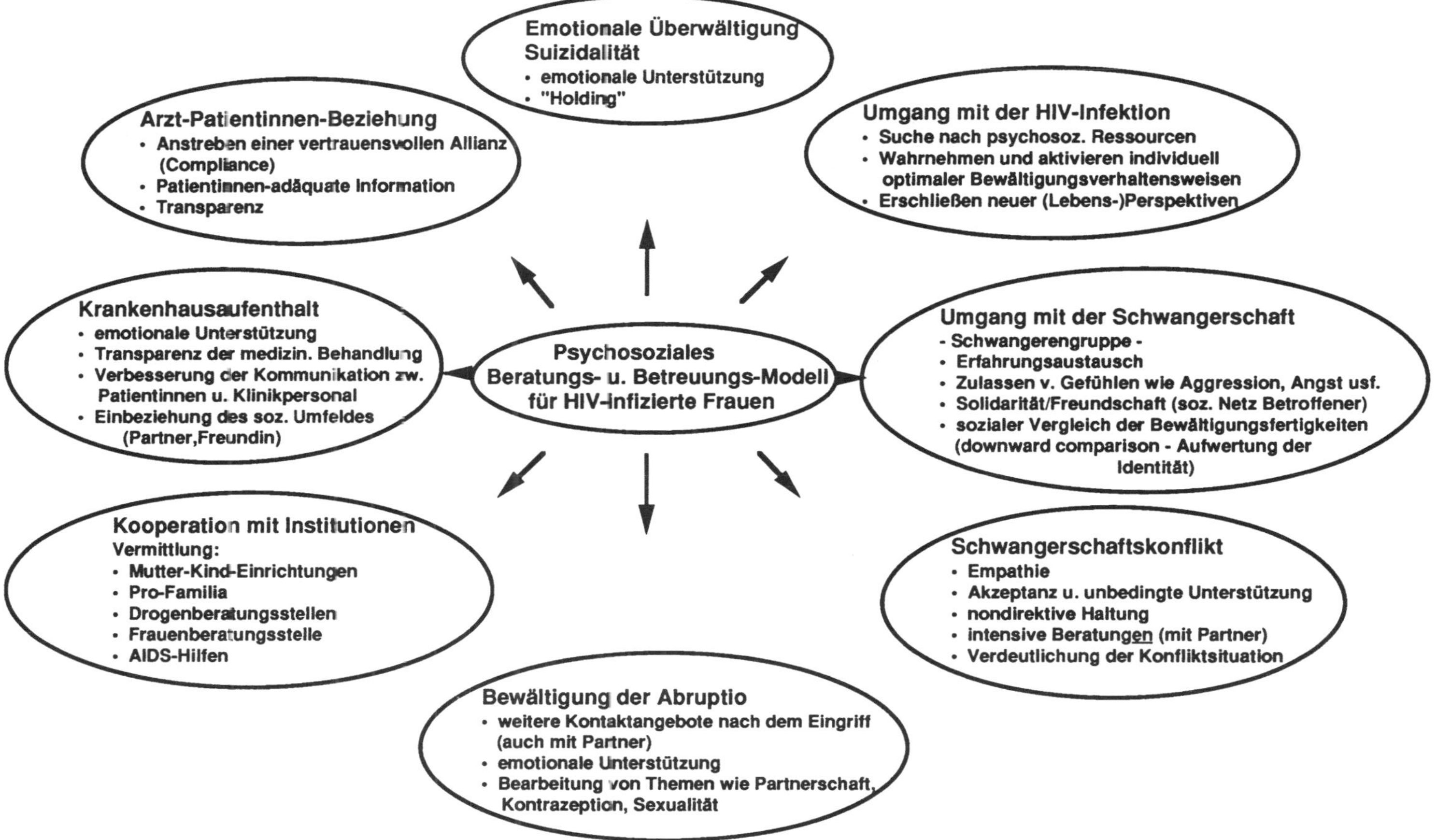

Abb. 1. Psychosoziales Beratungs- und Betreuungsmodell für HIV-infizierte Frauen

Literatur

Ader R (1981) Psychoneuroimmunology. Academic Press, New York

Dunde SR (Hrsg) (1989) Psychotherapie bei HIV-Infektionen. Deutscher Psychologen Verlag, Bonn

Dunde SR (1989) Psychoneuroimmunologie: ein systemischer Ansatz körperlich-seelischer Therapie. In: Dunde SR (Hrsg) Psychotherapie bei HIV-Infektionen. Deutscher Psychologen Verlag, Bonn, S 46–54

Filipp S-H (Hrsg) (1981) Kritische Lebensereignisse. Urban & Schwarzenberg, München

Filipp S-H, Aymanns P (1987) Die Bedeutung sozialer und personaler Ressourcen in der Auseinandersetzung mit kritischen Lebensereignissen. Z Klin Psychol 16:383–396

Filipp S-H, Aymanns P, Klauer T (1983) Formen der Auseinandersetzung mit schweren körperlichen Erkrankungen als Prototypen kritischer Lebensereignisse: eine Verlaufstudie. Berichte aus dem Forschungsprojekt „Psychologie der Krankheitsbewältigung" N. 2. Trier: Universität Trier, Fachbereich I – Psychologie

Jakobs U (1988) Vergleichende Analyse von Bewältigungsreaktionen bei Personen mit einem positiven HIV-Antikörper-Testergebnis und Personen mit der Diagnose „Krebs". Diplomarbeit, Universität Trier

Klecolt-Glaser JK, Glaser R (1988) Psychological influences on immunity. Implications for AIDS. Am Psychologist 42/11:892–898

Muthny FA (1988) Zur Erkrankungsspezifität der Krankheitsverarbeitung – ein empirischer Vergleich mit Dialyse- und Herzinfarkt-Patienten. Z Psychosom Psychoanal 34:259–273

Muthny FA (1989) Krankheitsverarbeitung bei chronisch körperlich Kranken. Prax Psychother Psychosom 34:63–72

Parekh H, Manz R, Schepank H (1988) Life-events, coping, social-support: Versuch einer Integration aus psychoanalytischer Sicht. Z Psychosom Med Psychoanal 345:226–246

Petersen P (1990) Dimensionen seelischer Verarbeitung des Schwangerschaftsabbruchs bei der Frau. Prax Psychother Psychosom 35:33–39

Poettgen H (1987) Aus- und Fortbildung in der ärztlichen Schwangerschaftskonfliktberatung. Curriculum, erstellt auf Ersuchen der Akademie für ärztliche Fortbildung der Ärztekammer Nordrhein. Frauenarzt 5:39–48

Reiser J (1989) Die Intensivierung von Bewältigungsfertigkeiten: Eine Möglichkeit zur Verbesserung von Lebensqualität bei AIDS-Kranken und HIV-Positiven. In: Dunde SR (Hrsg) Psychotherapie bei HIV-Infektionen und AIDS. Deutscher Psychologen Verlag, Bonn, S 21–30

Richter D, Stauber M (1986) Psychosomatik in Gynäkologie und Geburtshilfe. In: Uexküll T von (Hrsg) Psychosomatische Medizin. Urban & Schwarzenberg, München, S 910–945

Solomon GF, Temoshok L (1987) A psychoneuroimmunologic perspektive on AIDS research: Questions, preliminary findings, and suggestions. A biopsychosocial approach to AIDS. Annals on the New York Academy of Sciences 1–3

Stauber M (1977) Psychosomatische Aspekte von Schwangerschaft, Geburt und Wochenbett. Antrittsvorlesung an der Frauenklinik Charlottenburg der freien Universität Berlin (unveröffentlichtes Manuskript)

Uexküll T von (Hrsg) (1986) Psychosomatische Medizin. Urban & Schwarzenberg, München

Wood VW, Taylor SE, Lichtman RR (1985) Social comparison in adjustment to breast cancer. J Personality Soc Psychol 49:1169–1183

Untersuchung zur Motivation von Patientinnen zur Vorsorgeuntersuchung

K. Doench

Als ich vor einem Jahr mit Herrn Stauber über die Motivation zur Krebsfrüherkennungsuntersuchung sprach und ihn fragte, ob es nicht sinnvoll sei, einfach einmal eine Liste zu führen, wie hoch der Anteil der Patientinnen ist, die wegen einer psychosomatischen Erkrankung mit dem Berechtigungsschein zur Krebsfrüherkennungsuntersuchung in die Praxis kommen, ermunterte er mich zu der Untersuchung.

Hinzu kam mein Ärger über die Behauptung von Standespolitikern anderer Gebiete, daß die Patientinnen nur zur Krebsfrüherkennung mit dem Berechtigungsschein kommen und nicht wegen anderer Erkrankungen und daß deswegen der Ansatz von anderen Ziffern, z. B. den Gesprächsziffern, nicht notwendig und sinnvoll sei. Diejenigen Frauenärztinnen und Frauenärzte, die nun tatsächlich die Krebsfrüherkennungsuntersuchung in ihren Praxen tagtäglich durchführen, haben ganz andere Erfahrung gemacht. Mir erschien in meiner Patientinnenklientel der Anteil derjenigen, die wegen einer psychosomatischen Erkrankung kamen, besonders hoch. Für mich selbst war es also ebenfalls interessant festzustellen, wie hoch dieser Anteil nun tatsächlich war.

Die Teilnahme an den Krebsfrüherkennungsuntersuchungen schwankt geringgradig um ca. 30%. Alle Bemühungen der Kassenärztlichen Vereinigungen, der Ärztekammern, der Berufsverbände und vieler gemeinnütziger Organisationen haben zu keiner wesentlich höheren Inanspruchnahme geführt.

Gleichgültigkeit, aber auch die Angst, der Arzt könne bei ihnen tatsächlich eine schwere Erkrankung feststellen, sind die häufigsten Motive der Nichtteilnahme. Es findet sich aber auch immer noch häufig die Vorstellung, daß die Diagnose Krebs das sog. Todesurteil ist. Die nun seit der Einführung der Krebsfrüherkennungsuntersuchung 1971 bestehenden Statistiken über die Zahlen der Früherkennung, die Frühbehandlung und die Heilungsquoten, besonders bei den früherkannten Zielkrebsen, haben daran nichts geändert. Frauen befürchten zudem besonders, daß die Entdeckung des Brustkrebses die Amputation bedingt und damit eine Verstümmelung ihrer weiblichen Identität droht. Auch Unbehagen und Angst vor der Untersuchung und vor Schmerzen, besonders bei der Abstrichentnahme und der rektalen Untersuchung, aber auch situative Schwierigkeiten wie räumliche Erreichbarkeit des Arztes, lange Wartezeiten und eigener Zeitmangel sowie schnelle und flüchtig durchgeführte Untersuchung durch den Arzt, sind Gründe für die Nichtteilnahme.

Patientengut

In den Quartalen II–IV/1989 wurden 1000 Frauen, die mit dem Berechtigungsschein zur Krebsfrüherkennungsuntersuchung in die Praxis kamen, befragt,
weswegen sie zur Untersuchung kommen. Dabei ergaben sich sehr interessante
Beobachtungen (Tabelle 1).
Insgesamt gaben nur 42,5% an, daß sie allein wegen der Krebsfrüherkennung in
die Praxis kommen würden. Es finden sich zu 6% psychosomatische Probleme,
während die anderen Erkrankungen vielfach psychosomatische Symptome
beinhalten (Tabelle 2). Auch organische Ursachen sind hierbei möglich, wie bei
der Mastopathie z. B. die Hormonstörungen, bei Kohabitationsbeschwerden der
enge Scheideneingang oder die Narbe nach Episiotomie. Diese Erkrankungen
sind aber zu einem großen Teil auch psychosomatisch bedingt oder überlagert.
Im Rahmen der Untersuchung wurden auch die auf dem Untersuchungsbogen
aufgezeichneten Nebenbefunde festgehalten (Tabelle 3) sowie Pap.-Ergebnisse
(Tabelle 4) und die Kinderzahl (Tabelle 5).

Ergebnisse

Die Untersuchungen an 1000 Frauen, die primär zur Krebsfrüherkennungsuntersuchung in meine Praxis kamen, sind keineswegs repräsentativ für die
Vorsorgeuntersuchung im allgemeinen. Die individuelle Situation am Ort, das

Tabelle 1. Gründe für den Arztbesuch mit dem „Vorsorgeschein" zur Krebsfrüherkennung
(n = 1000 Frauen)

Grund für Arztbesuch	n
1. Beschwerden	
Regelstörungen	109
Infektionen	92
Mastopathie	80
Klimakterische Beschwerden	71
Psychosomatische Probleme	60
Antikonzeption	51
Kinderwunsch	42
Salpingitis	24
Kohabitationsschmerzen	22
Dysmenorrhö	17
Lumbago	7
Gesamt	575
2. „Nur" zur Krebsfrüherkennung	425

Tabelle 2. Art der psychosomatischen Störungen bzw. daraus resultierende Beschwerden

Art der Störung	n
Psychosomatische Probleme	60
– partnerschaftliche Probleme	
– Libidostörungen	
– Überforderungssyndrome	
– psychogener Fluor	
– vegetative Störungen	
– „Unterbauchschmerzen"	
Kohabitationsschmerzen	22
Dysmenorrhö	17
Kinderwunsch	42
Klimakterische Beschwerden	71
Mastopathie	80
Gesamt	292

Tabelle 3. Nebenbefunde (n = 1000)

Befund	n
Fluor/Kolpitis	328
Mastopathie	52
Schmierblutungen, Regelstörungen	49
Zystitis/Reizblase	38
Myome	28
Hämorrhoiden	27
Hormonstörungen	22
Ovarialzyste	18
Unterbauchschmerzen	18
Suspekte Ektopie	17
Mammatumor	16
Deszensus	12
Rektumpolyp	9
Blutungen aus dem Darm	7
Polypen	5
Leukoplakie/Kraurosis	5
Vulvatumor	4
Ohne Befund	345

Tabelle 4. Ergebnisse der Zellabstriche nach Papanicolaou (*Pap.*) in verschiedenen Altersstufen bei 1000 Krebsfrüherkennungsuntersuchungen

Alter (Jahre)	Pap. I	Pap. II	Pap. II w	Pap. III D	Pap. IV a	Gesamt
0–20		2				2
21–25	16	45				61
26–30	55	121	2			178
31–35	25	136	8	2		171
36–40	36	63	2	2		103
41–45	18	72	3	1		94
46–50	28	52	2	4	1	87
51–55	22	71		1	1	95
56–60	18	39		2		59
61–65	3	43	2			48
66–70	5	45	2			52
71–75	3	31	1			35
76–80		9	1			10
81–85	2	3				5
	231	732	23	12	22	1000

Tabelle 5. Kinderzahl (n = 1000 Frauen)

Anzahl	n
Keine Kinder	409
1 Kind	201
2 Kinder	265
3 Kinder	79
4 und mehr Kinder	46

Aufforderungsverhalten zur Krebsfrüherkennungsuntersuchung und die Patientinnen-Arzt-Beziehung sowie viele Zufälle sind mit in die Ergebnisse eingeflossen.

Doch können einige Ergebnisse festgehalten werden:
Für viele Patientinnen stellt der Berechtigungsschein eine Art Eintrittskarte zur Frauenärztin und zum Frauenarzt ihres Vertrauens dar, um mit ihm alle möglichen Probleme zu erörtern oder sich wegen anderer Erkrankungen behandeln zu lassen. Dieser Anteil liegt weit über 50%. Die psychosomatischen Probleme oder Erkrankungen machen dabei ca. 1/3 der Beschwerden aus.

Bei Untersuchungen über die Motivation zur Konsultation des Gynäkologen allgemein wurde ein hoher Anteil an psychosomatischen Erkrankungen registriert. Daß dieses genauso bei der gezielt auf die Früherkennung von Krebs gerichteten Untersuchung gilt, ist erstaunlich. Der Berechtigungsschein wird von vielen Patientinnen dazu benutzt, Symptome oder Erkrankungen abklären zu lassen, ohne daß der Primärarzt (Hausarzt) von dieser Untersuchung erfährt. Die Zahl der Patientinnen, die einen Bericht an den Hausarzt wünschen, liegt unter 10%.

Aus den Untersuchungen ergibt sich weiter, daß der Aufwand an emotionaler Zuwendung und Zeit für den Arzt bei der Krebsfrüherkennungsuntersuchung außerordentlich hoch ist.

Der Rückgang an abgegebenen Statistikbögen bei deutlicher Zunahme an durchgeführten Zytologieuntersuchungen ist sicher darauf zurückzuführen, daß neben der Krebsfrüherkennungsuntersuchung keine Ziffern aus dem Beratungskatalog 10–13 Ansatz finden können. Dieses kann zum einen eine insuffiziente Beratung bei Anwendung der reinen Krebsfrüherkennungsuntersuchung bedingen, zum anderen den Abrechnungskonflikt, die Früherkennung zugunsten einer kurativen Leistung mit den Ziffern 10–13 zusätzlich zu verwerfen. Dieses ist für alle eine unbefriedigende Situation.

Bei dieser Untersuchung zur Motivation zur sog. Vorsorgeuntersuchung ergibt sich aus dem sehr hohen Anteil an psychosomatischen Erkrankungen und Fragestellungen sowie aus dem hohen Anteil anderer Erkrankungen, daß die starre Trennung von Krebsfrüherkennung und der Behandlung anderer Erkrankungen aufgehoben werden muß. Dieses könnte wesentlich dazu beitragen, einmal bei der Patientin die Krebsfrüherkennungsuntersuchung zu einer normalen Routine oder einem Gesundheits-Check-up werden zu lassen, der ohne Angst durchgeführt wird, und auch zur Früherkennung anderer Erkrankungen dienen, besonders auch der psychosomatischen Erkrankungen der Frau.

Literatur

Das deutsche Krebsfrüherkennungsprogramm (1987) Diagnose – Therapie, Bd 6. Zentralinstitut für die kassenärztliche Versorgung, Köln

Flatten G (1989) Krebsfrüherkennung – eine Utopie. Referat anläßlich der 4. Großen Krebskonferenz, 5. 12. 89, Bonn

Hertz DG, Molinski H (1980) Psychosomatik der Frau. Springer, Berlin Heidelberg New York

Verres R (1986) Krebs und Angst. Springer, Berlin Heidelberg New York Tokyo

Westhoff K, Hagemeister C (1989) Wie denken 30 niedergelassene Ärzte über die Krebsfrüherkennungsuntersuchung (KFU). Institut für Psychologie der Hochschule Aachen, September

Zentralinstitut für die kassenärztliche Versorgung (1988) Krankheitsfrüherkennung, Krebs, Frauen und Männer – 1985–1986. Wissenschaftliche Reihe, Bd 38. Köln

Zentralinstitut für die kassenärztliche Versorgung (1988) Prävention. Eine bewährte Strategie ärztlichen Handelns. Wissenschaftliche Reihe, Bd 41. Köln

Gesundheitsvorsorge für die Frau
im Rahmen integrativer Familienplanung

J. Bitzer

Im Sommer 1912 wurde eine junge Krankenpflegerin in eine Wohnung eines New Yorker Elendsviertels gerufen, zu Sadie Sachs, der Mutter dreier Kinder, die versucht hatte, ein viertes selbst abzutreiben. Als sie und der Arzt von Jake, dem verzweifelten Gatten zu Hilfe geholt wurden, war die Frau bewußtlos, und eine Blutvergiftung hatte begonnen. Drei Wochen mühten sich Arzt und Pflegerin, das Leben der Mutter zu retten. Allmählich hatte die Behandlung Erfolg, und Sadie kam wieder zu Kräften. Bei der letzten Untersuchung warnte der Arzt unmißverständlich vor einer weiteren Abtreibung, die ihren Tod bedeuten würde.
„Ich weiß, ich weiß", flüsterte sie, „was kann ich nur tun, um nicht schwanger zu werden?" Der Arzt verließ das Zimmer mit den Worten: „Sie können Ihren Kuchen nicht essen und zugleich behalten, junge Frau. Da gibts nur eins: sagen Sie Jake, er solle von nun an auf dem Dach schlafen."
Der rohe Scherz des Arztes rief bei Sadie Tränen hervor und bei der jungen Pflegerin kalten Zorn. Ihr Name war Margaret Sanger und mehr als jedes andere traurige Schauspiel der Armut und des Todes, dessen sie Zeugin gewesen war, hatte dieses Ereignis dazu geführt, daß sie die Geburtenkontrolle zu ihrem Lebenswerk machte (Guttmacher 1966).

Ihr Biograph L. Lader beschreibt ihre damaligen Gefühle: Ich hatte endgültig genug von den oberflächlichen Behandlungen mit Aerzten, Schwestern und Sozialarbeitern, die jeden Tag mit den Nöten der Frauen konfrontiert waren und doch wieder auf die andere Seite der Straße zurückkehrten. Man muß ihnen endlich die Tatsachen vor Augen führen. Ich war entschlossen, den Frauen das Wissen über Empfängnisverhütung nahezubringen. Sie haben alle Rechte, mehr über ihren Körper zu wissen. Ich wollte überall hingehen, es von allen Dächern schreien. Ich wollte der Welt erzählen, was im Leben dieser armen Frauen vorging. Man mußte mich hören. Ganz egal was es kostete, man würde mich hören" (Lader 1955, S. 186).
50 Jahre später können wir Szenen wie diese weltweit in sog. Entwicklungsländern wieder erleben. In den Industrieländern scheint das Problem der Geburtenkontrolle gelöst, indem ein enormes Spektrum an kontrazeptiven Techniken entwickelt wurde und zur Verfügung steht. Die Frage ist jedoch, ob damit das sozialmedizinische und frauenemanzipatorische Engagement der Familienplanungsbewegung bei uns überholt ist.
Dazu ein Fall von vielen aus der täglichen Sprechstunde unserer Familienplanungsstelle:

Die 18jährige junge Frau, Nulligravida, kommt zum ersten Mal in die Konsultation mit dem Wunsch nach Kontrazeption. Sie wirkt sehr nervös und bei der Erhebung der Anamnese ergibt sich folgendes:
Der erste Geschlechtsverkehr hat unter großen Schmerzen mit 14 Jahren stattgefunden. Vor 4 Tagen habe sie zum zweiten Mal in ihrem Leben Verkehr gehabt, mit einem 20jährigen Freund. Sie habe nun Angst vor Aids und Schwangerschaft. Der Freund mache im Frühjahr seinen Lehrabschluß, habe aber dann noch keine Stelle. Er rauche regelmäßig Haschisch, und sie selber würde nun auch regelmäßig kiffen.
Die Eltern der Patientin dürfen über diese Beziehung nichts wissen. Dieser Freund würde ihnen sicher nicht passen. Der Vater trinke ziemlich viel und würde sie auch gelegentlich schlagen. Sie selber arbeite als kaufmännische Lehrtochter in einem Reisebüro. Der Chef sei wie ihr Vater, autoritär und rücksichtslos.
Mit ihrer Figur sei sie eher unzufrieden, sie fühle sich viel zu dick und mache immer wieder Abmagerungskuren über mehrere Wochen. Gelegentlich würde sie überhaupt nichts mehr außer Flüssigkeit zu sich nehmen. Dann würde sie wieder viel essen, um daraufhin Erbrechen herbeizuführen. Sie rauche 2 Päckchen Zigaretten am Tag, und gelegentlich würde sie eins über den Durst trinken. Jetzt komme ein Kind für sie nicht in Frage, sie brauche deshalb einen sicheren Schutz.
Sechs Monate später kommt sie erneut in die Konsultation. Es besteht eine Schwangerschaft von 8 Wochen. Sie hat die Pille wegen Gewichtszunahme abgesetzt und sich dann nur unzureichend geschützt.
Die Abruptio wird nach der Begutachtung durch den Psychiater, wie es in Basel üblich ist, durchgeführt. Wenige Monate später sehen wir sie erneut mit starken Unterbauchschmerzen und 6wöchiger Amenorrhö. Man vermutet zunächst eine Tubargravidität, dies läßt sich jedoch klinisch ausschließen. Auch kein Anhalt für Adnexitis.
Sie verschwindet dann wieder aus der Betreuung, und ein Jahr später sehen wir sie wieder in der Konsultation. Diesmal möchte sie wieder die Pille verordnet bekommen und klagt bei der Untersuchung über starke Schmerzen beim Verkehr und zunehmendes sexuelles Desinteresse.

Aus diesem Fall und ähnlichen anderen läßt sich ersehen, daß die Geburtenkontrolle weiterhin mit zahlreichen gesundheitlichen Problemen verbunden ist, die sich zwar inhaltlich gewandelt haben, aber dennoch den von Margaret Sanger beschriebenen Nöten gleichen. Die Familienplanungssprechstunde bleibt damit, vorausgesetzt, sie wird mit offenen Augen gewissermaßen auf dieser Seite der Straße betrieben, eine Herausforderung zur Verbesserung der gesundheitlichen Situation der Frauen.
Diese Herausforderung besteht darin, die kontrazeptive Beratung und Behandlung einzubinden in eine biopsychosozial orientierte Sprechstunde, in der gleichzeitig eine somatische, psychosoziale und psychosomatische Vorsorge und Betreuung stattfinden kann.
Aus der täglich praktischen Erfahrung lassen sich die Inhalte und Arbeitsziele der verschiedenen Ebenen folgendermaßen beschreiben:
- Im Bereich Kontrazeption geht es um die Erkennung von Risikofaktoren, die Beratung, die Beeinflussung des kontrazeptiven Verhaltens, der Zufriedenheit mit der Kontrazeption und die Vorbeugung, Erkennung und Behandlung von Nebenwirkungen im körperlichen und seelischen Bereich. Auf der Ebene der somatischen Vorsorge und Betreuung bietet diese Sprechstunde die Gelegenheit, zur Früherkennung von Karzinomerkrankungen, zur Vorbeugung, Erkennung, Behandlung von sexuell übertragbaren Krankheiten, zur Pro-

phylaxe der Infertilität und zur allgemeinen Behandlung gynäkologischer Beschwerden.

- Im psychosozialen Bereich geht es zum einen um die Auseinandersetzung und die Betreuung bei einer ungewollten Schwangerschaft. Zum anderen spielen Partnerschafts- und Sexualstörungen eine große Rolle für die Familienplanung und die Gesunderhaltung der Frauen insgesamt. Die Sprechstunde ist in diesem Zusammenhang auch immer wieder Anknüpfungspunkt bei sozialen Schwierigkeiten.
- Schließlich geht es auf der psychosomatischen Ebene um die Früherkennung und Behandlung von körperlichen Beschwerden, bei denen psychosoziale Faktoren eine entscheidende Rolle in der Pathogenese spielen. Für die reproduktive Gesundheit der Frauen haben sich dabei folgende Störungen als relevant erwiesen: Eßstörungen, Störungen der Körperwahrnehmung, Schmerzsyndrome, psychovegetative Dysfunktion, psychoendokrine Störungen und Streßsymptome.

Wir haben an der Sozialmedizinischen Abteilung der Universitäts-Frauenklinik Basel in einer breit angelegten Studie untersucht, welche Bedeutung diese verschiedenen Ebenen in der Praxis der Familienplanungssprechstunde haben und welchen Beitrag diese Sprechstunde zur reproduktiven Gesundheit der Frau leisten kann. Die Charakteristika der Studie sind folgende:

1017 randomisiert ausgewählte Frauen, die mindestens seit 6 Monaten in unserer Familienplanungsstelle betreut worden waren, wurden in die Studie aufgenommen. Bei jeder einzelnen Frau wurden anhand eines semistrukturierten Interviews, verschiedener Fragebögen und Auswertung der Krankenunterlagen folgende Befunde erhoben:

a) *soziodemographische Daten:* Alter, Nationalität, Ausbildung, Berufstätigkeit, Zivilstand, Beruf des Partners;

b) *anamnestische Risiken:* gynäkologische, geburtshilfliche, endokrine, internistische, psychiatrische und psychosoziale Befunde;

c) *Kontrazeptionsverhalten:* verwendete Methoden, Zufriedenheit mit der Methode, Compliance, Nebenwirkungsprofil;

d) *Häufigkeit ungewollter Schwangerschaften:* kontrazeptives Verhalten vorher, Entstehungssituation der ungewollten Schwangerschaft, Daten zur Persönlichkeitsdiagnostik;

e) *Symptome und Beschwerden während der Betreuung:* gynäkologisch-endokrinologische Symptome und Erkrankungen, psychosomatische Beschwerden, Sexual- und Partnerschaftsstörungen.

Zunächst ein paar Daten zur *Altersverteilung* des untersuchten Kollektivs. Das mittlere Alter betrug zum Zeitpunkt der Untersuchung 28,5 Jahre. Berücksichtigt man das Alter bei Beginn der Betreuung, so wird deutlich, daß der größte Teil der untersuchten Patientinnen unsere Familienplanungsstelle im adoleszenten bzw. im jungen Erwachsenenalter aufsuchte.

Ein fast gleich großer Anteil der Frauen war zum Zeitpunkt der Untersuchung und am Beginn der Betreuung ledig bzw. verheiratet. Ein kleiner Teil war geschieden.

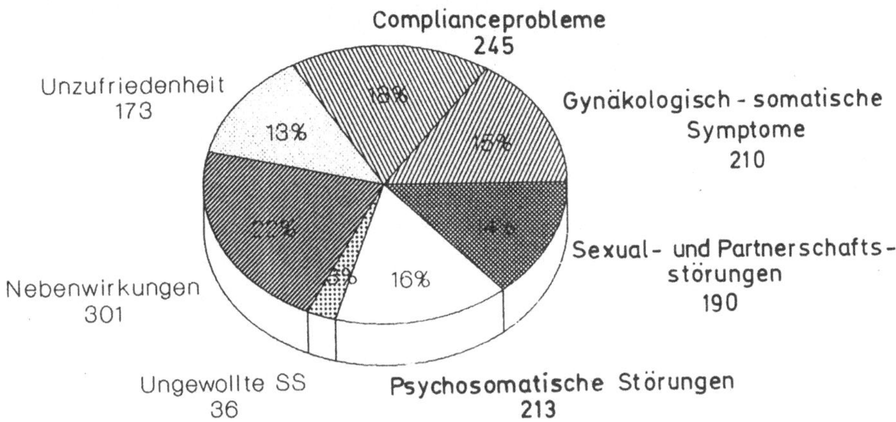

Abb. 1. Gesundheit und Familienplanung. Probleme in der Sprechstunde (*SS* Schwangerschaft)

Die Zusammensetzung hinsichtlich der *Nationalität* war folgende: 65% waren Schweizerinnen, 14% Türkinnen, 8% Italienerinnen im untersuchten Kollektiv. Zum *Ausbildungsstand* ist zu sagen, daß ca. 43% eine Grundschulausbildung, 49% eine Mittelschulausbildung und 25% eine höhere Schulausbildung hatten. Rund 20% der Frauen befanden sich zum Zeitpunkt der Untersuchung in Ausbildung, rund 30% waren Hausfrauen, 15% berufstätig, davon die Mehrzahl ganztags beschäftigt.

Zum Untersuchungszeitpunkt wurden von den Frauen folgende *Symptome, Beschwerden und Probleme* in der Sprechstunde angegeben (Abb. 1):

Am häufigsten (29% der insgesamt angegebenen Symptome und Beschwerden) wurde über *Nebenwirkungen der Kontrazeption* geklagt. Diese Nebenwirkungen überschneiden sich z. T. mit psychosomatisch funktionellen Störungen, die auch außerhalb der Kontrazeption und unabhängig von ihr bei 213 Frauen angeben wurden. Etwa gleich häufig fanden wir bei 245 Patientinnen ein Complianceproblem mit der Kontrazeption. Dann folgten Sexual- und Partnerschaftsstörungen, eine nicht genauer klassifizierte Unzufriedenheit mit der Kontrazeption, gynäkologisch-endokrinologische Symptome, allgemein medizinische Symptome und schließlich bei 36 Frauen war der Konsultationsgrund eine ungewollte Schwangerschaft.

Betrachten wir nun diese einzelnen Bereiche genauer, so ergibt sich für die Ebene der *kontrazeptiven Beratung und Betreuung* folgendes Bild:

– Fast 90% der betreuten Frauen benutzten zum Untersuchungszeitpunkt sichere Verhütungsmethoden, davon knapp 60% Ovulationshemmer, gefolgt von IUD, Depo-Gestagenen, Minipille und Sterilisation. Ca. 11% benutzten unsichere Methoden, davon am häufigsten Barrieremethoden. 4% betrieben trotz Exposition keine Kontrazeption inden letzten 3 Monaten vor dem Untersuchungszeitpunkt.

– Im gesamten Kollektiv waren zum Befragungszeitpunkt 56% der Frauen mit der von ihnen verwendeten kontrazeptiven Methode im Hinblick auf die vergangenen 6 Monate vollauf zufrieden, 18% gaben an, mittelmäßig zufrieden zu sein, und 21% waren unzufrieden. Interessant waren die Befunde zum *kontrazeptiven Verhalten und zur kontrazeptiven Compliance.* Von den 1017 Frauen verwendeten 39 zum Untersuchungszeitpunkt trotz Exposition keine Verhütungsmethoden, 95 verwendeten unsichere Methoden. Von den 870 Frauen, die sichere Methoden anwandten, fanden wir bei 111 Frauen eine schlechte Compliance, d. h. mehrfaches Auslassen und Vergessen der Pille, Nichterscheinen zur Kontrolluntersuchung bei der Spirale etc. Damit ergibt sich gewissermaßen ein Problemkollektiv von 245 Frauen, die bezüglich einer sicheren Kontrazeption Schwierigkeiten hatten.

Wenn wir uns das *Nebenwirkungsprofil* des Gesamtkollektivs anschauen, so ergibt sich folgendes Bild:
56% der Untersuchten hatten in den vergangenen Monaten keinerlei Nebenwirkungen seitens der verwendeten kontrazeptiven Methoden, bei 1% waren schwere somatische, bei 17% leichte somatische und bei 19% subjektive Nebenwirkungen aufgetreten. Knapp 6% klagten zum Untersuchungszeitpunkt über psychische Nebenwirkungen der Kontrazeption.
Betrachten wir nun die Ebene der *somatischen Vorsorge und Betreuung* außerhalb der Kontrazeption:
Insgesamt wurden in der Querschnittuntersuchung bei 279 Frauen somatisch relevante Befunde erhoben. Bei 46 Frauen fanden sich Vorstufen oder Frühstadien einer karzinomatösen Erkrankung der Genitalorgane oder der Mamma. Bei 54 Frauen wurde eine sexuell übertragbare Krankheit diagnostiziert, bei 42 Patientinnen organische Erkrankungen der Genitalorgane, wie Uterus myomatosus, Ovarialzysten etc. und bei 170 Frauen leichte Genitalinfektionen wie Soor, Trichomonaden, Gardnerella.
28 Patientinnen, die in der Abteilung betreut wurden, kamen in die Konsultation wegen einer sekundären Infertilität.
Betrachten wir nun die *psychosoziale Ebene,* so ergibt sich folgendes Bild (Abb. 2):
– Zum Untersuchungszeitpunkt gaben 105 Frauen partnerschaftliche und sexuelle Schwierigkeiten an. Während des gesamten Betreuungszeitraums waren dies 376 Klientinnen.
– Bei 121 dieser Frauen standen Partnerkonflikte außerhalb der Sexualität im Vordergrund. 255 gaben sexuelle Probleme und Schwierigkeiten an. Bei 45 Patientinnen standen diese Symptome in direktem Zusammenhang mit der Kontrazeption.
– Am häufigsten wurden Libidostörungen beklagt, gefolgt von Orgasmusschwierigkeiten, Dyspareunie und Vaginismus.

Betrachtet man die Sexualanamnese, so findet man, daß bei 102 Frauen die sexuellen Probleme bereits in der Adoleszenz begannen bzw. bestanden haben. Sie hatten darüber aber nicht gesprochen. Bei 193 Frauen war die Lebensphase zwischen 20 und 30 betroffen, bei 81 der Patientinnen die Phase zwischen 30 und 40 Jahren. Es zeigte sich somit, daß bei der Hälfte der Frauen die Sexualstörung bereits seit längerer Zeit bestand und erst nach langer Betreuung in der

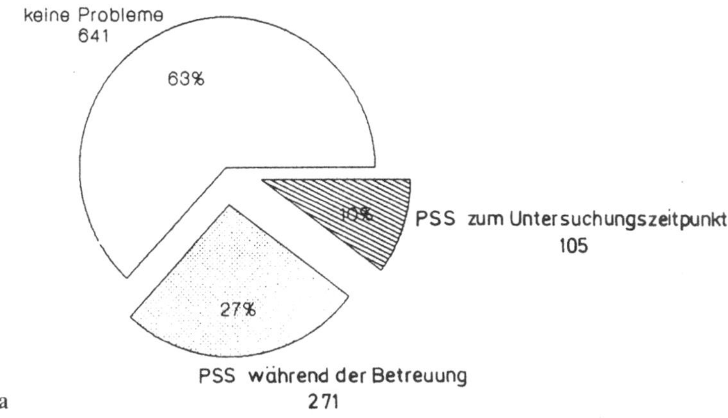

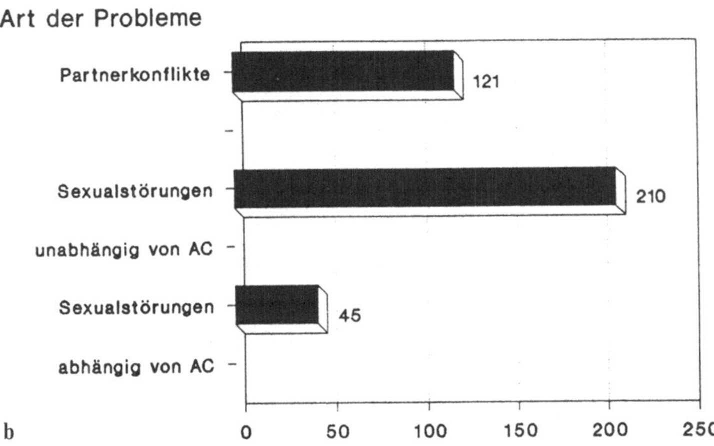

Abb. 2a, b. Psychosoziale Betreuung. Partnerschafts- und Sexualstörungen (*PSS*)

Sprechstunde von den betreffenden Frauen geäußert und angesprochen wurde. Vom gesamten Kollektiv gaben 40% an, daß sie seit Beginn der sexuellen Aktivität Probleme und Schwierigkeiten hatten. Dies zeigt die große Bedeutung der frühen Beratung in der Adoleszenz.

Zum Untersuchungszeitpunkt waren 36 Frauen ungewollt schwanger, während der gesamten Betreuung betraf dies allerdings rund ein Drittel der von uns betreuten Patientinnen. Bei 180 war die ungewollte Schwangerschaft der Grund für die Erstkonsultation in unserer Abteilung, 157 Frauen wurden im Laufe der Betreuung ungewollt schwanger (Abb. 3). Nach Beratung und Besprechung der Situation entschlossen sich 113 Frauen zum Austragen des Kindes, 224 äußerten den Wunsch nach Schwangerschaftsabbruch. Dieser wurde bei 185 an unserer Klinik durchgeführt.

Wichtig war, daß die Hälfte der Frauen vor dem Abbruch nur eine kontrazeptive Methode angewandt hatte, mit anderen Methoden also nicht vertraut war. Insgesamt hatten nur 36% Erfahrungen mit sicheren Verhütungsmitteln. Dies

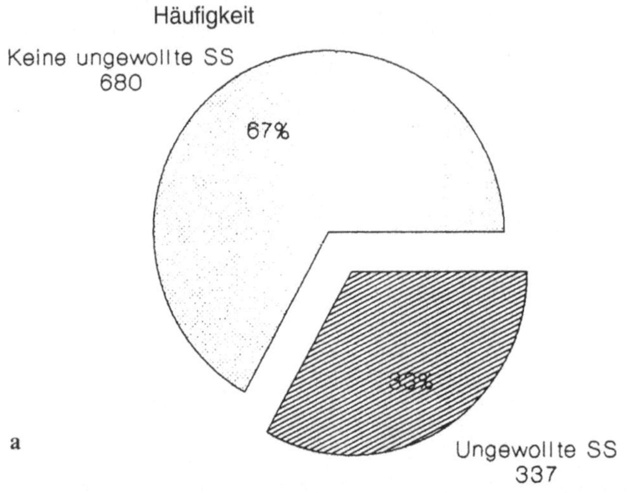

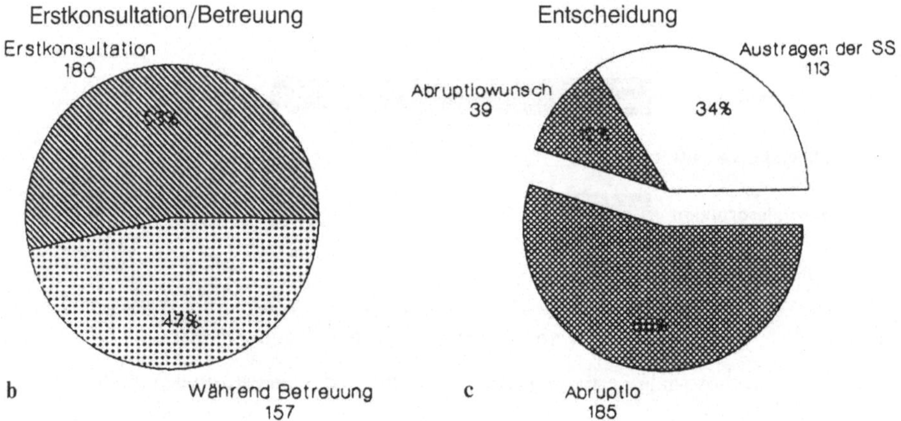

Abb. 3a–c. Ungewollte Schwangerschaft (*SS*): Häufigkeit, Betreuung, Entscheidung

zeigt u. E. die Wichtigkeit einer umfassenden Beratung, die neben der aktuell verwendeten Methode auch die anderen kontrazeptiven Methoden vorstellt, um den Frauen und Männern in bestimmten Situationen Alternativen zu eröffnen. Dies gilt besonders für die Gruppe der Frauen, die die Pille absetzen, ohne den Arzt darüber zu informieren. Auffallend war die Katamnese der nachfolgenden Schwangerschaften. Bei 160 Frauen umfaßte der Betreuungszeitraum mindestens 4 Jahre. Davon waren 74 Frauen erneut schwanger, bei 86 Frauen fand sich keine Schwangerschaft. 35 Patientinnen führten erneut eine Interruptio durch, 33 trugen die Schwangerschaft aus, und bei 6 kam es zum Spontanabort (Abb. 4).

Wenn wir den Zeitabstand zur erneuten Schwangerschaft betrachten, so wurden 12 Frauen innerhalb des ersten Jahres erneut schwanger, wovon 6 eine erneute Interruptio durchführten und 5 austrugen, 1 Abort. Weitere 11 Frauen wurden

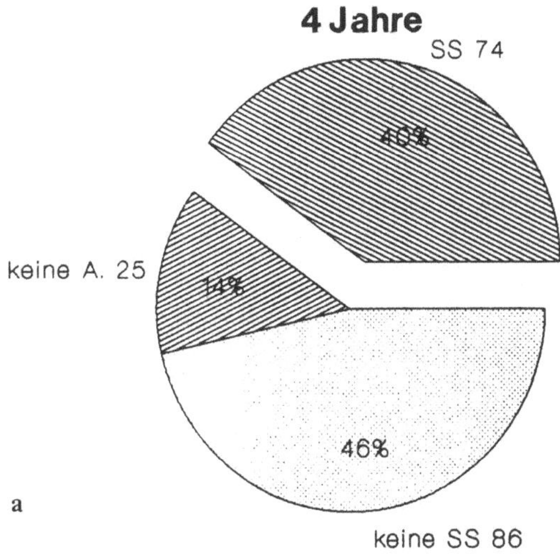

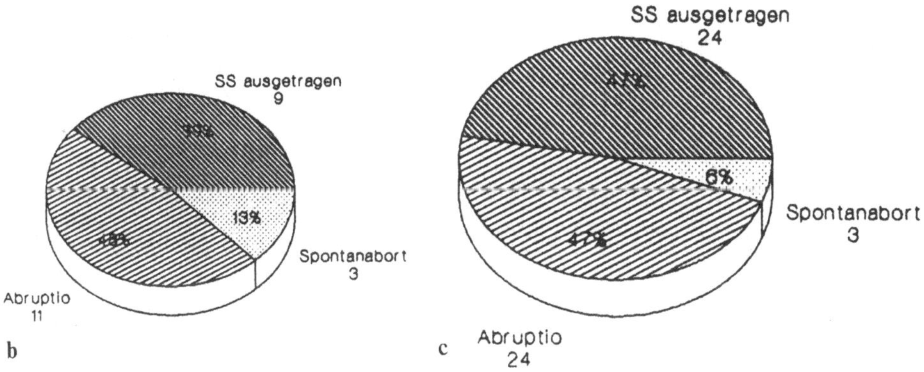

Abb. 4a–c. Ungewollte Schwangerschaft (*SS*): Katamnese

innerhalb 2 Jahren erneut schwanger, 5mal Interruptio, 4mal wurde die Schwangerschaft ausgetragen. Bei 51 trat die Schwangerschaft in einem Zeitabstand von mehr als 2 Jahren ein.

Betrachten wir nun zum Schluß noch den Bereich der psychosomatischen Vorsorge und Betreuung:

– Von den untersuchten 1017 Frauen gaben zum Untersuchungszeitpunkt 213 funktionelle körperliche Beschwerden an (Abb. 5). Bei weiteren 277 Frauen waren im Verlauf der Betreuung irgendwann solche Beschwerden aufgetreten. Insgesamt wurden also von 490 funktionelle körperliche Symptome während des Betreuungszeitraums angegeben. Bei 251 Probandinnen entstanden diese

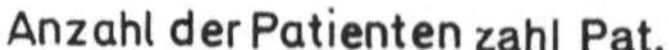

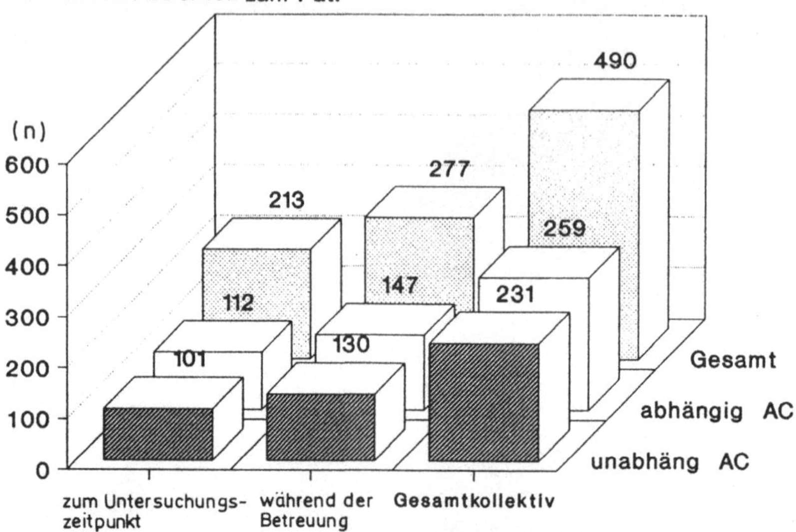

Abb. 5. Psychosomatische Symptome: Häufigkeitsbeziehung zur Kontrazeption (*AC*)

Beschwerden im direkten Zusammenhang mit der Verwendung einer kontrazeptiven Methode. Bei 232 Frauen wurden diese Beschwerden unabhängig von der Kontrazeption oder bei ganz unterschiedlichen Methoden beobachtet.

– Am häufigsten werden Schmerzsymptome geklagt (Abb. 6), gefolgt von psychovegetativen Dysfunktionen, Streßsymptomen, psychoendokrinen Dysfunktionen, Eßstörungen und schließlich Störungen der Körperwahrnehmung.

Diese Beschwerden und Symptome werden in unterschiedlicher Intensität und Dauer angegeben. Am häufigsten wurden die Symptome als chronisch rezidivierend/leicht angegeben und etwa gleich häufig werden die Beschwerden als kurzdauernd/leicht und chronisch rezidivierend/schwer und am seltensten als kurzdauernd/schwer charakterisiert. Wenn die Art, Anzahl und Schwere der geklagten Symptome im Bezug auf die einzelnen Patientinnen analysieren, so ergibt sich folgendes Bild:

– Am häufigsten wird über 2–3 Symptome gleichzeitig geklagt; 138 gaben ein isoliertes Symptom an, bei 114 Patienten fanden sich 4 und mehr Symptome gleichzeitig im Sinne einer funktionellen Polysymptomatik.

– Bei 318 Frauen (31%) hatten die Beschwerden zu einer leichten Beeinträchtigung ihres Wohlbefindens ohne wesentlichen Krankheitswert geführt, wobei es allerdings nicht selten zu einer Beeinträchtigung der Motivation zur Kontrazeption kam. Bei 114 Frauen wurden solche leichten Beschwerden jedoch chronisch rezidivierend beobachtet. Bei 172 Patientinnen führten diese funktionellen körperlichen Symptome zu einer schweren Beeinträchtigung

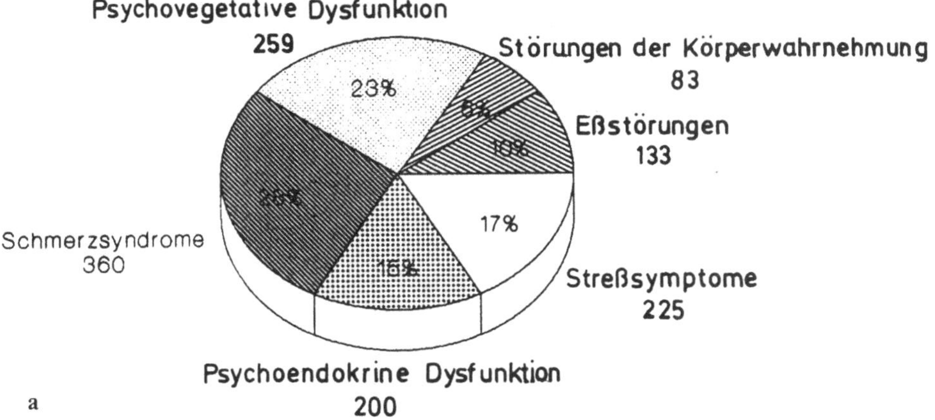

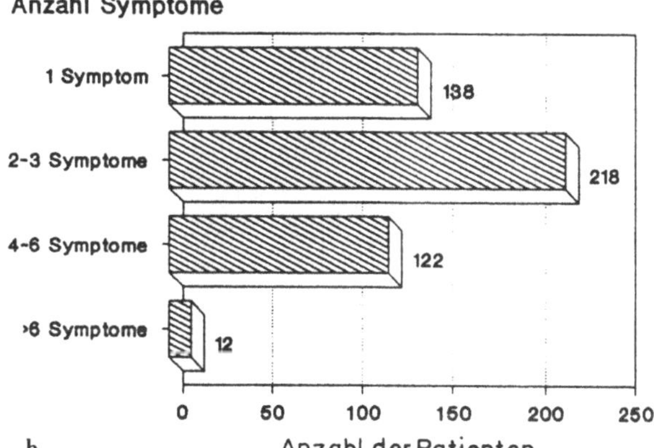

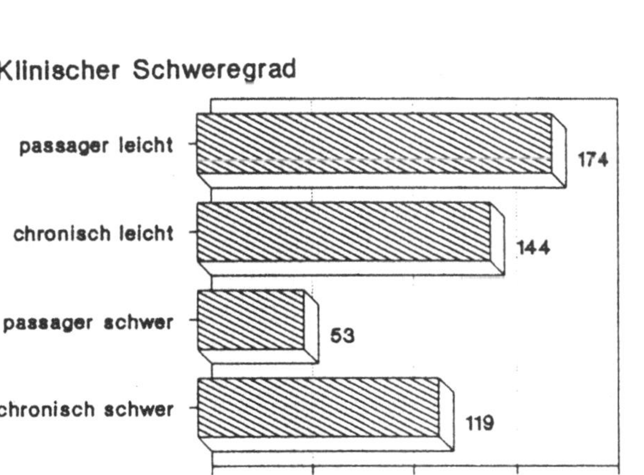

Abb. 6 a–c. Psychosomatische Symptome: **a** Art, **b** Anzahl, **c** klinischer Schweregrad

ihres Wohlbefindens und ihrer Lebensqualität. Bei 118 handelte es sich um eine chronisch schwere Polysymptomatik im Sinne einer schweren psychosomatisch-funktionellen Morbidität.

Zusammenfassung

Auch in der Ära sicherer kontrazeptiver Methoden hat die Familienplanungssprechstunde neben der Geburtenkontrolle eine wichtige präventiv medizinische Aufgabe, bei der im Sinne der biopsychosozialen Sprechstunde somatische und psychosoziale gesundheitliche Risiken erkannt und vermindert werden. Anhand einer empirischen Untersuchung konnten wir zeigen, daß für die Mehrzahl der von den Frauen angegebenen gesundheitlichen Probleme und Schwierigkeiten die betreuenden Ärzte neben der somatischen Ausbildung über eine gründliche psychosomatische und psychosoziale Kompetenz verfügen müssen. Die Familienplanungssprechstunde eignet sich deshalb besonders gut für die praktische Integration von naturwissenschaftlich-technischer und psychosozialer Medizin.

Literatur

Guttmacher AF (1966) Familienplanung in der Praxis. Kinderzahl nach freier Wahl. Müller, Rüschlikon, Zürich Stuttgart Wien
Lader L (1955) The Margaret Sanger Story and the fight for birth control. Doubleday, Garden City, New York

Krankheitsverarbeitung bei Mammakarzinompatientinnen nach Sofortrekonstruktion der Brust

W. Neuhaus, S. Nasse, M. Kusche, A. Bolte

Als im Bereich der Onkologie tätige Gynäkologen werden wir in der Regel nur mit einem Teilspektrum der Probleme unserer Mammakarzinompatientinnen konfrontiert. Wir erleben die Erstreaktion auf die Diagnosemitteilung, die meist in Angst, Bestürzung und Ohnmachtsgefühlen besteht. Wir beraten und informieren unsere Patientinnen dann ausführlich bezüglich der unterschiedlichen Therapiemöglichkeiten und begleiten sie während Primärbehandlung und Nachsorge. Die Gesprächsthemen umfassen den Heilungsverlauf, die Ergebnisse von Histologie und Staging, evtl. die Notwendigkeit einer Nachbehandlung sowie die Prognose der Erkrankung. Die operative Primärbehandlung des Mammakarzinoms beinhaltet jedoch für die Patientin passagere oder sogar persistierende psychosoziale Belastungen, deren Aufarbeitung erst zu einem viel späteren Zeitpunkt nach Entlassung aus der stationären Behandlung stattfindet. Ich denke in diesem Zusammenhang insbesondere an das Problem des Organverlusts. Trotz zunehmender Anwendung brusterhaltender Operationsverfahren beim kleinen Mammakarzinom, meist noch im Rahmen kontrollierter Studien, besteht die operative Standardtherapie für den Großteil der betroffenen Frauen nach wie vor in der eingeschränkt radikalen Mastektomie mit axillarer Lymphonodektomie. Berücksichtigt man die große biologische, sexuell-erotische und kosmetische Bedeutung der weiblichen Brust, so muß die Mammakarzinompatientin in diesem Zusammenhang als außerordentlich belastet angesehen werden.
Bei einer z. Z. an der Universitätsfrauenklinik Köln stattfindenden Umfrage zum Thema „Krebsvorsorgeverhalten" äußerte etwa jede 5. Patientin, die Vorstellung der Mastektomie sei für sie ängstigender als die maligne Erkrankung selbst. Dementsprechend beurteilten drei Viertel der befragten Frauen den Organverlust der weiblichen Brust schwerwiegender als den Verlust des Uterus im Rahmen einer Hysterektomie. In einer anderen Studie führten wir präoperative Interviews zu krankheitsbezogenen Ängsten bei Patientinnen vor einer geplanten Brustoperation durch. Hier lag die Angst vor der möglichen Konsequenz einer Mastektomie, quantifiziert mittels Analogskalen, in annähernd gleicher Höhe wie die Angst vor dem histologischen Ergebnis eines Malignoms. Narkose, operative Komplikationen oder postoperative Schmerzen erwiesen sich demgegenüber als sehr viel weniger angstbesetzte Themen.
Eigene Untersuchungen zur Krankheitsverarbeitung von Mammakarzinompatientinnen haben gezeigt, daß insbesondere die Bereiche des Selbstwertgefühls,

der weiblichen Identität und Attraktivität sowie der Partnerschaft und Sexualität in der postoperativen Phase eine schwere Krise durchleben (Neuhaus et al. 1989). Entscheidende Bedeutung wird hier der Krankheitsverarbeitung innerhalb der ersten 6 Monate beigemessen, wobei das Persistieren einer passiv-resignativen Grundhaltung als prognostisch ungünstig gewertet werden muß, und zwar sowohl die psychosoziale als auch die somatische Prognose betreffend (Buddeberg 1981; Buddeberg et al. 1988).

In Kenntnis dieser Problematik wurden in der Vergangenheit Operationsverfahren entwickelt, die eine Rekonstruktion der Brust nach Mastektomie ermöglichen. Bei entsprechendem Wunsch der Patientin bevorzugen wir die Sofortrekonstruktion der Brust mittels Radovan-Prothesen, welche nach ausreichender Vordehnung des Hautmuskelmantels in einem zweiten Eingriff gegen das endgültige Silikonimplantat ausgetauscht werden. Simultan kann eine Angleichung, meist Reduktion der gesunden Brust, sowie eine Mamillenrekonstruktion vorgenommen werden.

Zur Klärung der Frage, inwieweit wir unseren Mammakarzinompatientinnen mit einer solchen für alle Beteiligten sicher sehr aufwendigen Rekonstruktion dienen, haben wir in den vergangenen 2 Jahren eine vergleichende Pilotstudie zur Krankheitsverarbeitung bei Mammakarzinompatientinnen mit und ohne Sofortrekonstruktion der Brust durchgeführt. Die Datenerhebung erfolgte mit Hilfe eines selbstentwickelten Fragebogeninstrumentariums, welches neben den persönlichen und medizinischen Daten der Patientin mit 80 Fragen den Bereich der Problembewältigung nach operativer Primärbehandlung eines Mammakarzinoms erfaßt.

Befragt wurden 50 Mammakarzinompatientinnen anläßlich einer ambulanten Vorstellung in der Nachsorgesprechstunde der Universitätsfrauenklinik Köln. 18 dieser Frauen hatten im Anschluß an die eingeschränkt radikale Mastektomie nach Patey die Möglichkeit der operativen Sofortrekonstruktion der Brust wahrgenommen. Die operative Primärbehandlung lag bei allen Patientinnen mindestens ein halbes Jahr zurück. Beide Kollektive setzen sich aus den Tumorstadien pT1N0M0 bis pT2N1M0 zusammen.

Wir fragten zunächst nach der Erstreaktion auf die Diagnosemitteilung. Diese bestand bei dem überwiegenden Teil beider Patientenkollektive in Angst, Bestürzung und der Bereitschaft, der Erkrankung Widerstände entgegenzusetzen. Suizidgedanken wurden zu diesem Zeitpunkt überwiegend verneint, passagere depressive Verstimmungszustände traten in annähernd 50% der Fälle auf. Bemerkenswert erscheint die Tatsache, daß ein Vermeidungsverhalten im Sinne der Verdrängung und Ablenkung bei den Patientinnen mit Sofortrekonstruktion weniger ausgeprägt war. Insbesondere imponiert jedoch das vorherrschende Gefühl der Hilflosigkeit in der Gruppe der mastektomierten Patientinnen (Abb. 1).

Im weiteren Verlauf der Krankheitsverarbeitung gewinnen die psychischen Folgen des Organverlusts zunehmend an Bedeutung. Neben der nahezu von allen Patientinnen geäußerten Angst vor der Metastasierung und somit Progredienz der Erkrankung bestimmen insbesondere Einschränkungen des Selbstwertgefühls, bedingt durch einen Verlust der körperlichen Integrität und des Bewußtseins weiblicher Attraktivität, die Phase der Krankheitsverarbeitung

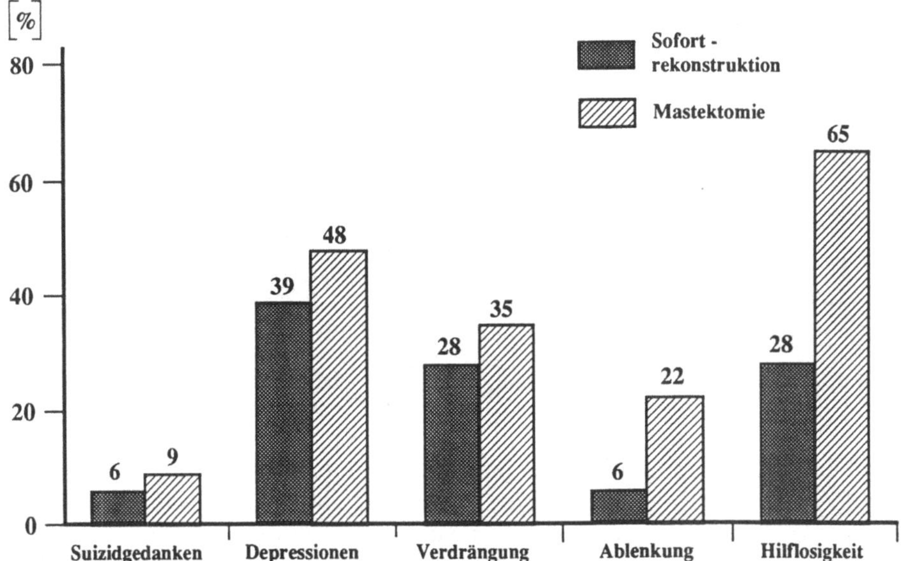

Abb. 1. Erstreaktion auf die Diagnose „Mammakarzinom"

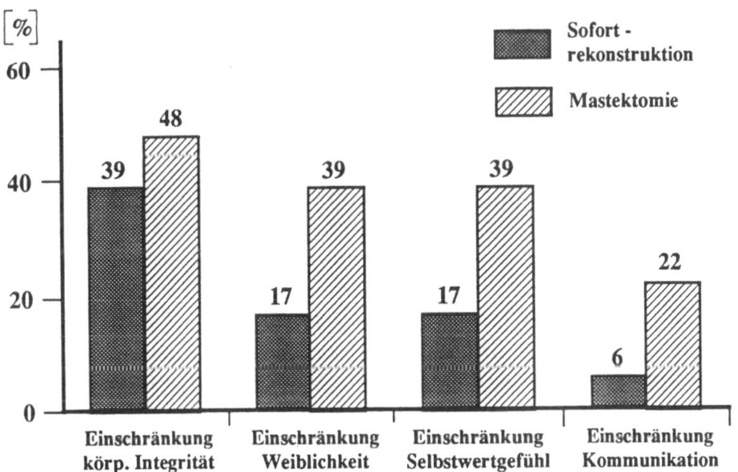

Abb. 2. Identitätsprobleme in der postoperativen Phase

nach Entlassung aus der Klinik. Diese Einschränkungen wurden in der Gruppe
der mastektomierten Patientinnen deutlich häufiger empfunden, entsprechend
höher lag die Rate der geäußerten Kommunikationsstörungen (Abb. 2).
Dementsprechend gestaltete sich die Wiedereingliederung in das soziale Umfeld
in der Gruppe der mastektomierten Patientinnen problematischer. Etwa jede
vierte Patientin gab hier an, ihre sozialen Kontakte infolge der Mammakarzi-

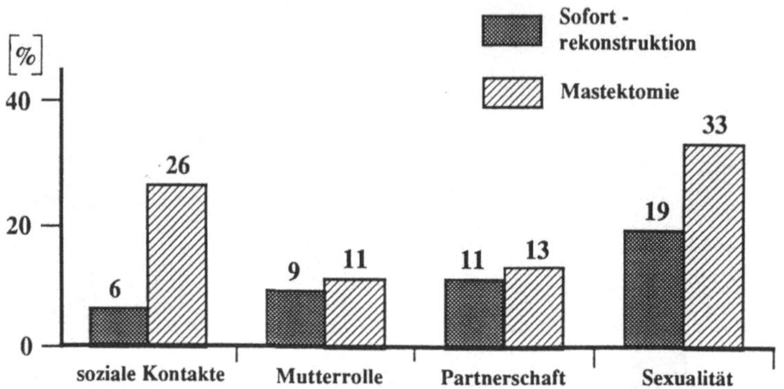

Abb. 3. Probleme der Wiedereingliederung in das soziale Umfeld

nomerkrankung reduziert zu haben. Die körperliche Leistungsfähigkeit im Beruf, im Haushalt sowie bei der Ausübung von Sport war bei beiden Patientenkollektiven in etwa gleichem Maße eingeschränkt. Auch im näheren sozialen Umfeld fand sich eine weitgehende Übereinstimmung zwischen beiden Patientenkollektiven, Probleme im Umgang mit den Kindern sowie in der Partnerschaft wurden überwiegend verneint. Einschränkungen im Bereich der Sexualität, speziell der eigenen sexuellen Erlebnisfähigkeit, äußerten die mastektomierten Patientinnen jedoch annähernd doppelt so häufig wie die Patientinnen mit Aufbauplastik. Da die Beantwortung der Fragen zur Sexualität von etwa 35% der mastektomierten Patientinnen abgelehnt wurde gegenüber weniger als 10% in der Gruppe mit Sofortrekonstruktion, muß davon ausgegangen werden, daß die Unterschiede zwischen beiden Kollektiven in diesem Bereich noch weitaus größer sind, als diese Zahlen belegen (Abb. 3).
In Übereinstimmung mit den Ergebnissen anderer Autoren (Buddeberg 1981; Eicher 1984; Granitzka 1984) unterscheiden sich auch in unserer Pilotstudie die Patientinnen, die sich für eine Sofortrekonstruktion der Brust entschieden hatten, durch Persönlichkeitsmerkmale wie Aktivität und emotionale Offenheit von der häufig ängstlich-passiven Haltung der ausschließlich mastektomierten Frauen. Inadäquate Anpassungsmechanismen wie Verleugnung und Isolation wurden seltener beobachtet, die Wiedereingliederung in das soziale Umfeld war dementsprechend begünstigt. Diesem Prozeß der aktiven Anpassung an die Erkrankung werden nach Buddeberg nicht nur Auswirkungen auf Lebensqualität und Wohlbefinden, sondern auch auf Prognose und Verlauf der Erkrankung beigemessen (Buddeberg et al. 1988; Greer et al. 1979; Pettingale 1984).
Zahlreiche Fragen zur psychosozialen Problematik des Mammakarzinoms bleiben offen:
Welche Ängste bestimmen die perioperative Situation der Mammakarzinompatientinnen, und welche Bedeutung kommt in diesem Zusammenhang der intraoperativen Schnellschnittuntersuchung zu?
Wie bewältigt die brusterhaltend operierte Mammakarzinompatientin ihre Rezidivangst?

Wie groß ist die Diskrepanz zwischen Erwartungshaltung der Patientin und Leistungsfähigkeit der Methode bei der Sofortrekonstruktion der Brust und welche Rolle spielt in diesem Zusammenhang die präoperative Aufklärung?
Wie verändern sich die psychosozialen Auswirkungen des Mammakarzinoms im Verlauf der ersten 2–3 Jahre, und welche Faktoren beeinflussen die Prognose der Krankheitsbewältigung?
Fragen, die es durch prospektive Verlaufsbeobachtungen anhand möglichst großer Patientenkollektive zu klären gilt; eine entsprechende Studie findet an der Universitätsfrauenklinik Köln seit etwa einem Jahr statt; erste Ergebnisse können voraussichtlich bei der diesjährigen Tagung der Deutschen Gesellschaft für Gynäkologie und Geburtshilfe in Hamburg vorgelegt werden.

Literatur

Beck A, Springer-Kremser M (1978) Die Mastektomie-Patientin. Sexualmedizin 7:825–831
Buddeberg C (1981) Psychosoziale Aspekte der Mastektomie. Gynakol Rundschau [Suppl 1] 21:125–129
Buddeberg C, Riehl-Emde A, Landolt-Ritter C, Steiner R, Sieber M, Richter D (1988) Tumorstadium, Lebensqualität und Krankheitsverarbeitung von Patientinnen mit Mammakarzinom. In: Teichmann AT, Dmoch W, Stauber M (Hrsg) Psychosomatische Gynäkologie und Geburtshilfe 1988. Springer, Berlin Heidelberg New York Tokyo
Eicher W (1984) Chancen der Mammachirurgie, Teil II: Probleme der Wiederaufbauplastik und Reduktion. Sexualmedizin 13:196–206
Eicher W, Herms V (1976) Sexualverhalten nach gynäkologischen Operationen. Sexualmedizin 12:861–865
Engel K, Müller A, Kaufmann M, Fournier D von, Schmidt W (1988) Zur Frage der Lebensqualität nach brusterhaltender Therapie des Mammakarzinoms. Frauenarzt 6:697–703
Granitzka S (1984) Motivationen zur Brustrekonstruktion bei Frauen mit Ablatio mammae. In: Jürgensen O, Richter D (Hrsg) Psychosomatische Probleme in der Gynäkologie und Geburtshilfe. Springer, Berlin Heidelberg New York Tokyo
Greer S et al. (1979) Psychological response to breast cancer: Effect on outcome. Lancet I:785–787
Herms V (1984) Angst vor Organverlust. Sexualmedizin 14:74–80
Kindermann G (1983) Brustrekonstruktion nach Mastektomie: Nicht nur ein operationstechnisches Problem. Geburtshilfe Frauenheilkd 43:33–35
Neuhaus W, Nasse S, Kusche M, Bolte A (1989) Sofortrekonstruktion der Mamma nach Mastektomie – Eine Maßnahme zur Verbesserung der psychischen Rehabilitation. Arch Gynecol Obstet 254:715–716
Pettingale KW (1984) Coping and cancer prognosis. J Psychosom Res 28:363–364
Springer-Kremser M (1985) Die erotische Bedeutung der Brust. Sexualmedizin 14:180–188
Wenderlein JM (1978) Die weibliche Brust. Sexualmedizin 7:307–311

Ergebnisse aus der psychosomatischen Arbeit mit Chemotherapiepatientinnen

W. Schuth

Im folgenden möchte ich, abgeleitet aus mehrjähriger medizinischer und psychologischer Tätigkeit mit Patientinnen unter Chemotherapie, aus einer Intensivuntersuchung an 21 Patientinnen mit Ovarialkarzinom über die gesamte Dauer der Chemotherapie sowie aus Gruppengesprächen mit ca. 300 Patientinnen, einen allgemeinen anwendungsrelevanten Wahrnehmungs- und Interpretationsrahmen für den Umgang mit der Patientin unter Chemotherapie anbieten. Ziel ist dabei, aufzuzeigen, daß mit relativ wenig Bemühung und ohne psychologische Kenntnisse eine erhebliche Entlastungs- und Bewältigungshilfe für die Patientin erreicht werden kann, die sich positiv auf die Lebensqualität, nicht unbedingt auf die Nebenwirkungsrate und -intensität der Chemotherapie, aber z. B. deren Bewertung, auswirkt.

Zur Situation und zum Vorwissen der Patientin

Die Patientin weiß, wie jede andere Patientin mit Malignom auch, daß sie „Krebs" hat. Dieses Wissen ist weitgehend, trotz aller Aufklärungsbemühungen, undifferenziert und bestimmt von der kollektiven Vorstellung, daß Krebs unheilbar unter Schmerz und Siechtum zum Tod führt. Als kurativ oder auch nur noch palliativ orientierte Therapie dieses „Krebses" wird ihr nun die Chemotherapie dringend empfohlen. Das heißt aber für die Patientin übersetzt: Die als Krebstherapie allgemein akzeptierte und als wirksam und sinnvoll anerkannte Operation, die einzig richtige Therapie in ihren Augen, hat versagt, den Krebs nicht weggemacht, sie nicht gesund gemacht. Bereits in diesem frühen Behandlungsstadium hat der Krebs also die befürchtete Qualität einer nicht zu besiegenden Krankheit erhalten.
Und ausgerechnet von der Chemotherapie, von der „man" ja weiß, daß sie unwirksam, schädlich, mit extremen Nebenwirkungen behaftet ist und die Körperabwehr schädigt, soll nun der Krebs, der der Operation siegreich widerstanden hat, besiegt werden, soll nun die Heilung erreicht werden!
Die Patientin befindet sich nicht nur in einer Schocksituation durch die mit der Diagnose „Krebs" verbundenen Konnotationen, sondern auch in einer massiven kognitiven Dissonanz: Die Operation hat ganz oder teilweise ihr Ziel nicht erreicht, und dieses Ziel soll nun ausgerechnet mit einer unsinnigen, schädlichen und unwirksamen Therapie erreicht werden! Das Gift soll das

Leben retten, und der Arzt verbündet sich auch noch mit dem Gift gegen die Patientin.

Zur Verdeutlichung dieser kognitiven Dissonanz, beruhend auf der Einschätzung der Chemotherapie als einer fatalen Therapie, einige Hinweise:

1. Was wissen Patientinnen initial von der Chemotherapie trotz erfolgter formaler Aufklärung? Nahezu nichts, außer daß Nebenwirkungen schlimmsten, stärksten und bedrohlichsten Ausmaßes als sicher eintretend antizipiert werden, besonders festgemacht am Haarausfall, der einen – für einen Mann wahrscheinlich in seiner Dramatik gar nicht einfühlbaren – Verlust an Attraktivität, Vitalität und weiblichem Selbstwert darstellt.

   Statt einem auf rezipierter Sachinformation begründeten Wissen dominiert eine diffuse, bedrohliche Vorstellung von etwas ganz Schlimmem, kognitiv nicht Strukturierbarem bzw. die an der Applikationsform der Chemotherapie festgemachte Vorstellung: „Todesflaschen", „Todesspritzen", „Allestöter", „Gift", „Abwehrausradierer".

2. Fehlendes Wissen wird substituiert durch Vorwissen bzw. Informationen und Kommentare aus der sozialen Lebenswelt, die die Chemotherapie als unwirksame und schädigende Therapie qualifizieren: „Das hat noch nie etwas genutzt", „Da fallen dir doch nur die Haare aus", „Du bist nur Versuchskaninchen", „Denen (= Ärzte) fällt halt sonst auch nichts mehr ein". Bestätigt wird dieses Vorwissen durch die Beobachtungen und Mitteilungen der bereits unter Chemotherapie stehenden Mitpatientinnen, deren schlechten Allgemeinzustand, den Haarausfall, v. a. durch deren Berichte, die zur eigenen Angstreduktion angstauslösend auf die „Neue" übertragen werden. Ärzte und Schwestern bestätigen ungewollt dieses Vorwissen um etwas gefährlich Schädliches: Beim Aufziehen und Applizieren der Medikamente werden Handschuhe getragen, die Präparation geschieht (angeblich) im „Sauerstoffzelt", die leeren Flaschen wandern in einen besonderen Abfallbehälter; Mimik, Gestik und Sprachduktus bestätigen diese Beobachtungen.

Zentrale Aufgabe des Arztes wäre somit vor Beginn der Chemotherapie und für deren gesamte Dauer, fortlaufend den Transformationsprozeß bei der Patientin anzuregen und zu unterstützen und damit die kognitive Dissonanz zu verringern bzw. aufzulösen: von der initialen Einstellung zur Chemotherapie als einem „schädigenden Gift" zur Chemotherapie als einem „Lebensretter".

Dazu benötigt die Patientin zunächst Informationen, nach denen sie aber nicht selbst und aktiv den Arzt befragt, sondern Mitpatientinnen, Schwestern, den Psychologen, Putzfrauen.

Warum besorgt sich die Patientin die notwendigen Informationen nicht durch Nachfrage beim Arzt?

- Die Mehrheit der Patientinnen gehört zur Unterschicht, kodiert eher restringiert als elaboriert. Es ist nicht üblich, einen schicht- und statushöheren Arzt von sich aus anzusprechen und zu fragen; sondern üblich ist, zu schweigen, zuzuhören und zu antworten.
- Der durch die Diagnose „Krebs" ausgelöste Schock in Verbindung mit der offensichtlich nicht gelungenen bzw. ausreichenden Operation bringt die Patientin in solche Rat- und Hilflosigkeit, in einen solchen Kontrollverlust

über die eigene Situation, in eine solche, überwiegend stumme Panik, daß sie Fragen nicht einmal formulieren kann, also das Chaos nicht strukturieren kann. Da ferner ihre Frageangebote nonverbaler Art vom Arzt nicht wahr- und aufgenommen werden und von ihm nicht in direkte Fragen transformiert werden, kann er sich täuschen und das äußere Bild der ruhig, „gefaßten", fraglosen Patientin für deren innere Wirklichkeit ansehen.

- Bereits sehr früh, meist ausgelöst durch subjektiv nicht befriedigende, lediglich einmalig, punktuell und in einem Akt vollzogene, auch lexikalisch und semantisch unverständliche Aufklärung, ist die Patientin in ihrem Vertrauen in den Arzt als Informationsquelle so enttäuscht, daß sie ihn aus dieser Erfahrung heraus nicht mehr zur Chemotherapie zu fragen wagt.

Fragen zur Chemotherapie

Welche Fragen tauchen zu Beginn der Chemotherapie auf – häufig nicht beim Arzt als dem eigentlichen Adressaten, sondern im geschützten Raum der Gruppe und im stützenden Gespräch?

1. Die Frage nach der *Diagnose* und v. a. der *Prognose* mit dem Ziel, sich selbst ein Bild, eine Vorstellung von der Krankheit, dem eigenen Krebs zu machen und im günstigsten Fall eine Transformation vorzunehmen vom hilflosen Ausgeliefertsein („Der Krebs hat mich") hin zur aktiven Auseinandersetzung („Ich habe Krebs").
2. Die Frage nach der *Indikation* zur Chemotherapie: Ist sie nötig und warum? Warum hat die Operation versagt? Lohnt sich die Chemotherapie, v. a. hinsichtlich der bekannten Unwirksamkeit und Nebenwirkungsrate?
3. Wie läuft die Chemotherapie *organisatorisch* ab? Auf was habe ich mich einzustellen? Zum Beispiel:
   - Mit wieviel Zyklen und welchen Intervallen? Wie lange dauert das insgesamt? Auf welchen Zeitraum habe ich mich einzustellen?
   - Was ist ein Zyklus/Stoß? Warum nicht kontinuierlich, sondern zyklisch? In der Pause wächst doch der Krebs wieder!
   - Warum als Flasche, Spritze, Tablette? Tablette ist doch nicht so wirksam wie Spritze bzw. Flasche. Warum große Flasche bzw. kleine Tablette? Warum rote Spritze, und die Nachbarin hat weiße Spritze?
   - Warum nur ein Medikament bzw. Kombinationstherapie?
   - Warum und wann wozu welche routinemäßigen Zusatzuntersuchungen? Ist der Krebs gewachsen? Bin ich durch die Chemotherapie vergiftet?
   - Warum 3 oder 6 Zyklen? Die Nachbarin hat nur 3 Zyklen, also habe ich den schlimmeren Krebs?! Warum nur 3 Zyklen, versprechen sich die Ärzte also nichts davon?

Hintergrund dieser Fragen sind immer die Beobachtungen an Mitpatientinnen und deren Erfahrungen sowie eigenes Vorwissen und Vorurteile, die einen ständigen Vergleichsprozeß mit der eigenen Chemotherapie und Erkrankung erzwingen und katastrophale Fehleinschätzungen bedingen können.

4. Welche *Nebenwirkungen* erwarten mich mit welcher Wahrscheinlichkeit? Initial interessieren ausschließlich die pharmakologisch bedingten somatischen Nebenwirkungen. Wieder gerät die Patientin in eine kognitive Dissonanz: Je mehr Nebenwirkungen, desto wirksamer ist die Therapie, aber desto mehr wird auch die Körperabwehr geschwächt; je weniger Nebenwirkung, desto schwächer auch die Wirkung gegen den Krebs.

   Während der Chemotherapie verschiebt sich das Gewicht zunehmend von den somatischen auf die psychischen Nebenwirkungen: auf den Ekel, die Niedergeschlagenheit, die Angst, den Antriebsverlust, den sozialen Rückzug, das machtlose Ausgeliefertsein an Medizin, Krankenhaus und Zyklizität der Chemotherapie. „Ich bin nicht einmal mehr Herr meiner Zeit, geschweige denn meines Lebens!"

5. Die *Wirkungsweise* der Chemotherapie: Wie kann solch eine Spritze, Flasche solche Nebenwirkungen auslösen? Chemotherapie wird buchstäblich als unheimlich wirksames Unbekanntes antizipiert.

6. Was kann, soll, darf *ich* im Interval *tun*?

7. Wer *verantwortet* die Therapie, welche Erfahrungen liegen vor? Bin ich Versuchskaninchen oder erfolgt eine Standardtherapie?

Welche Informationen, abgeleitet aus diesen Fragen, könnten für die Patientin hilfreich sein?

1. Zur Indikation der Chemotherapie
   - Bei vollständiger Tumorreduktion: daß sich möglicherweise noch Krebszellen im Körper befinden, die so klein sind, daß sie nicht nachweisbar sind und daher durch Medikamente zerstört werden müssen.
   - Bei unvollständiger Tumorreduktion: daß eine weitere Ausdehnung der Operation für die Patientin zu gefährlich gewesen wäre, z. B. durch Tumorlokalisation an großen Gefäßen, am Darm, bei Peritonealkarzinose zu viele Löcher im Bauchfell entstanden wären mit dem Risiko der konsekutiven Verwachsungen und Darmlähmung.

     Unbedingt muß betont werden, daß die Chemotherapie heilungsnotwendig ist, daß bei Ablehnung der Chemotherapie oder Verzicht darauf die Prognose mit Sicherheit schlechter ist, die Patientin also eine Heilungschance auslassen würde. Dies setzt aber voraus, daß die medizinische Indikation zur Chemotherapie tatsächlich gegeben ist und auch der aufklärende bzw. durchführende Arzt vom prognostischen Gewinn überzeugt ist.

2. Zur Durchführung
   Es sollten exakt, am besten wiederholt und schriftlich, z. B. in Form eines individualisierten Merkblatts, folgende Informationen gegeben werden:
   - Begründung für Zyklizität der Chemotherapie, Anzahl der Zyklen und die Intervalldauer, jeweilige Dauer des stationären Aufenthalts;
   - Gesamtdauer der Chemotherapie, ggf. mit Erwähnung der abschließenden Second-look-Operation;
   - mögliche Gründe für Verschiebungen der Zyklen bzw. Dosisreduktion, insbesondere bei Leuko- und Thrombozytopenie;
   - Begründung für die Kombinationstherapie und Applikationsform;

– Ermutigung, im Intervall selbst auszutesten, was jeweils an Tätigkeiten möglich ist, und sich gleichzeitig vor Überforderungsansprüchen seitens der sozialen Umgebung, besonders der Familie, zu schützen.

3. *Zur Wirkweise:*
Die Patientin sollte eine Vorstellung darüber entwickeln, wie die Chemotherapie wirkt. Gut bewährt hat sich hier, die sich teilende maligne Zelle als Zielorgan der Chemotherapie einzuführen, die vom Medikament im Körper aufgesucht und vernichtet wird. Diese Vorstellung kann ausgebaut werden zur gelenkten Phantasie und Visualisierungen besonders während der Applikation, wie dies Simonton vorgeschlagen und entwickelt hat. Zwanglos lassen sich am Erfolgsorgan Zelle auch die Nebenwirkungen erläutern: Auch die sich teilende gesunde Zelle wird zerstört, da das Medikament nicht zwischen gesunder und maligner Zelle unterscheiden kann und daher besonders die sich rasch teilenden Blutzellen (rote und weiße Blutkörperchen, Gerinnungsplättchen) als Maßstab für die Dosierung herangezogen werden

Ergänzend zu diesen Informationen hat es sich hinsichtlich der Einstellungsänderung gegenüber der Chemotherapie bewährt, auch die Eigeninitiative der Patientin in ihrer Auseinandersetzung mit der Chemotherapie anzuregen, um so die Hilflosigkeit in aktives Coping zu transformieren.

Auf der kognitiven Ebene kann es hilfreich sein, die Patientin zu ermutigen, alle Fragen so oft zu stellen, bis sie eine Antwort erhalten hat, mit der sie konstruktiv umgehen kann. Das bedeutet für den behandelnden Arzt allerdings, bedingungslose Fragemöglichkeit zu schaffen und durchzuhalten! Ferner sollte die Patientin angeregt werden, einerseits aktiv die Gestaltung der Intervalle und andererseits die Zeit nach der Chemotherapie zu planen, wobei der Schwerpunkt der prospektiven Überlegungen nach dem Belohnungsprinzip darauf liegen sollte, was sich die Patientin als Belohnung für jeden Zyklus und die gesamte Chemotherapie vorstellen könnte. Nicht selten wird diese Ermutigung im Laufe der Zeit selbst umformuliert zur Frage nach dem subjektiven Sinn und Nutzen der Therapie über die Heilungshoffnung hinaus. Die Frage „Warum?" wird abgelöst von der Frage „Wozu?".

Auf der emotionalen Ebene sollte die Patientin immer wieder angeregt werden, ihre aversiven Gefühle gegenüber Medizin, Arzt, Krankheit und v. a. gegenüber der Chemotherapie zuzulassen und auch zu äußern und z. B. in gelenkten Phantasien während der Applikation mit dem Krebs ins Gespräch zu kommen, ihn von sich zu distanzieren, indem die Patientin der Erkrankung einen Namen gibt.

Auf der Verhaltensebene sollte die Patientin angeregt werden, sich jeweils gemäß ihrer aktuellen Befindlichkeit und Belastbarkeit zu verhalten. Das bedeutet für die meisten Frauen, von den Alltagspflichten, besonders der Versorgung der Familie, zumindest teilweise dispensiert zu sein, das Recht zu haben, nicht nach deren Erwartungen, sondern nach eigener Leistungsfähigkeit und eigenem, Interesse zu leben. Hierzu ist es unerläßlich, daß der Arzt nachdrücklich die Familie, insbesondere den Ehemann, darüber informiert, daß sich die Patientin wegen der Erkrankung und v. a. wegen der Therapie tatsächlich zurückziehen, schonen, auf sich selbst besinnen muß!

Wege zur Bewältigung des Klimakteriums.
Ein Vergleich zwischen Frauen einer Selbsthilfegruppe für klimakterische Frauen und Patientinnen einer Universitätsfrauenklinik

B. Leysen

Das Klimakterium ist eine Lebensphase mit Veränderungen auf biologischem, sozialem und psychischem Gebiet. Die psychosoziale Forschung betont die Bedeutung der sozialen und psychischen Probleme der Frauen in diesem Lebensabschnitt. Die Medizin hingegen hat die Neigung, alle Probleme auf ein hormonelles Defizit zu reduzieren. In ihrer extremen Form führte diese Polarisierung zu entgegengesetzten Lösungen. Unter feministischem Gesichtspunkt wird psychosoziale Hilfe befürwortet und werden Hormone strikt abgelehnt, in medizinischen Kreisen schwört man auf eine Hormontherapie. In Belgien ist die Debatte nicht so polarisiert: beide Wege zur Bewältigung der Probleme dieser Lebensphase schließen einander nicht aus.

Uns interessierten die Unterschiede zwischen Frauen, die primär eine medizinische Lösung ihrer Probleme in einer Universitätsfrauenklinik anstrebten, und Frauen, die in einer Selbsthilfegruppe für Frauen im Klimakterium Hilfe suchten.

Die Selbsthilfegruppen bestehen aus 12–16 Frauen zwischen 40 und 60 Jahren, die sich einmal pro Woche in Anwesenheit einer Gruppenleiterin treffen. Diese ist selber eine Frau im Klimakterium, die aber ein spezielles Training gehabt hat.

Die Zielsetzungen der Selbsthilfegruppen lauten: Bewußtmachung, Stärkung des Selbstvertrauens, Förderung der Selbstachtung, Durchbrechung der Isolation, Einsatz für eigene und allgemeine Belange, Verantwortungsbewußtsein für das eigene körperliche und seelische Wohlergehen und schließlich präventive Arbeit, um gesundes und kreatives Altern zu ermöglichen (Udris 1987).

Unsere zwei Arbeitshypothesen lauteten:
1. Das Bild der Frau im Klimakterium unterscheidet sich nicht in beiden Gruppen.
2. Die Teilnahme in der Selbsthilfegruppe beeinflußt das Verhältnis zum Ehemann nicht: die Anzahl der Frauen, die hierin eine Veränderung konstatieren, ist in beiden Gruppen gleich.

Methode

Die prospektive Untersuchung umfaßte 2 Gruppen von jeweils 40 Frauen im Klimakterium. Die Frauen aus den Selbsthilfegruppen nahmen hieran seit mindestens einem Jahr teil; die Patientinnengruppe bestand aus ambulanten

Tabelle 1. Eigenschaften der beiden Gruppen (*pm* postmenopausal)

	Selbsthilfe-gruppe (n = 40)	Patientinnen-gruppe (n = 40)
Familienstand:		
– verheiratet/stabile Partnerbeziehung	35	35
Hysterektomie mit bilateraler Adnexektomie	7	7
Hormonale Substitution	16	16
Menopause:		
– Perimenopause	11	11
– 1–2 Jahre pm.	3	4
– 3–5 Jahre pm.	5	6
– 6–9 Jahre pm.	7	7
– mehr als 10 Jahre pm.	13	11
– unbekannt	1	1
Alter: ≤ 50 Jahre	9	13
Schulbildung:		
– Volksschule	14	14
– mittlere Reife/Gymnasium	20	18
– Hochschule	6	8
Life events der letzten 6 Monate	12	10
Psychopharmaka	8	11
Berufliche Tätigkeit:		
– Hausfrau	26	23
– Teilzeit	14	7
– ganztags	–	10
Sport:		
– kein	13	26
– 1–2 Stunden pro Woche	13	10
– mehr als 3 Stunden pro Woche	14	4

Patientinnen der gynäkologischen Ambulanz der Universitätsklinik Antwerpen, die diese vorwiegend wegen klimakterischer Beschwerden aufgesucht hatten (Tabelle 1).

Alle Frauen waren flämische Belgierinnen im Alter von 39 bis 64 Jahren. Beide Gruppen wurden paarweise angeglichen im Hinblick auf Familienstand (1 von 8 Frauen war alleinstehend), vorausgegangene Hysterektomie mit bilateraler Adnexektomie (was bei 18% der Frauen der Fall war) und hormonelle Substitutionstherapie (40% der Frauen nahm ein Hormonpräparat).

Bezüglich der Menopause wurden die Frauen in 5 Gruppen eingeteilt: Perimenopause, 1–2 Jahre postmenopausal, 3–5 Jahre postmenopausal, 6–10 Jahre postmenopausal und mehr als 10 Jahre postmenopausal.

Bis auf 5 Paare konnten alle Frauen paarweise verglichen werden in bezug auf Dauer der Menopause (3 Paare unter hormoneller Substitutionstherapie, 2 Paare nach Hysterektomie mit bilateraler Adnexektomie ohne Hormonsubstitution). Alter, gynäkologische Daten, Anzahl der noch zu Hause verbliebenen Kinder, Bildungsgrad, Life events der vorangegangenen 6 Monate waren vergleichbar in beiden Gruppen. Beide Gruppen unterschieden sich aber in bezug auf beruflicher Tätigkeit und sportlicher Betätigung (s. Tabelle 1). Da die Selbsthilfegruppen sich nur tagsüber treffen, schließen sie automatisch Frauen mit Ganztagsarbeit aus. Die sportlichere Lebensweise der Frauen aus der Selbsthilfegruppe ist teilweise auf mehr Freizeit zurückzuführen. Bestimmt wird sie aber auch gefördert im Rahmen des vorherrschenden Prinzips der Eigenverantwortlichkeit für die Gesundheit in diesen Gruppen.

Das Instrument der Untersuchung war ein Fragebogen mit 80 geschlossenen oder Mehrwahlfragen.

Der zweite Teil der Untersuchung bestand aus jeweils mehreren Fragen zu folgenden Themen:

Bild der Frau im Klimakterium, Zufriedenheit mit der jetzigen Lebensphase, Selbstbild, neurovegetative und psychische Beschwerden, derzeitige Beziehung zum Ehemann und eventuelle Veränderung in der Beziehung seit der Menopause.

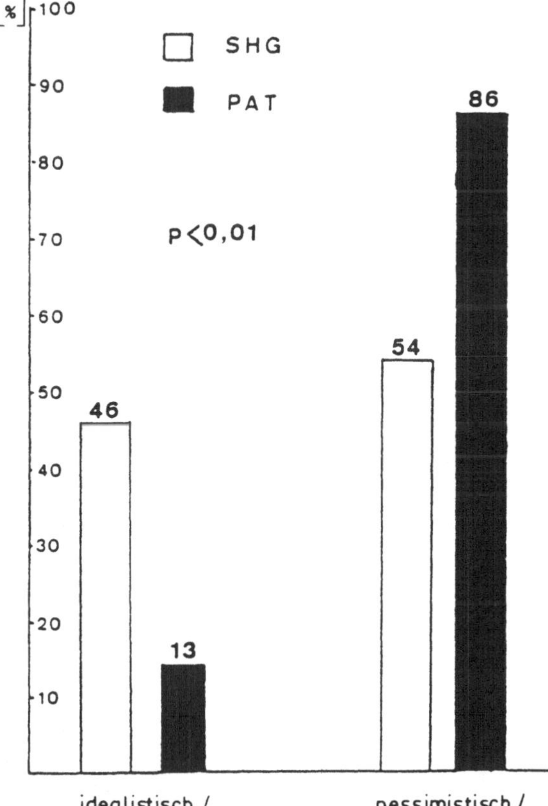

Abb. 1. Bild des Klimakteriums (*SHG* Selbsthilfegruppenmitglieder, *PAT* Patientinnen)

Ergebnisse

Zur Einschätzung des Klimakteriums wurden 7 verschiedene Aussagen vorgelegt. Sie wurden in leicht modifizierter Weise aus einer Untersuchung der International Health Foundation (1977) übernommen.

1. Der Mehrzahl der Frauen geht es nach der Menopause besser als vorher.
2. Für die Mehrzahl der Frauen ist das Klimakterium eine Zeit ohne besondere Bedeutung.
3. Bei der Mehrzahl der Frauen verursacht das Klimakterium *geringe vorübergehende* Beschwerden.
4. Bei der Mehrzahl der Frauen verursacht das Klimakterium *ernsthafte*, aber *vorübergehende* Beschwerden.
5. Die Mehrzahl der Frauen ist während einer Periode von 5 Jahren im Klimakterium nervös, labil und kränklich.

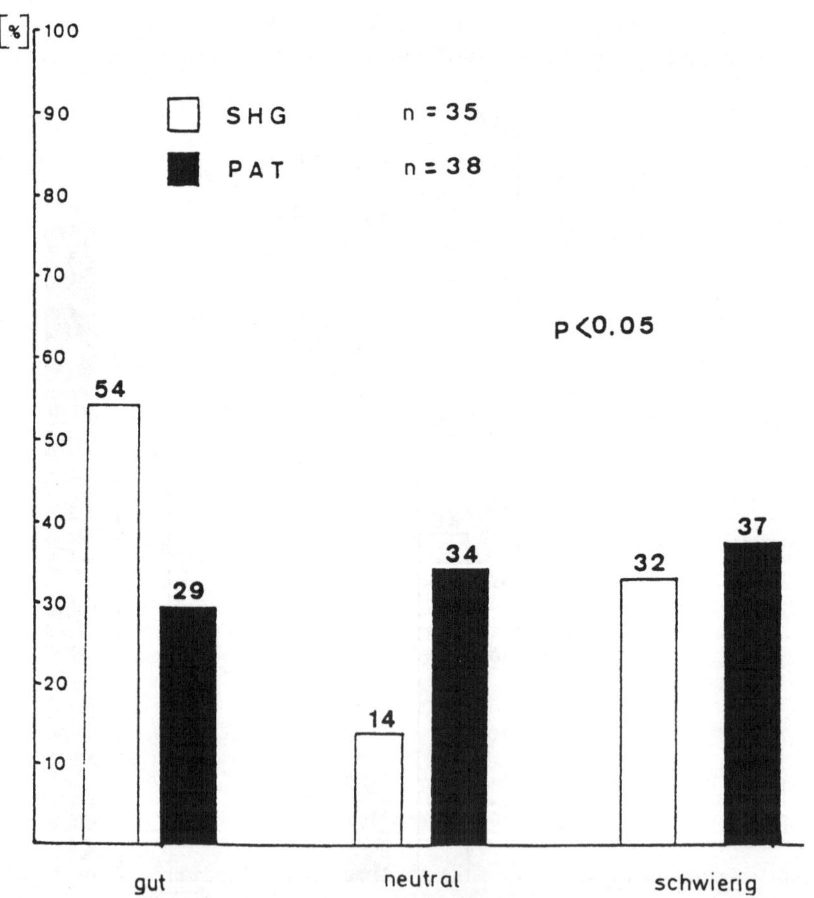

Abb. 2. Zufriedenheit mit der aktuellen Lebensphase

6. Das Klimakterium beeinflußt bei der Mehrzahl der Frauen den Charakter im ungünstigen Sinne, und dies während mehrerer Jahre.
7. Für die Mehrzahl der Frauen bedeutet das Klimakterium den Anfang vom Ende.

Abbildung 1 zeigt die Verteilung der Kombination der idealistischen und realistischen Auffassung einerseits und der Kombination der ziemlich bis ausgesprochen pessimistischen Auffassung andrerseits. Die Proportion der Frauen mit einem pessimistischem Bild ist signifikant größer in der Patientinnengruppe als in der Selbsthilfegruppe. Obendrein empfanden weitaus weniger *Patientinnen* diese Lebensphase persönlich als eine schöne, befriedigende Zeit. Es fand sich keine Korrelation zwischen dem Bild des Klimakterium (Abb. 1) und der Zufriedenheit mit der aktuellen Lebensphase (Abb. 2). Wir fanden keinen signifikanten Unterschied zwischen beiden Gruppen in bezug auf Selbstachtung, Hitzewallungen und psychische Beschwerden.

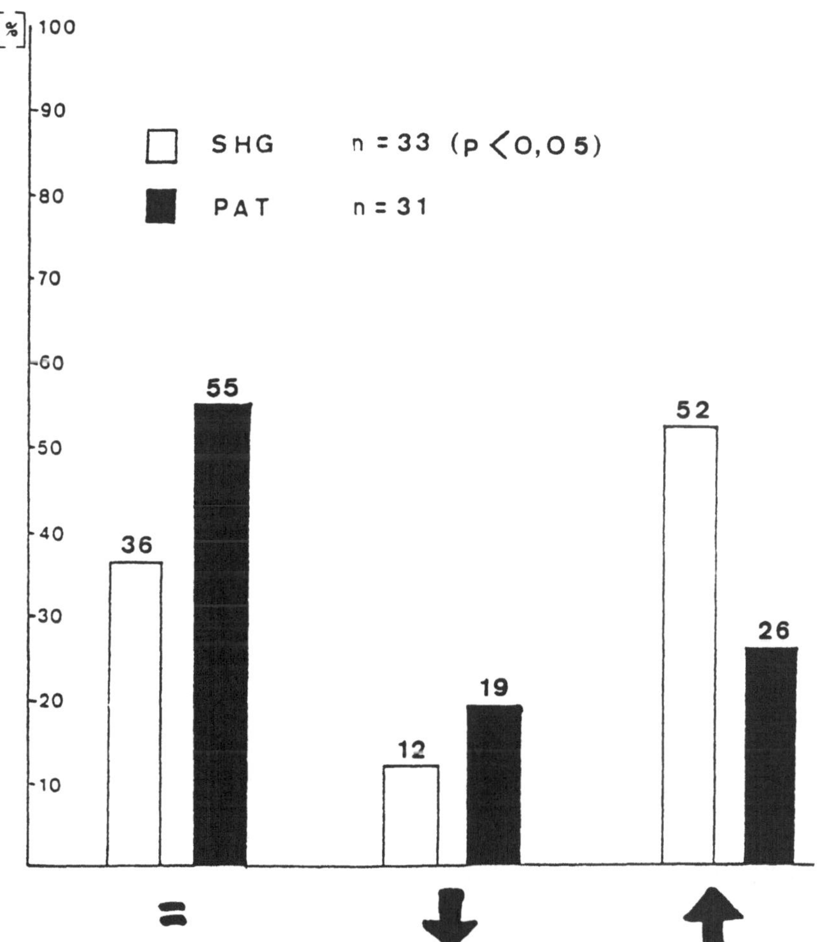

Abb. 3. Veränderung in der Beziehung zum Partner

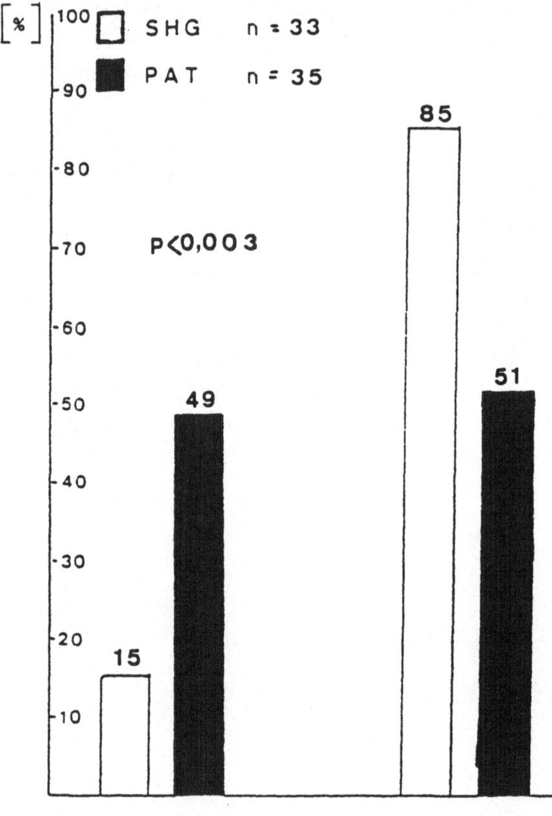

Abb. 4. Ernsthafte Konflikte mit dem Partner

Unsere 2. Fragestellung bezog sich auf die Beziehung zum Ehemann. Im Gegensatz zu unserer Nullhypothese notierten wir bei der Selbsthilfegruppe mehr Frauen, die eine Änderung ihrer Beziehung zum Ehemann angaben, erstaunlicherweise meistens im positivem Sinn (Abb. 3). Als Grund gaben die Frauen meistens an, daß sie in der Selbsthilfegruppe neue Erkenntnisse und mehr Verständnis für ihren Mann bekommen hätten. Andererseits hatten die Frauen der Patientinnengruppe weniger ernsthafte Konflikte mit dem Ehemann (Abb. 4). Die Frage ist gerechtfertigt, ob es sich hierbei um eine Idealisierung der Beziehung oder um eine ausgebrannte Beziehung handelt. Die Hälfte der Patientinnen sagte nämlich aus, niemals ernsthafte Auseinandersetzungen mit dem Ehemann zu haben. Dagegen werden bei dem Emanzipationsprozeß der Frau Konflikte wohl kaum ausbleiben.

Diskussion

Das Klimakterium ist eine schwierige Zeit im Leben einer Frau aufgrund biologischer als auch psychosozialer Veränderungen.

Die Teilnahme an einer Selbsthilfegruppe bedeutet für manche Frauen, besonders die der unteren Klasse, einen neuen Anfang durch den Erwerb neuer Kenntnisse, Freundinnen und sozialer Fähigkeiten. Wir sind der Meinung, daß das positivere Bild der Frau im Klimakterium mit der positiven Lebenseinstellung, die in diesen Gruppen vorherrscht, zusammenhängt. Wir hatten erwartet, daß die Emanzipation der Frau sich negativ auf das Verhältnis zum Ehemann auswirken würde. In der Regel fand aber das Gegenteil statt. Bei Nachfrage stellten wir fest, daß den Schwierigkeiten des Mannes im mittleren Alter viel Zeit und Aufmerksamkeit in den Gruppensitzungen gewidmet wird. Auch Männer können also von der Teilnahme ihrer Frau an einer emanzipatorischen Selbsthilfegruppe profitieren.
Wir sind der Auffassung, daß Hormone und Emanzipation einander nicht ausschließen, aber daß beide ihre eigenen Indikationen und Beschränkungen haben. Beide Wege zur Bewältigung dieser Lebensphase sollten nicht länger gegeneinander ausgespielt werden.

Literatur

Udris I (1987) V.I.M. Vrouwen in de Middenleeftijd: Focus op een specifiek vrouwenvormingswerk. Eindverhandeling voor het Hoger Instituut voor Readaptatiewetenschappen Leuven
International Health Foundation (1977) De Overgangsjaren. Genf, p 44

Das „Whose Baby?-Syndrom".
Ein Beitrag zum psychodynamischen Verständnis der Perinatologie

W. E. Freud

*„Warum sprechen sie immer nur zu uns
und über uns, aber nie mit uns?"*
(VATER EINES FRÜHGEBORENEN)

Zwei Entwicklungen haben in den westlichen Industrieländern wesentlich dazu beigetragen, daß „Ökosystem Perinatologie" aus dem Gleichgewicht zu bringen: die Institutionalisierung der Geburtshilfe und die phänomenale rapide Entwicklung der Medizintechnologie, die sich in den letzten Jahrzehnten potenziert hat. Beide bewirkten, daß der somatische Anteil der psychosomatischen Geburtshilfe im weitesten Sinne „durchbrannte" und die rein menschliche Komponente ins Hintertreffen geriet.

Eine Schattenseite der Erweiterung unseres Wissens betrifft die wachsende Risikoliste und ihre Begleiterscheinung, das entsprechende Wuchern von Ängsten. Man könnte fast sagen, daß die Schwangeren in den westlichen Industrieländern nicht nur ein Kind im Leib tragen, sondern überdies noch eine umgekehrte Angsthierarchiepyramide (Stauber 1979) im Kopf balancieren. Trotzdem bietet unsere Art der Geburtshilfe kaum Vorsorge und Einrichtungen an, die es ermöglichen, gemeinsam auf Ängste hinreichend einzugehen, sie zu verarbeiten und zu bewältigen. Jede neue Entdeckung, wie z. B. die gerade erschienene Sellafield-Studie über radioaktive Strahlung und Leukämie (Gardner MJ et al. 1990), stellt ein Stück mehr psychische Überbelastung dar, und man fragt sich, ob die Anpassungsgrenzen, auf die Lozoff et al. (1977) schon hingewiesen hatten, nicht bereits längst überschritten wurden, – ganz abgesehen davon, daß die Dürftigkeit der psychotherapeutischen Hilfsmöglichkeiten heutzutage kaum mehr tragbar oder zumutbar ist.

Seit längerer Zeit beschäftigt mich die Diskrepanz zwischen dem Möglichen und seiner praxisnahen Verwirklichung. Spricht man sie an, so stößt man gewöhnlich auf Erklärungen und Einwände (sog. Rationalisierungen[1]), warum dies und jenes „hier" noch (auch manchmal nach mehr als 10 Jahren) nicht möglich ist, bis einem klar wird, daß es ja gar nicht um äußere Umstände, sondern um *innere* Realitäten geht. Aus diesem Grunde habe ich eine Konstellation von Verhaltensweisen, Haltungen („attitudes"[2]), Tendenzen und Bestre-

---

[1] Unter „Rationalisierung" verstehe ich höchst überzeugende, aber kaum stichhaltige Begründungen und Einwände, die leicht irreführen können und eine unbewußte Motivierung verbergen.

[2] Mein Beitrag stützt sich auf Material eines Buches (in Vorbereitung), das auf Englisch konzipiert wurde. Deshalb werden die mir geläufigeren englischen Fachausdrücke manchmal im Text erwähnt.

bungen locker als Syndrom zusammengefaßt, das ich Ihnen jetzt als das „Whose Baby-Syndrom" (WBS) vorstellen möchte. Auf Deutsch heißt es: „Wem gehört denn eigentlich das Baby?-Syndrom". Die Bezeichnung spiegelt den Kern der Sache wider.

Das WBS ist, wie sich aus den folgenden Erklärungen ergibt, so normal wie die Schwangerschaft selbst, die ja auch als „normale Krankheit" bezeichnet wird. Jeder trägt Anteile des WBS als Teil seines persönlichen Make-ups in mehr oder weniger ausgeprägter Form mit sich herum.

Als Haupterreger des WBS läßt sich der attraktive Kinderwunsch erkennen, der wohl so alt ist wie die Menschheit selbst (vgl. König Salomons Urteil, ca. 960–922 v. Chr.).

Spitzwegs (1808–1886) Darstellung des Kinderwunsches in der „guten alten Zeit", als der Klapperstorch noch die Kinder brachte, zeigt folgendes: Drei Mädchen halten ihre Schürzen erwartungsvoll für das lang ersehnte Baby offen. Jede hofft, es zu bekommen und fragt sich, wem es wohl gehören wird (es steht ja nur eine Wiege zur Verfügung). Spitzweg nannte sein Bild „Der Klapperstorch". Ich hätte noch 3 Knaben in ähnlich erwartungsvoller Haltung hinzugemalt und es „Der Kinderwunsch" genannt, denn wir wissen ja von der Psychoanalyse von Kindern, daß sich Knaben genauso sehnlichst ein Baby wünschen wie Mädchen (Mack-Brunswick 1940; Jacobson 1950). Wie die Sache z. Z steht, müssen sich Knaben und Männer jedoch derweil noch mit Brust- und Gebärneid begnügen (Bettelheim 1982). Da sie aber erfinderisch sind, können sie sich dennoch professionell eingehendst mit Babys beschäftigen, und so haben sie sich das denn auch recht geschickt aufgeteilt: bis zum Zeitpunkt der Geburt haben Gynäkologen und Geburtshelfer das Monopol auf dem Babymarkt. Gleich bei der Entbindung wartet schon der Pädiater, um das Neugeborene in Empfang zu nehmen. Alle haben das Gefühl, das Baby gehöre eigentlich ihnen (oder zumindest der Klinik, an der sie arbeiten). Besitzansprüche („possessiveness") und ein gewisser „territorial imperative" (Ardrey 1966) sind denn auch typische Merkmale des WBS.

Vieles deutet darauf hin, daß das WBS seine Wurzeln in erster Linie in der analen Phase der frühkindlichen Entwicklung hat, die nicht zuletzt durch die Kämpfe um die Reinlichkeitserziehung („toilet training") emotional stark besetzt ist.[3] Anfänglich werden die „Produktionen" („body-products") wie Körperteile bewertet, und der „große Wunsch" verewigt sich als kostbares, hoch geschätztes Gut: Die „analen Babys" sind die Vorläufer der Kreativität.

Erinnerungen an die gewöhnlich als unangenehm und verletzend erlebten Ereignisse der Reinlichkeitserziehung, mit denen das Kind durch Reaktionsformationen, z. B. gewissenhafte Reinlichkeit, zu Rande kommen muß, verschwinden später durch Verdrängung hinter dem Schleier der infantilen Amnesie (Freud 1905). So wurde z. B. das Thema beim Erstgespräch mit den Müttern in

---

[3] Die starke emotionelle Besetzung (cathexis) – häufig auch „*Über*besetzung" – sorgt für die Aufrechterhaltung der Intensität alter Kindheitswünsche und Kindheitsgefühle, wie z. B. beim WBS.

der Hampstead Well-Baby Klinik[4] (Freud u. Freud 1974) gewöhnlich mit der lakonischen Auskunft „uneventful" (ereignislos) schnellstens links liegen gelassen. Emotionale Überbesetzungen der analen Phase und des Kinderwunsches bestehen jedoch fort und drücken sich auch in Verschiebungen des WBS, wie z. B. im Interesse an Geld, unverkennbar aus: wir „produzieren" es durch Arbeit, lassen es uns, wie ursprünglich die „analen Babys", nur ungern abnehmen, verfügen darüber lieber nach eigenem Gutdünken, tendieren dazu, es zu sammeln, und möchten es häufig am liebsten horten. Zeit, die wir ähnlich schätzen, wird auch „gemacht" (to make time for ...") und ist kostbar („time is money") usw.

Aufgrund seines frühen und ereignisreichen Ursprungs neigt der Kinderwunsch, wie immer wieder betont werden muß, zur emotionalen Überbesetzung. Innerhalb kulturell und sozial akzeptabler Grenzen kann er in der Berufswahl, z. B. auf Gebieten, wo man sich mit Kindern beschäftigt, erfüllt (sublimiert) werden. Andererseits besteht zeitweise die Versuchung, ihn spontan in die Tat umzusetzen (auszuagieren). Wie er sich letztendlich „ausdrückt", hängt von der Dynamik des inneren Kräftespiels und von der jeweiligen Stärke der Impulskontrolle ab, was sich z. B. beobachten läßt bei Ladendiebstählen von Gegenständen, die ein Baby symbolisieren können. Sind die Impulse überwältigend und die Impulskontrolle zu schwach, kann es zu gefährlichen Ausschreitungen kommen und macht Schlagzeilen.

Ein für unsere Darstellung besonders aufschlußreicher Fall betraf eine kinderlose Frau, die eine Schwangere erdrosselte, um sich das Baby durch Amateursektio anzueignen. Sie brachte es in eine Klinik, wo sie angab, „sie habe das Kind gerade zur Welt gebracht und wolle es untersuchen lassen" (Kölner Stadt-Anzeiger 1987b).

In den westlichen Industrieländern ist das WBS durch die Institutionalisierung der Geburtshilfe von einer endemischen zu einer epidemischen Erscheinung gewachsen, weil es in den medizinischen Einrichtungen den besten Nährboden findet. Seine diversen Symptome lassen sich im Rahmen traditioneller Klassifizierung wegen ihrer wechselseitigen Verflechtungen nur schwer eindeutig einreihen. Überdies sind synergistische Wirkungen zwischen den einzelnen Symptomen nicht auszuschließen. Es ist ein unkonventionelles Syndrom, und ich werde deshalb auch etwas unkonventionell vorgehen: ich werde Sie erst einmal mit der Materie durch klinische Vignetten bekanntmachen. Meine Beispiele stammen vorwiegend aus der Frühgeborenenintensivpflege, nicht nur, weil sie eine meiner Spezialinteressengebiete ist, sondern auch, weil sich auf den Frühgeborenenintensivstationen (Neonatal Intensive Care Units, NICU) vieles, was sich allgemein in der Perinatologie abspielt, dort herauskristallisiert und in zugespitzter Form besonders klar beobachten läßt.

---

4 Die Hampstead Well-Baby-Clinic ist ein Teil der Hampstead Child Therapy Clinic London, jetzt als das „Anna Freud Centre" bekannt.

Vignette 1: Nahrungsversorgung

Die Mutter eines Frühchens bat, den Schlauch der Fütterungssonde halten zu dürfen (Bender 1981, S. 155). Sie begründete ihren Wunsch mit den Worten: „Es fällt einem schwer, sich als Mutter zu erleben, wenn man nicht sehen kann, wie das Baby die Nahrung aufnimmt. Man fühlt sich ‚unverbunden‘."[5] Das ist verständlich, wenn man bedenkt, wie eng der Fetus durch die Nabelschnur mit seiner Mutter verbunden ist und daß die enge Verbundenheit nach der *Ent*bindung im wesentlichen erst beim Stillen wiederhergestellt wird. Der Schlauch der Fütterungssonde wird ohne Beteiligung der Mutter an der Sondenfütterung nicht als enge Verbindung oder Verbundenheit erlebt. Lula Lubchenco[6] hatte dies bereits 1952 indirekt aufgegriffen, als sie darauf hinwies, daß „wenn man Sondenfütterung von Frühgeborenen aktivitätscontingent[7] [d. h. dem jeweiligen Aktivitätszustand – „state" (Wolff 1966) des Frühchens entsprechend] durchführt, die Frühchen fast doppelt soviel Nahrung aufnehmen und überdies viel mehr davon verdauen" (zit. nach Brazelton 1978, S. 187).

An dieser Stelle ist eine theoretische Bemerkung angebracht: Das WBS ist schon allein dadurch überdeterminiert, daß strukturelle Umstände, wie z. B. Entbindung im Krankenhaus, in Verbindung mit administrativen Regelungen („set-ups") zum Katalysator für bewußte, wie auch unbewußte, Dynamik und Handlungsweisen werden können. Am Beispiel der Sondenfütterung läßt sich dieses Schema leicht erläutern: Strukturell findet Sondenfütterung im NICU statt; administrativ-medizinisch ist sie so geregelt, daß meist nach Zeitplan gefüttert wird (was Fütterung nach Bedarf, im Sinne Lubchenco's ausschließt). Bewußt soll Sonderfütterung so lange fortgesetzt werden, bis das Frühchen hinreichend stabilisiert und gereift ist, um Nahrung vom Fläschchen oder von der Brust zu sich zu nehmen („readiness for nippling").

Was das WBS anbetrifft, komme ich jetzt zum springenden Punkt: Die bewußte Absicht, die Sondenfütterung so lange wie möglich in den geschulten Händen des NICU-Pflegepersonals zu lassen, kann sich mit weniger bewußten Neigungen, die Eltern von der Sondenfütterung auszuschließen, verbinden. Der Grund dafür – im Sinne des WBS – ist, daß wir (ich spreche jetzt als Pflegepersonal) tief unten irgendwo überzeugt sind, daß das Frühchen, solange es im NICU ist, ja *uns* gehört. Schließlich haben wir die Verantwortung für sein Wohlergehen und sind durch unsere Erfahrungen im Sondenfüttern besser dafür geeignet als die Eltern. Überdies können wir ja diesen Eltern, „die ja nicht einmal ein gesundes normales Kind zur Welt bringen konnten", allein schon deshalb nicht zutrauen, daß sie überhaupt imstande sind, mit der Sonde füttern zu können (das ist die Abwertung beim WBS). Erstaunlicherweise haben nun Baum u. Howat (1978, S. 224) in Oxford herausgefunden, daß Elternbeteiligung bei der Sondenfütterung durchaus möglich, ja sogar wünschenswert ist. Überdies hilft aktive

---

[5] Übersetzungen aus dem Englischen sind jeweils vom Autor.

[6] Meines Wissens Kinderärztin in Denver, Colorado.

[7] Unter „contingent care" verstehe ich Pflege, die in erster Linie dem jeweiligen Bedürfniszustand des Babys entspricht und ihm angepaßt ist, mit dem Ziel, Bedürfnisse und Pflege zu synchronisieren.

Beteiligung der Eltern an der Frühgeborenenintensivpflege bei der emotionellen Reintegrierung nach dem Trauma einer Risikogeburt. Sie haben dann eine Rolle, und ihre Anwesenheit im NICU erfüllt einen Zweck.

Die Sachlage ist bei der Sondenfütterung schon allein deshalb so „geladen", weil Versorgung an und für sich psychodynamisch emotionell stark besetzt („cathected") ist. Was Luchencos Äußerung anbetrifft, hat das zumeist unterbesetzte („understaffed") und überforderte NICU-Pflegepersonal ja gar nicht die Zeit, sich vor jeder Sondenfütterung genauestens über den jeweiligen Aktivitätszustand („state") jedes Frühchens auf der Abteilung hinreichend zu informieren und sich darauf einzustellen. Der institutionskontingente Fütterungsplan schließt das aus. Allein die Eltern, die viele Stunden im NICU verbringen und Zeit haben, ihr Frühchen fortlaufend zu beobachten, könnten das. Ohne eine klar definierte Rolle und aus anderen Gründen, mit denen ich mich gleich befassen werde, verweilen die Eltern aber gewöhnlich nicht lange genug im NICU, um ihr Frühchen optimal beobachten zu können. Diese und andere Überlegungen führen zu einer zweiten Vignette.

Vignette 2: Besuchen der Eltern in NICU

Barnett et al. (1970) bewiesen in Stanford/CA, daß Mütter – ohne das Infektionsrisiko zu erhöhen oder die Organisation der Pflege zu stören – zu den NICU zugelassen werden können. Es hatte zur Folge, daß man die Eltern allmählich in die fortschrittlicheren NICU hineinließ, allerdings meist unter Vorbehalten. Die Anzahl der Besuchenden wurde rationiert und Beschränkungen nach Verwandtschaftsgrad auferlegt. Die Zulassung von Geschwistern ist auch heute noch eher die Ausnahme. Unbewußte Widerstände gegen das Besuchen verschoben sich, und es entwickelte sich ein System auf 2 Ebenen: die offizielle Besucherpraktik, die laut Aushang verkündet, daß Besucher zu jeder Tages- und Nachtzeit willkommen sind, und eine reale Besucherpraktik, die den Eltern vermittelt, daß sie im Grunde genommen doch nicht so erwünscht sind. Obwohl inzwischen viele Studien auf die Vorteile eines frühen Zusammenseins von Eltern und Neugeborenen hingewiesen haben (CIBA 33 1975; Brimblecombe et al. 1978; Kitzinger u. Davis 1978; Klaus u. Kennell 1982; Davis et al. 1983), ist man infolge des WBS besucherfeindlich geblieben. Dies zeigt sich durch bedrückendes Fehlen von Schließfächern für Kleidung und Wertsachen (Handtaschen), von Umkleide- und Duschräumen, von Liegemöglichkeiten zum Ausruhen, von sozialen Treffpunkten mit Möglichkeiten zum Kaffee- oder Teemachen, von angemessener Kantinenversorgung usw. Die Mängel an diesen eigentlich selbstverständlichen Einrichtungen werden meist mit fehlendem Geld oder veralteten Bauplänen entschuldigt.

Obwohl man mit diesen Erklärungen sympathisieren kann, scheinen mir die inneren Widerstände doch sehr einflußreich: als Helfer haben wir es nun mal nicht so gern, wenn wir Konkurrenten für *unsere* Babys bekommen. Eltern und andere Besucher sind uns im Weg und werden als „Eindringlinge" erlebt. Daran hat sich nicht viel geändert. Eltern, die ihr Risikobaby jüngst in einem medizinisch hochanerkannten NICU tagtäglich über mehrere Stunden besuchten, beschrieben die Haltung des Pflegepersonals gegenüber länger im NICU verweilenden Eltern als „allergisch" und bezeichneten das ganze Erlebnis – speziell in bezug auf die humane Seite – als einen Alptraum. Das Fehlen hinreichender Unterstützung für diese Eltern führt zur nächsten Vignette.

Vignette 3: Unterstützung für Eltern und Pflegepersonal

Das Erlebnis einer Risikogeburt stellt ein Trauma dar, das emotionell verarbeitet werden muß. Dadurch, daß beide Eltern betroffen sind, kann der Partner, der sonst die Mutter unterstützt, ihr auch nicht wie gewöhnlich helfen, so daß das Paar auf zusätzliche Hilfe angewiesen ist. Hinzu kommt, daß das außergewöhnliche Erlebnis (die Risikogeburt) bei Eltern von gesunden Kindern wenig Verständnis auslöst, weil es außerhalb ihres Erfahrungsbereichs liegt. Dadurch sind die Risikoeltern zusätzlich belastet. Ärzte und Schwestern im NICU haben sowieso schon kaum Zeit, zu den Eltern (geschweige denn mit ihnen) zu sprechen. Somit fehlt es an Unterstützungsmöglichkeiten.
Eltern hingegen, die selbst ein Risikokind haben und durch das eigene Erlebnis ähnlich betroffen sind, können sich am besten einfühlen und sind deshalb am besten geeignet, über längere Zeit bei der Verarbeitung des Traumas zu helfen. Lowen (1986) hat in Seattle mit der Gründung der „Parents for Prematures" Pionierarbeit geleistet, und Boukydis (1982, 1986) in Boston hat sich den Aufbau und die Organisation von Elternselbsthilfegruppen zur Aufgabe gemacht. Minde (1980) zeigten in Toronto, daß Eltern, die an Elternselbsthilfegruppen teilnehmen, im Vergleich zu Eltern in einer Kontrollgruppe ihre Frühchen im NICU häufiger besuchten, eine innigere Beziehung zu ihnen aufbauten und sich kompetenter fühlten. Fraiberg et al. (1975) in Ann Arbor/MI zeigten, wieviel selbst mit Müttern, die denkbar ungünstige Voraussetzungen zur Mutterschaft mitbringen, individuell um die Zeit der Geburt bewirkt werden kann.
Das Pflegepersonal auf diesen Stationen ist durch die Einflüsse des WBS, wie z. B. die Ersatzmutterrolle, gleichfalls hoch belastet und braucht seinerseits Unterstützung intensiver Gefühle. Bender (1981) in London hat vorbildliche Arbeit mit ihren Gesprächsgruppen für Pflegepersonal geleistet. Angesichts der zur Verfügung stehenden Information auf diesem Gebiet ist die Dürftigkeit angemessener integrierter psychotherapeutischer Therapiemöglichkeiten um so erstaunlicher und läßt sich eigentlich nur durch das WBS erklären. Die Widerstände von seiten der Ärzte sind manchmal unerwartet; wenn z. B. Vorschläge, Elternselbsthilfegruppen zu gründen, mit der Begründung abgewiesen werden, daß „die Bevölkerung hier" dafür noch nicht empfänglich sei (übrigens ein schönes Beispiel einer Projektion eigenen Widerstands auf andere draußen).
Je besser Ärzte und Pflegepersonal mit den eigenen Gefühlen umgehen können, desto mehr können sie den Eltern helfen, solange das Neugeborene noch im Krankenhaus ist. Das bringt uns zur nächsten Vignette.

Vignette 4: Die Känguruhmethode

Am Beispiel der Akzeptanz und der Anwendung der Känguruhmethode (K-Methode), bei der Neugeborene oder Frühgeborene von den Müttern zwischen den Brüsten oder vom Vater auf der Brust getragen werden, läßt sich zeigen, daß sie auf Ängsten beruhenden Rationalisierungen um so absurder werden, je mehr die „Ersatzeltern" (Ärzte und Schwestern) sich im Sinne des WBS bedroht fühlen. Es geht um Ängste, *ihr* Baby an die Eltern zu verlieren.

Als die in Bogota, Kolumbien, von Rey u. Martinez (1983) angewandte K-Methode und ihre Konsequenzen 1984 bei einem Workshop in Sigtuna (Sterky et al. 1985) von Ärzten und Pflegepersonal aus westlichen Industrieländern erwogen wurden, kreisten die Befürchtungen der männlichen Kollegen bezeichnenderweise um die Unterbrechungen, die die Methode im Alltagsleben der Mütter hervorrufen würde, während die anwesenden weiblichen Spezialisten die Methode willkommen hießen. Kein Wunder, denn die K-Methode fördert das Stillen (Anderson et al. 1986; Anderson 1989).

In einem der NICU in Europa, wo eine kontrollierte Studie über die Wirksamkeit der K-Methode durchgeführt wurde, war auffallend, daß man den Müttern in der Versuchsgruppe den unattraktivsten Raum zugewiesen hatte. Nun könnte man sagen, daß die Resultate des Versuchs um so überzeugender sind, wenn sich herausstellt, daß die Methode trotz des räumlichen Nachteils bevorzugt wird. Andererseits kommt man kaum umhin, sich zu fragen, ob der Stillneid bei der Zuweisung des Versuchsraums nicht auch im Spiele war.

Die interessanteste Rationalisierung im Zusammenhang mit der K-Methode begegnete mir in einem NICU in Südfrankreich und lief darauf hinaus, daß die Methode „hier" nicht anwendbar sei, weil die Eltern aus den Gebirgsgegenden kämen und für die Frühchen nicht sauber genug wären.

Ein anderer Einwand in einem hochkultivierten und hygienebewußten mitteleuropäischen Land lautete: „Wir brauchen die Känguruhmethode hier nicht, weil wir die gute Medizintechnologie haben und weil wir unseren Müttern nicht zumuten können, ihre Frühchen Tag und Nacht mit sich herumzutragen" (Hurst-Prager 1989, persönliche Mitteilung).

WBS-Symptomgruppierungen

Meine vielleicht etwas willkürliche Gruppierung der auffälligsten Aspekte des WBS erhebt nicht den Anspruch der Vollständigkeit; die Aufzählung ist nicht unbedingt nach Stellenwerten geordnet.

Gruppe 1:
Besitzansprüche und Besitzergreifung („possessiveness");
Machtwünsche und Machtansprüche („power");
Institutionalisierung („institutionalization");
Territoriale Ansprüche („territorial imperative");
Konsolidierung (Absicherung).

Gruppe 2:
Exhibitionismus (auffallender Wettbewerb);
(„exhibitionism", visible competition");
Neid („envy");
Salathundkomplex.

Gruppe 3:
Trennen („separating");
Abwerten und Ausschließen („devalueing and excluding")
Abwerten und Kleinmachen („devalueing");
Außer Gefecht setzen („to incapacitate");
Abwerten – Babys im NICU („devalueing babys in NICUs").

Gruppe 4:
Abneigung gegen Veränderungen, Widerstände, Rationalisierungen („reluctance to change", „resistances", „rationalizations");
Verzögerungstaktiken („delaying tactics").

Gruppe 1

Besitzansprüche und *Besitzergreifung* spiegeln sich im Sprachgebrauch: man „bekommt" oder „hat" („gets") ein Baby; die Wöchnerin „gehört" samt ihrem Baby ihrem Geburtshelfer; die Patientin „gehört" der und der Station an.
Machtwünsche und *Machtansprüche* sind eng mit Machtergreifung, Autoritätspositionen und Machtausübung verbunden. Ein Abteilungschef kann Entscheidungen über Verlängerung oder Abbruch lebensunterstützender Maßnahmen und über wichtige Eingriffe fällen sowie Anordnungen geben. Auf diese Weise konnten Partner jahrzehntelang vom Dabeisein bei der Entbindung ferngehalten werden. Macht kann leicht dazu führen, den Eltern keinerlei Wahlfreiheit zu lassen (z. B. bei medizinischen Eingriffen an ihrem Kind anwesend zu sein).
Institutionalisierung begünstigt, fördert und verankert Gewohnheiten und verleitet zum „territorial imperative" (Ardrey 1966), der Bewachung und Verteidigung des eigenen Territoriums. Mit ihrer eingebauten Obsoleszenz und fast unvermeidlichen Tendenz zur Verkrustung kann die Institution zur Bastion gegen die Hausgeburt werden. Sie löst in der Schwangeren, die sich ihr anvertraut, einen „Krankenhauskulturschock" aus. Einer der Hauptgründe dafür ist, daß Patienten in erster Linie „hospital-contingent" und weniger ihren eigenen psychologischen Bedürfnissen entsprechend (d. h. „patient-contingent") behandelt werden. *Beispiel:* In aller Frühe aufgeweckt zu werden, ist durch Krankenhausroutine bedingt und gewiß nicht das, was Patienten sich wünschen oder brauchen.
Territoriale Ansprüche sind Abteilungschefs besser bekannt als mir.
Unter *Konsolidierung* (Absicherung) fasse ich mehrere Tendenzen zusammen: z. B. „dran festhalten", „nicht loslassen", „nicht teilen wollen" und „draufsitzen" (speziell was Informationen anbetrifft). Im englischen Sprachgebrauch sind diese Ausdrücke einleuchtender: „holding on to it", „not letting go", „disinclination to share", „sitting on it", „info-hogging".
Manchmal halten wir an unseren Patienten etwas länger als unbedingt notwendig fest (Entlassungsschwierigkeiten). Eltern von Frühgeborenen lassen wir nicht allzu gerne an der Pflege ihrer Frühchen aktiv teilnehmen, und wir sind karg mit Information. Was letzteres anbetrifft, lassen sich bewußte oder weniger

bewußte Verschiebungen, bei denen Informationen zu „Babys" werden, leicht als das erkennen, was sie wirklich sind. Bei gedruckter Information ist dies besonders aufschlußreich und drückt sich z. B. in Sachbüchern aus, denen ein Sachverzeichnis fehlt oder die mit einem nur äußerst dürftigen Sachverzeichnis ausgestattet sind. Winziger, kaum lesbarer Druck vermittelt dieselbe unbewußte Tendenz. Letztendlich wissen wir aus eigener peinlicher Erfahrung, wie schwer es einem fallen kann, sich von einem Manuskript zu trennen und den Ablieferungstermin einzuhalten.

Gruppe 2

Exhibitionismus (auffallender Wettbewerb): Die traditionelle Arztvisite im Krankenhaus, bei der Chefarzt und Gefolge von Krankenzimmer zu Krankenzimmer brausen, ist gewiß ein eindrucksvolles Schaustück, das unzweideutig klar macht, wem das Baby (die Patientin) gehört. In diesem Zusammenhang ist von Interesse, daß Couney „seine" Inkubatorbabys noch bis Ende der 30er Jahre auf Jahrmärkten und Weltausstellungen zur Schau stellte (Silverman 1986). In rückständigen NICU ist man heute noch darauf angewiesen, die Frühchen im NICU vom Korridor oder Balkon durch Glaswände zu sehen.

Pioniere, die Neuerungen in die Perinatologie einzuführen versuchen, geraten allein schon durch Befürchtungen, daß sie die „Show" stehlen könnten, anfänglich in Mißkredit (Brazelton 1973; Leboyer 1975; Klaus u. Kennell 1976; Odent 1978; Veldman 1989). Mit ähnlicher Skepsis betrachtet man die Gründung neuer wissenschaftlicher Gesellschaften, die sich mit dem eigenen Wissensgebiet befassen (Geschwisterneid).

Neid ist im Zusammenhang mit dem Stillen kaum zu übersehen, sowohl bei Männern wie auch bei Frauen. Da meistens Männer Entscheidungen über Einrichtung und Verteilung von Räumlichkeiten im Krankenhaus treffen, sind Stillräume oder Plätze zum Abpumpen von Brustmilch gewöhnlich recht unattraktiv, sofern die Privatsphäre der Stillenden überhaupt berücksichtigt wird. Die Haltung des weiblichen Pflegepersonals wurde einmal treffend von einer Risikomutter, deren Frühchen $3^{1}/_{2}$ Monate im Krankenhaus verbringen mußte, wie folgt beschrieben: „Die Schwestern befürworteten, daß ich mich um mein Töchterchen kümmerte und sie mit nach Hause nehmen wollte [bewußte Ebene]. Ihre Besitzansprüche nach so langer Zeit bewirkten jedoch, daß sie mich nur zögernd stillen ließen. Sie konnten es nicht aushalten, weil sie wirklich fühlten, daß es *ihr* Baby war [unbewußte Ebene]." Das hatte dann auch zur Folge, daß der Mutter bei der Entlassung des Frühchens vom NICU Schwierigkeiten gemacht wurden.

Der *Salathundkomplex*[8] beschreibt Haltungen, die innerer Überzeugung entbehren. So bieten Frauenkliniken z. B. Entbindungen nach Leboyer oder Odent an, ohne daß der Abteilungschef viel davon hält. Der Salathundkomplex ist auch

---

[8] Der Ausdruck stammt meines Wissens aus Österreich.

häufig beim Besucherproblem erkenntlich. (Ein Hund frißt normalerweise keinen Salat; wenn er aber einen anderen Hund Salat fressen sieht, frißt er ihn auch).

Gruppe 3

Was *Trennen* anbetrifft, bekommt man den Eindruck, daß so ziemlich alles getrennt wird, was trennbar ist, von dem vieles eigentlich untrennbar sein sollte. Zu letzterem gehört die Mutter-Kind-Dyade. Trennung läßt sich besonders eindrücklich bei der Frühgeborenenintensivpflege beobachten, wo „Teile" des Risikobabys den verschiedenen Spezialisten zur Behandlung überwiesen werden (was bedeutet, daß sie den Spezialisten „gehören"), so daß man nur noch von „zerstückelten" Babys („fragmented babys") sprechen kann, wobei somatische Erwägungen selbstverständlich den Vorrang haben. (Ein ausführliches Beispiel dazu in Freud 1981.)
Im NICU gehören die Babys am auffälligsten dem Pflegepersonal und am allerwenigsten der Familie. Bei der Frühgeborenenintensivpflege findet man auch die krassesten („most puzzling") Widersprüche: Wenn ein Risikokind dem Mutterleib zu früh und durch Sektio zu jäh „entrissen" wird, braucht es die ihm vertraute Umwelt der mütterlichen biologischen Rhythmen (Herzschlag und Geräusche anderer Körperfunktionen) mehr als ein ausgereiftes Kind (vgl. Freud 1987). Paradoxerweise bekommen Frühchen ihre Mutter aber am allerwenigsten. Sie werden am radikalsten von ihr getrennt: man verlegt sie in den NICU oder notfalls in ein spezialisiertes perinatales Zentrum, wodurch sie noch weiter von der Mutter entfernt sind. Es kann dann Wochen, manchmal Monate dauern, bis sie durch Körpernähe wieder in die mütterlichen biologischen Rhythmen „eingeschaltet" werden können. Ununterbrochenes Zusammensein würde eine wesentlich bessere Voraussetzung für gute emotionale Entwicklung, insbesondere für den Aufbau psychologischer Immunität (Freud 1980, S. 264) bieten.
Die Risikomutter, die ihrerseits Gelegenheit zur aktiven Teilnahme an der Pflege ihres Babys dringendst braucht, wird davon am durchgreifendsten ausgeschlossen, was sie und das Baby an der Entwicklung affektiver Gegenseitigkeit (Anderson 1977) verhindert. Solange „Trennung" bei der Frühgeborenenintensivpflege die Parole bleibt, befinden wir uns auf dem Holzweg. Um die Orientierung zum Zusammensein wiederzufinden, müßte man dem WBS energisch zu Leibe rücken. Ein bescheidener Anfang dazu wurde in Bensberg gemacht:
Ein Chefarzt, ein Psychoanalytiker und ein Ingenieur (Dr. med. G. Eldering, W. E. Freud und A. Weyer) entwarfen zusammen das Bilarium, einen Apparat, der es Neugeborenen mit Gelbsucht ermöglicht, auf dem Mutterleib bestrahlt zu werden (Kölner Stadt-Anzeiger 1987a). Das WBS mag dafür verantwortlich sein, daß diese nützliche Entdeckung bisher noch nicht als Studienarbeit veröffentlicht wurde und diese Methode bisher nur als Prototyp läuft.
Abwerten und *Ausschließen:* Daß wir unbewußt nicht allzuviel von Risikoeltern halten, wurde schon im Zusammenhang mit der Sondenfütterung erwähnt

(Vignette 1) und spiegelt sich in dem Ausschluß vom Pflegeteam wider. Besuchende Eltern haben die besten Beobachtungsmöglichkeiten und können dadurch ihr Baby am besten kennenlernen. Andererseits sind wir in der besten Lage, festzustellen, welche Eltern für eine Mitarbeit im Pflegeteam in Frage kämen und welche nicht. Ich glaube, daß beide Seiten durch engere Zusammenarbeit viel profitieren würden. Es bedürfte natürlich einer radikalen Umkrempelung des strukturellen und administrativen Klinik-setups, aber das ist ohnehin schon längst überfällig. Das Cassel Hospital for Functional Nervous Disorders in England (Barnes 1968) ist ein Beispiel für diese nötige Veränderung. Die meisten der dort angestellten Ärzte haben eine psychoanalytische Ausbildung und sind so in der Lage, gegen die Auswirkungen des WBS anzugehen. Es war nicht einfach (Main 1968), aber das ist kein stichhaltiger Grund, ähnliches auf dem Gebiet der Perinatologie nicht weiter zu versuchen.

Abwerten und „*Kleinmachen*" fängt in dem Moment an, wo die Schwangere zur Patientin „degradiert" wird. Patientenstatus bedeutet gewöhnlich passiv und abhängig gemacht und z. T. auch infantilisiert zu werden. Es zeigt sich im Immobilisieren (Verordnung längerer Bettruhe während der Schwangerschaft), im Bestehen auf der Lithotomielage bei der Entbindung und in Eingriffen, die eine Frau als Frau *außer Gefecht setzen,* wie z. B. Rasieren der Schamhaare, Cerclage, Einlauf, Episiotomie, Epiduralanästhesie, Vollnarkose, oder Sterilisierung.

Abwerten – Babys im NICU: In einem Zeitalter, in dem Individualität und Emanzipation im Vordergrund stehen und in dem der Fetus „Persönlichkeits"-status errang (Liley 1972) und fast schon selbst bestimmt, wo und wie er geboren wird, sollte man davon ausgehen, daß das Baby in erster Linie „sich selbst gehört" und daß ihm Spielraum für die Entwicklung seiner eigenen Kompetenz gewährt wird. Mir ist nur eine Studie bekannt, die dem Rechnung getragen hat (Neal 1977): Kleine, im Brutkasten befindliche Hängematten ermöglichten es den darin befindlichen Frühchen, sich durch Abstemmen von der Brutkastenwand nach Bedarf die für ihre Entwicklung notwendige Bewegungsstimulierung zu verschaffen. Diese vielversprechende Studie ist meines Wissens nicht weiterentwickelt worden. Ob oder inwieweit das WBS da mitgewirkt hat, ist eine offene Frage. Jedenfalls wird die Erweiterung der auf „Begleitung" eingestellten humanen Behandlungsmethoden (vgl. Sosa et al. 1980; v. Lüpke 1987) in Zukunft vielleicht eine unserer Hauptaufgaben sein.

Gruppe 4

Abneigung gegen Veränderungen, Widerstände, Rationalisierungen: Hinter der Proklamation, daß „wir hier sowieso schon alles machen, was Sie vorschlagen", kann sich eine entschiedene Abneigung gegen Veränderungen und die Angst, die Babys könnten einem „abspenstig gemacht" werden, verbergen. Die lange Zeit, die häufig vergeht, bis gut gesicherte Erkenntnisse in praxisnahe Verwirklichungen umgesetzt werden, lassen das vermuten. Stationsärzte und Pflegepersonal sind zwar äußerst wohlwollende und hilfreiche Menschen, bleiben aber, wie wir alle, den Einflüssen des WBS ausgesetzt, was erklären mag, warum sie häufig so schwer für sinnvolle Neuerungen zu gewinnen sind. Die üblichen äußeren Einwände, wie Zeit-, Raum- und Personalmangel, Geldknappheit, und selbst unzureichende medizinische Sicherheit, sind oft nicht stichhaltig (Freud 1986b). Somit scheinen im wesentlichen *innere* Widerstände für viele Versäumnisse verantwortlich zu sein. Einwände werden meist mit den scheinbar überzeugendsten, bei näherem Hinsehen aber unwahrscheinlichsten Begründungen (Rationalisierungen) gerechtfertigt, deren psychodynamische Fundierung aber zu erkennen ist. Man bekommt sie erstaunlicherweise von gut informierten, intelligenten, hochgebildeten kompetenten Spezialisten zu hören, deren Glaubwürdigkeit und Charakter über jeden Zweifel erhaben ist. Rationalisierungen wie z. B. die, daß Partner bei der Entbindung nicht anwesend sein dürfen, weil sie in Ohnmacht fallen könnten und es nicht genug Pflegepersonal gäbe, das sich um sie kümmern würde, gibt es glücklicherweise nicht mehr, jedoch wird der Partner doch noch gelegentlich aus dem Kreißsaal verwiesen, wenn es Komplikationen gibt. Aber gerade dann braucht die Gebärende die Nähe ihres Partners möglicherweise am meisten. Beiden wird gar nicht erst die Wahl gelassen. Zur Begründung werden Rationalisierungen herangezogen. Die Gebärende ist mitsamt ihrem Kind zum „Baby" des Entbindenden geworden, das er ungern mit dem Partner teilt.

Neugeborene werden immer noch zeitweise in der „newborn nursery" versorgt, wo man sie in Reih und Glied „sammelt". Die Begründung ist gewöhnlich dieselbe wie früher, nämlich den Müttern durch das Kinderschreien nicht den Schlaf zu rauben, obwohl hinreichend bekannt ist, daß Babys in der Nähe ihrer Mütter i. allg. weniger schreien und andere Vorteile genießen, die die Nursery nicht bieten kann (vgl. Anderson 1977). Es ist erfrischend, Professor Marshall Klaus' Empfehlung zu hören, daß es höchste Zeit sei, die Newborn Nurseries zu schließen (Klaus 1989).

Verzögerungstaktiken zeigen sich in Vorschlägen, die Neuerung erst einmal an Ort und Stelle zu erforschen („regional research"), auch wenn sie schon anderswo hinreichend erforscht und gesichert ist. Damit kann die Sache gleich für mehrere Monate aufgeschoben werden, was an die etwas elegantere britische „Royal-Commission"-Taktik erinnert (der Einsatz einer Royal Commission nimmt gewöhnlich mehrere Jahre in Anspruch).

Differentialdiagnose

Sie werden sich inzwischen schon gefragt haben, was wohl die Differentialdiagnose beim WBS sein mag. Zur Zeit sieht es so aus, als ob das WBS im wesentlichen an Besitzansprüchen und Trennungsbestrebungen erkennbar ist. Wegen der engen Verflechtungen der verschiedenen Symptome lassen sich im selben Atemzug aber auch andere als besondere Kennzeichen nennen.
Sie werden gewiß schon gemerkt haben, daß sich *mein* Baby hier (das WBS) noch in statu nascendi befindet, und ich hoffe Sie haben Verständnis dafür.

Bilanz und Ausblick

Die angeführten Beispiele lassen erkennen, daß häufig zuviel Zeit zwischen veröffentlichten, hinreichend gesicherten, sinnvollen Anregungen und ihrer praxisnahen Verwirklichung verstreicht. Selbst wenn man die Zeit, die Übersetzungen in Anspruch nehmen, mit einkalkuliert, ist die Verwirklichungslücke immer noch viel zu groß: Lubchencos Anregung zur „state-contingenten" Sondenfütterung (Vignette 1) liegt jetzt *38* Jahre zurück, Baum u. Howats Erfahrungen mit Elternbeteiligung beim Sondenfüttern (Vignette 1) *10* Jahre. Barnetts Studie (Barnett et al. 1970) über die Machbarkeit von Elternbesuchen auf NICU (Vignette 2) ist bereits *20* Jahre alt, und in einigen Europäischen Ländern ist es Eltern immer noch offiziell verboten, NICU zu betreten (WHO Report 1985, S. 36), obwohl wir zur Genüge wissen, wie wichtig der frühe Mutter-Kind-Kontakt für die weitere Entwicklung des Kindes ist (Freud, A. 1922–1980; Winnicott 1964; Davis u. Wallbridge 1981; Bowlby 1969, 1973, 1980; Robertson 1974; Freud, W. E. 1986a).
Lowen (1986), Bender (1981), Minde et al. (1980) und Boudykis (1982) befassen sich seit *mehr als 10* Jahren erfolgreich mit der Förderung von Elternselbsthilfegruppen bzw. Unterstützungsgruppen für Pflegepersonal (Vignette 3). Anderson (1986) hat sich in den letzten *5* Jahren für die Einführung der K-Methode eingesetzt (Vignette 4). Wo stehen wir, und worauf warten wir?
In den westlichen Industrieländern deutet die Arbeitshypothese des WBS darauf hin, daß psychodynamische Einflüsse wesentlich zu Verwirklichkeitsverzögerungen beitragen können, und es ist zu hoffen, daß bei zukünftigen Erwägungen zum Ausbau und zur Weiterentwicklung der psychosomatischen Geburtshilfe – insbesondere auf dem humanen Sektor – WBS-relevante Gesichtspunkte miteinbezogen werden.

Literatur

Anderson GC (1977) The mother and her newborn: mutual caregivers. JOGN Nursing 6/5:50–57
Anderson GC (1989) Skin to skin. kangaroo care in western europe. Am J Nurs 661–666
Anderson GC et al. (1986) Kangaroo care for premature infants. Am J Nurs 86:807–809
Ardrey R (1966) The territorial imperative. Atheneum, New York
Barnes E (1968) Psychosocial nursing. Tavistock, London
Barnett CR et al. (1970) Neoatal separation: the maternal side of interactional deprivation. Pediatrics 45:197–205
Baum ID, Howat P (1978) The family and neonatal intensive care. In: Kitzinger S, Davis JA (eds) The place of birth. Oxford Univ. Press, Oxford, pp 216–228
Bender H (1981) Experiences in running a straff group. J Child Psychother 2:152–159
Bettelheim B (1982) Die symbolischen Wunden: Pubertätsrite und der Neid des Mannes. Fischer, Frankfurt
Boukydis CFZ (1982) Support groups for parents with premat infants in NICUs. In: Marshall RE et al. (eds) Coping with caring for sick newborns. Saunder, Philadelphia, pp 215–238

Boukydis CFZ (1986) Support for parents and infants: a manual for parenting organizations and professionals. Routledge & Kegan Paul, London

Bowlby J (1969) Attachment. Hogarth, London

Bowlby J (1973) Separation: anxiety and anger. Hogarth, London

Bowlby J (1980) Loss, sadness and depression. Hogarth, London

Brazelton TB (1973) Neonatal behavioral assessment scale (BNBAS). Spastics International Medical Publications & Heinemann Medical Books, London

Brazelton TB (1978) The remarkable talents of the newborn. Birth Family J 5/4:187–191

Brimblecombe FSW et al. (1978) Early separation and special care nurseries. Spastics International Medical Publications & Heinemann Medical Books, London

CIBA Foundation Symposium 33 (1975) Parent-infant interaction. Elsevier, Amsterdam

Davis M, Wallbridge D (1981) Boundary and space: an introduction to the work of D. W. Winnicott. Karnac, London

Davis JA et al. (1983) Parent-baby attachment in premature infants. Croom Helm, Beckenham

Fraiberg S et al. (1975) Ghosts in the nursery: a psychoanalyt approach to the problems of impaired infant-mother relationships. J Am Acad Child Psychiatry 14/3:387–422

Freud A (1980) Die Schriften der Anna Freud. Kindler, München

Freud S (1905) Drei Abhandlungen zur Sexualtheorie. Gesammelte Werke V. Imago, London, 1942, S 27–145

Freud S (1917) Über Triebumsetzungen, insbesondere der Analerotik. Gesammelte Werke X. Imago, London, 1946, S 402–410

Freud WE (1980) Notes on some psychological aspects of neonatal intensive care. In: Greenspan SI, Pollock GH (eds) The course of life: psychoanalytic contributions toward understanding personality development'. Vol I. Infancy and early childhood. Printing Office, Washington, pp 257–269

Freud WE (1981) To be in touch. Colloquium: hospital care of the newborn: some aspects of personal stress. J Child Psychother 7/2:141–143

Freud WE (1986a) Die frühe Mutter-Kind-Beziehung. In: Fervers-Schorre B, Poettgen H, Stauber M (Hrsg) Psychosomatische Probleme in der Gynäkologie und Geburtshilfe 1985. Springer, Berlin Heidelberg New York Tokyo, S 183–191

Freud WE (1986b) Beobachtungen des Psychoanalytikers auf Neonatologischen Intensiv-Stationen (NI Humana Information, Aktuelle Schriftenreihe, Ausgabe III.) Humana Milchwerke, Herford, S 11–26

Freud WE (1987) Pränatale Beziehung und Bindung. Kind Umwelt 56:3–19

Freud WE, Freud I (1974) Die Well-Baby-Klinik. In: Biermann G (Hrsg) Jahrbuch der Psychohygiene, Bd 2. Reinhardt, München Basel, S 119–137

Gardner MJ et al. (1990) Results of case-control study of leukaemia and lymphoma among young people near Sellafield in West Cumbria. Br Med J 300:423–434

Jacobson E (1950) Development of the wish for a child in boys. Psychoanal Study Child V:139–152

Kitzinger S, Davis JA (1978) The place of birth. Oxford Medical, Oxford

Klaus MH (1989, unveröffentlicht) Amazing abilities of the fetus and newborn. Vortrag, 2. Internat. Kongreß, „Gebären in Sicherheit und Geborgenheit", Zürich

Klaus MH, Kennell JH (1976) Maternal-infant bonding: the impact of early separation or loss on family development. Mosby, St. Louis (dt. 1983: Mutter-Kind-Bindung: Über die Folgen einer frühen Trennung. Kösel, München)

Klaus MH, Kennell JH (1982) Parent-infant bonding, 2nd edn. Mosby, St. Louis

Kölner Stadt-Anzeiger (1987a) Babys leben in rosaroter Welt: Mutter und Kind bleiben ständig in Kontakt. Nr. 20/47, 24/25 Januar

Kölner Stadt-Anzeiger (1987b) Kinderlose Frau soll Schwangere ermordet haben. Nr. 174/ 29 Juli

Leboyer F (1975) Birth without violence. Wildwood House, London

Liley AW (1972) The foetus as a personality. Aust NZ J Psychiatry 6:99–105

Lowen L (1986) Comparison of maternal emotional and situational factors in term and preter birth. Essentials of maternal-newborn nursing. Ladewig, London and Olds Addison-Wesley, Wokingham („Parents of Prematures" 13613 N.E., 26th Place, Bellevue, WA 98005, U. Tel. (206) 883–6040)

Lozoff B et al. (1977) The mother-newborn relationship: limit of adaptability. J Pediatr 91/ 1:1–12

Lüpke H von (1987) Pränatale mütterliche Phantasien und postnatale Mutter-Kind-Beziehung. In: Fedor-Freybergh PG (Hrsg) Pränatale und perinatale Psychologie und Medizin: Begegnung mit dem Ungeborenen. Saphir, Älsjö (Schweden), S 35–43

Mack-Brunswick R (1940) The preoedipal phase of the libido-development. In: Fliess R (ed) The psychoanalytic reader. Hogarth, London, S 231–253

Main TF (1968) The ailment. In: Barnes E (ed) Psychosocial nursing: studies from the cassel hospital. Tavistock, London, pp 33–61

Minde K et al. (1980) Self-help groups in a premature nurser a controlled evaluation. J Pediatr 96/5:933–940

Neal MV (1977) Vestibular stimulation and development of the small premature infant. Communicating Nurs Research 8:291–302

Neal MV (1982) Persönliche Mitteilung

Odent M (1978) Die sanfte Geburt – Die Leboyer-Methode in der Praxis. Kösel, München

Rey ES, Martinez HG (1983) Manejo rational de Nino Prematuro: Proceedings of the conferences I. Curso de Medicina Fetal y Neonatal. Bogota, Columbia, March 17–19, 1983, pp 137–151

Robertson J (1974) Kinder im Krankenhaus. Reinhardt, München

Sterky G, Tafari N, Tunell R (eds) (1985) Breathing and warmth technology. SAREC Report R2: Swedish Agency for Research Cooperation with Developing Countries, Stockholm, pp 105–125. (Sigtuna-Konferenz 1984)

Silverman WA (1986) Frühgeborene als Ausstellungssensation. Kinderarzt 17/2:235–256

Sosa R et al. (1980) The effect of a supportive companion on perinatal problems, length of labor and mother-infant interaction. New Engl J Med 303/11:597–600

Stauber M (1979) Psychosomatische Aspekte in der Geburtshilfe. Dtsch Ärztebl Ärztl Mitteil 76/12:797–804

Veldman F (1989) Haptonomie: science De L'affectivité. Presses Universitaires de France, Paris

WHO (1985) Having a baby in Europe, Public Health in Europe 26, Report on a study. WHO Regional Office for Europe, Copenhagen

Winnicott DW (1964) The child, the family, and the outside world. Pelican, Penguin, Harmondsworth

Wolff PH (1966) The causes, controls, and organization of behavior in the neonate. Psychol Issues V/1:17

Zur Hebammenausbildung:
Vermehrte Einbeziehung psychosomatischer Lehrinhalte

C. Dincer, B. Hahlweg, M. Stauber

Wenn wir über die vermehrte Einbeziehung psychosomatischer Inhalte in die Hebammenausbildung diskutieren, dann ist es gleichsam so, als ob wir Eulen nach Athen trügen, ist doch der Hebammenberuf an sich ein Beruf, der den ganzheitlichen Gedanken sehr stark vertritt.

Bei einer Untersuchung stellte sich heraus, daß Frauen mit der *Hebamme* Begriffe in Verbindung setzen wie *Zuwendung, menschliche Wärme, Verständnis, Helfen.* Die Rolle des *Arztes* ist mehr geprägt von: *Sicherheit, technische Versiertheit, Beherrschen von Komplikationen.*

Aber auch eine andere Entwicklung muß man sehen: Unsere Lehrhebamme Monika Steger erzählte mir, sie sei unlängst gefragt worden: „Hebamme, gibt es diesen Beruf überhaupt noch?" Es entspricht der landläufigen Erfahrung, daß die meisten Frauen nach ihrer Entbindung den Namen des Geburthelfers wissen, aber nicht den der Hebamme.

Das Berufsbild der Hebamme ist in diesem Jahrhundert in eine zickzackartige Entwicklung geraten:

Aus einem traditionsreichen Frauenberuf wurde medizinisches Hilfspersonal, und zwar in dem Ausmaß, wie High-Tech in die Kreißsäle kam, in dem Ausmaß, wie juristische Inhalte vermehrt in die Geburtshilfe einbezogen wurden, und sicher auch in dem Ausmaß, in dem Männer sich Zugang zu einer Frauendomäne verschafften.

Gleichzeitig trifft es aber genauso zu, daß die Hebammen wieder selbstbewußter werden, genauso wie Frauen, die Kinder kriegen, selbstbewußter werden und Selbstbestimmung über ihren Körper, natürliche Geburt, Väter im Kreißsaal kein Diskussionsthema mehr sind und vollkommen selbstverständlich. So selbstverständlich, daß man fast von einem Paradigmenwandel sprechen kann. In einer Phase, in der die Bedürfnislage der Frauen so unterschiedlich ist, und das geburtshilfliche Spektrum zwischen Hausgeburt und Uniklinikentbindung so viele Varianten hat, muß eine junge Hebamme gerüstet sein, um allen Anforderungen gerecht zu werden, ist doch die Beschäftigung mit etwas so Archaischem wie Geburt emotional genauso involvierend wie die Auseinandersetzung mit Sterbenden, und eigene Ängste, Wünsche und Triebe spiegeln sich im Verhalten wider.

Einbeziehung psychosomatischer Aspekte in die Patientenbetreuung ist im Grunde genommen eine Sache der Einstellung, nicht nur eine Sache des Know-how, dies gilt für alle Sparten medizinischen Personals, und wenn wir in der

Hebammenausbildung diese Sachverhalte näherbringen wollen, darf sich der Unterrichtsstoff nicht nur auf Fakten, Tricks und Kniffe beschränken, sondern wir müssen uns auch mit der Persönlichkeit der Hebammenschülerin befassen. Psychosomatische Lehrinhalte kann man in verschiedene Sparten einteilen. Die eine Gruppe betrifft die Selbsterfahrung, die andere Gruppe die Vermittlung von Sachinhalten. Das eine wäre wertlos ohne das andere, und die Kombination von beiden bewirkt letztendlich die Fähigkeit, sich in die Emotionalität eines Gegenüber hineinzuversetzen, sich einem Menschen empathisch und emotional warm zuzuwenden und dabei sich abgrenzen zu können, schlicht: *professionell* im guten Sinne zu sein.
Die geforderte Selbsterfahrung betrifft folgende Themen:
Umgang mit emotionaler Nähe und Distanz
Rolle als Frau
Eigene Erfahrungen mit   Sexualität
Fruchtbarkeit, Kinderwunsch
Schwangerschaftskonflikt
Schwangerschaftsabbruch
Partnerproblematik
Rolle der Hebamme in der Kreißsaalgruppendynamik

Es ist eine altbekannte Tatsache, daß eine Frau unter der Geburt feine Sensoren für athmosphärische Schwingungen hat und daß Konflikte zwischen Arzt und Hebamme diese Triade zu einer bösen Dyade verändern. Wenn Arzt und Hebamme, deren Arbeitsgebiete sich zwangsläufig überschneiden, sich um die Frau streiten, dann *wird* die Frau zum Objekt.
Wenn man Rollenspiele mit Hebammenschülerinnen macht, dann merkt man, daß sie diese Dinge sehr schnell mitbekommen und im Rollenspiel ganz genau widergeben können, wenn der Kreißsaal zum Jahrmarkt der Eitelkeiten wird, wenn Profilneurosen und Machtgelüste die Interaktionen und letztlich die Aktionen bestimmen.
Wenn man danach die Empfindungen aller Beteiligten diskutiert, werden oft die Mechanismen klar, warum sich jemand wie verhält und wie man dem begegnen kann und daß hinter dem Satz: „Sie tun das, was ich angeordnet habe und damit basta!" ein ängstlicher Mensch stecken kann, der weder fachlich noch menschlich die Qualifikation zu einer Sachdiskussion hat.
Weitere unabdingbare Voraussetzung zur psychosomatischen Arbeit sind die *Sachinhalte*; dazu gehören:
- Grundlagen der Psychologie (Entwicklungspsychologie, Lernpsychologie, soziales Lernen),
- Grundlagen der Psychopathologie (Neurose, Psychose, etc.),
- Ambivalenz von Kinderwunsch,
- Schwangerschaftskonflikt,
- psychosomatische Erkrankungen (Hyperemesis, Gestose, vorzeitige Wehen),
- Wochenbett, Stillperiode,
- frühe Mutter-Kind-Beziehung,
- Umgang mit dem Tod.

Es erscheint daher ganz wichtig, diese beiden Schwerpunkte miteinander zu verknüpfen und im Unterricht die Wechselwirkungen eigenen Handelns klarzumachen. Selbsterfahrung ist kein Lehrinhalt, der sich platterdings vermitteln läßt, sondern *Reifungsprozeß,* den man pädagogisch beschleunigen kann.
Was heißt das konkret?
Es sollte den Schülerinnen die Möglichkeit gegeben werden, an Balint-Gruppen teilzunehmen; ferner sollte supervidierte Gruppenarbeit stattfinden, um die eigene Gefühlswelt kennenzulernen, sei es im Umgang mit den Frauen, sei es im Umgang mit dem Team. Wir haben gute Erfahrungen gemacht mit einer Blockveranstaltung über 2 Tage, bei der in 90minütigen Sessions verschiedene Aspekte der psychosomatischen Geburtshilfe bearbeitet wurden. Gerade für Selbsterfahrung braucht man eine gewisse Anlaufzeit, bis die Scheu der einzelnen, aus sich herauszugehen, sich und andere darzustellen und seine Gefühle preiszugeben, geschwunden ist. Man kann gerade eine Blockveranstaltung so präsentieren, daß sie allen Beteiligten Spaß macht, indem eher trockene Sachverhalte, die durch frontalen Unterricht gelehrt werden, sich abwechseln mit Erfahrungsaustausch, zu dem viele etwas beitragen können Gut ist es auch, diesen Unterricht in Blockform, das bedeutet, außerhalb der klinischen Routine durchzuführen. Man muß im Unterricht würdigen, daß solche Veranstaltungen anstrengend sind. Pausen, Kaffee und Kekse halten die Schülerinnen nicht nur stimmungsmäßig und geistig fit, jeder, der Gruppenarbeit gemacht hat weiß, daß die „Para- oder Pausengespräche" für den Ablauf in der Gruppe eine sehr wichtige (Ventil)funktion haben.
Was allerdings nicht zu kurz kommen sollte:
Soziale Kompetenz im Umgang mit Patientinnen kann man übrigens nicht nur als Folge eben genannter Ausführungen erwerben, Hebammenunterricht findet nicht nur in der Theorie, sondern auch in der Praxis statt: Hat das professionelle Kreißsaalteam Verhaltensmuster, die es wert sind, durch Imitation, Rollenübernahme und soziales Lernen übernommen zu werden, so haben wir für alle Beteiligten den besten Unterricht vor Ort.

Beobachtungen zur psychotherapeutischen Betreuung von Frauen mit vorzeitiger Wehentätigkeit

L. Winkler, K.-T. M. Schneider, H. Graeff

Dem Thema psychosomatische Zusammenhänge vorzeitiger Wehen wurden in den letzten Jahren einige z. T. sehr ausführliche Untersuchungen gewidmet. Psychosoziale Faktoren und persönlichkeitsspezifische Merkmale wurden genauer zu fassen versucht, und auch das Zusammenspiel dieser verschiedenen Komponenten für das Auftreten der Wehen konnte als ausschlaggebend herausgearbeitet werden.

Teichmann u. Breull (1989) erstellten in ihrem aufwendigen Ansatz ein multifaktorielles Bedingungsgefüge, in dem beruflicher Streß, Ehe, Geburtserwartungen und die Verfügbarkeit adäquater Bewältigungsmechanismen eine tragende Rolle spielen.

In einer eher tiefenpsychologisch orientierten Studie fanden Dmoch u. Osorio (1984) bei den betroffenen Patientinnen v. a. depressive Persönlichkeitsmerkmale, narzißtische Irritationsmuster und starke Verleugnungstendenzen von Streß und Konflikten.

Diese und ähnliche Zusammenhänge scheinen sich auch in unserer eigenen noch laufenden Studie abzuzeichnen und tragen viel zum Verständnis dieser Symptomatik bei.

Das Thema, mit dem ich mich beschäftigen möchte, geht ein Stück weiter und lautet: Wie wendet man nun als Psychologe an der Klinik oder auch als niedergelassener Arzt dieses Wissen an, d. h. wie setzt man es konkret in wertvolle Arbeit mit der Patientin um?

Die genannten Studien sind an dieser Stelle nur wenig hilfreich. Sie enden meist mit lediglich einigen Stichpunkten zur Therapie, z. B. Hilfe bei der Anpassung an die Schwangerschaft, Ermutigung, zuverlässige Begleitung.

Sollen diese zutreffenden aber sehr verkürzten Hinweise jedoch im wichtigen Moment ins lebendige Miteinander umgesetzt werden, wird es meist schwierig.

Ich möchte deshalb meine Erfahrungen in der therapeutischen Arbeit mit dieser Patientengruppe darstellen, denn letztlich dienen ja Grundlagenstudien dem Ziel, gefährdete Patientinnen zu erkennen, um sie dann einer adäquaten medizinischen und psychotherapeutischen Behandlung zuzuführen.

Die Arbeit mit Patientinnen

Im Rahmen meiner Tätigkeit in der geburtshilflichen Abteilung hatte ich in den letzten 2 Jahren die Möglichkeit, mich mit 38 Frauen mit vorzeitigen Wehen näher zu beschäftigen.

Das Alter der Frauen lag zwischen 19 und 42 Jahren, die meisten von ihnen waren verheiratet, etwa zwei Drittel erwarteten ihr erstes Kind. Der stationäre Aufenthalt der Patientinnen betrug im Durchschnitt 1 bis 2 Wochen unter Tokolysebehandlung und individueller psychotherapeutischer Betreuung. Zusammenfassend betrachtet gab es so viele verschiedene Therapieverläufe wie Patientinnen, und beinahe jeder Fallbericht wäre für sich interessant und wert, dargestellt zu werden. Ich will trotzdem versuchen, Tendenzen aufzuzeigen und dann den Behandlungsverlauf mit einer Patientin zu schildern.
Ausgehend vom oberflächlich beobachtbaren Verhalten könnte man drei Gruppen von Patientinnen bilden:

1. Die Gruppe der Patientinnen, die jegliches Angebot eines Gesprächs oder eines intensiveren Kontakts mit der Psychologin ablehnen: Sie machen meist einen sehr nervösen Eindruck, lassen sich wenig auf die Kliniksituation ein, drängen auf baldiges Nachhausegehen und bringen ihr Kind oft schon weit vor dem Termin zur Welt.
2. Diese Gruppe könnte als die therapeutisch erfolgreichste bezeichnet werden. Mit diesen Frauen kommt es relativ schnell zu einem stabilen therapeutischen Arbeitsbündnis. Sie erscheinen sehr motiviert, spüren ihren Leidensdruck und können sich auf eine fruchtbare und gewinnbringende Beziehung mit der Therapeutin einlassen.
3. Dieser Gruppe ist aus meiner Sicht die größte Zahl der Patientinnen zuzuordnen; sie stellt zugleich auch die höchsten Anforderungen an die Therapeutin.

Bei diesen Patientinnen mischen sich Bedürfnisse nach Geborgenheit, Nähe, Symbiose und Sich-fallen-Lassen mit gegenläufigen Tendenzen, nämlich extremem Mißtrauen, starken Rückzugs- und Fluchttendenzen, Projektionen, Verleugnung und Aggression. In der Gegenübertragung erlebt die Therapeutin folglich wahre Wechselduschen. Wird sie in Krisenhöhepunkten von der Patientin in eine äußerst symbiotische und intensive Nähe gezogen, so kann es ihr wenig später passieren, daß sie von der Patientin übersehen und ignoriert wird, oder daß die Patientin das vorher so gewünschte Gespräch verschläft.
Derartige Umschwünge fordern von der Therapeutin ein hohes Maß an Frustrationstoleranz, Selbstwertstabilität und die Fähigkeit, sich immer wieder aus diesem Sog von Aggression und Symbiose zu befreien und die dahinter wirksamen Ängste und Nöte der Schwangeren zu entschlüsseln.
Die Beziehung zur Patientin trotz des Sich-ausgesperrt-Fühlens immer wieder aufzunehmen, ist oft der schwierigste Punkt der gesamten Arbeit. Belohnt wird er meist erst am Schluß, wenn die Patientin rückblickend diese Konstanz als für sie wertvoll benennt.

Im folgenden möchte ich ein Beispiel für die Zusammenarbeit mit werdenden Müttern dieser dritten Gruppe darstellen. Die Patientin gab ihr Einverständnis unter der Bedingung, keine zu persönlichen Daten preiszugeben.

Fallbeispiel

Die Patientin ist bei ihrer Einweisung in der 33. Schwangerschaftswoche (SSW) und hat seit mehreren Wochen Wehen, die in den letzten Tagen wesentlich stärker geworden sind. Dazu zeigt das Kind seit geraumer Zeit eine leichte Wachstumsretardierung.

Die Patientin ist Ende 20, seit 2 Jahren verheiratet und macht einen sehr aufgeschlossenen und wachen Eindruck. Sie hat vor einem Jahr ein Kind in der 13. SSW verloren.

Zwei Tage nach der Einweisung nehme ich mit ihr den ersten Kontakt auf. Die Wehen sind trotz höherer Tokolyse noch sehr häufig. Sie reagiert sehr erfreut und offen auf meinen Besuch, und ich frage im Laufe des Gesprächs nach vielleicht schwierigen und kräftezehrenden Situationen in den letzten Wochen. Sie überlegt und schildert dann in lockerem Erzählstil, daß eigentlich alles in bester Ordnung sei und daß der Mann sich momentan beruflich verändern würde.

Als ich nach langer harmlos erscheinender Schilderung näher nachfrage, wird mehr und mehr deutlich, daß sich die Patientin durch einen Umzug, die Situation des Mannes und v. a. durch die Diagnose der kindlichen Retardierung massiv unter Druck gefühlt hat.

Einige Tage später führe ich mit der Patientin ein Interview im Rahmen unserer Wehenstudie durch, zu dem sie sehr motiviert ist. Als wir zu Fragen über die frühere Mutterbeziehung kommen, bittet die Patientin abrupt, das Interview beenden zu dürfen. Sie befürchtet, wenn sie anfangen würde zu erzählen, kämen Dinge hoch, die sie nicht aushalten würde.

Wir beenden das Gespräch, und ich biete ihr an, zur Verfügung zu stehen, wenn sie mich braucht.

An den folgenden Tagen spüre ich deutlich, daß die Patientin den Kontakt mit mir vermeidet. Aus meinen Gegenübertragungsgefühlen schließe ich, daß sie in mir die übergriffige Mutter sieht, der sie keine eigenen Bedürfnisse entgegensetzen darf und kann. Dieser schwierigen Übertragungslage versuche ich zu begegnen, indem ich die Patientin jeden Tag für einige Minuten besuche und dabei nur auf von ihr angebotene „ungefährliche" Themen eingehe. So kann sie wahrnehmen, daß ich mich weder von ihr abwende noch fordernd oder übergriffig werde.

Dies ist die therapeutisch wichtige Stelle, die mit diesen Patientinnen immer wieder aufgelöst werden muß. Der Übertragungssog ist oft so stark, daß man als Therapeut tatsächlich mit fordernden und aggressiven Tendenzen bei sich zu kämpfen hat, um die Beziehung nicht frustriert abzubrechen. Dieser frustrierte Abbruch wäre jedoch genau die Wiederholung dessen, was zwischen Mutter und Baby droht.

Von der Patientin angesichts der hochbrisanten Situation nichts zu fordern und gleichzeitig verfügbar zu sein, verlangt von der Therapeutin das, was das werdende Kind der Mutter abverlangt.

In den folgenden anderthalb Wochen kommt es zwischen der Patientin und mir nur einmal zu einem intensiveren Gespräch, nämlich als es der Patientin psychisch sehr schlecht geht. Sie hat beim Interview gesehen, daß ihre Geschichte sie einzuholen droht, daß die massiv praktizierte Verdrängung zeitweise brüchig wird. Die Patientin kann jedoch weiterhin nicht zulassen, was sie so bedrückt, aus Angst, davon überflutet zu werden.

Sie wird 2 Tage später unter oraler Tokolyse entlassen, kommt jedoch 2 Wochen später erneut mit starken Wehen in die Klinik. In der folgenden Nacht geht es ihr psychisch so schlecht, daß sie am nächsten Tag ein Gespräch mit mir sucht. Ich spüre, daß zum ersten Mal ein vertrauensvoller und sehr inniger Kontakt möglich ist. Sie erzählt, wie sehr ihr meine Anwesenheit in der letzten Zeit geholfen hätte, und daß sie ohne unsere Gespräche die Zeit bis zum Ende der Frühgeburtlichkeit nicht hätte durchhalten können.

Mir wird nun ganz deutlich, daß die Patientin seit langem am Rande ihrer psychischen Möglichkeiten ist und daß jede kleinste Erschütterung des mühsam gehaltenen Gleichgewichts zur Frühgeburt geführt hätte.

Aus einer Bemerkung der Patientin entnehme ich, daß der Ehemann in den letzten Tagen größtem beruflichem Streß ausgesetzt war, und verstehe, daß sie auf eigenen Wunsch die Klinik bis zur Geburt nicht mehr verlassen will.

Das Kind kommt am Ende der 37. SSW zur Welt.

Bei meinen immer noch täglichen Besuchen bei der Patientin erfahre ich stückchenweise, welchen immensen Belastungen sich die Patientin mit Mann, Mutter und anderen in der letzten Zeit ausgesetzt hatte. Den Erinnerungen an die schmerzliche Vergangenheit – Mutter und Tochter waren 7 Jahre lang getrennt gewesen – hatte die Patientin vorher jahrelang durch Aktivismus und Selbstüberforderung entgehen können. Nun in der Schwangerschaft waren sie massiv durchgebrochen, und die Patientin hatte das Gefühl, darüber mit niemandem reden zu können.

Im therapeutischen Kontakt konnte mich die Patientin offensichtlich so nutzen, daß sie in massiven Krisen sofort entlastende Unterstützung erhielt, sich aber auch in Rückzugsphasen in unserer Beziehung getragen fühlte.

Literatur

Dmoch W, Osorio C (1984) Untersuchung zur Psychodynamik und Persönlichkeitsstruktur bei Frauen mit vorzeitigen Wehen. In: Frick-Bruder V, Platz P (Hrsg) Psychosomatische Probleme in der Gynäkologie und Geburtshilfe. Springer, Berlin Heidelberg New York Tokyo, S 175–186

Schöttler C (1981) Zur Behandlungstechnik bei psychosomatisch schwer gestörten Patienten. Psyche 35:111–141

Teichmann AT, Breull A (1989) Ein neues Konzept psychosomatischer Forschung am Beispiel vorzeitiger Wehentätigkeit. Z Psychosom Med 35:256–276

Betreuung von Schwangeren – Erfahrungen eines Teams

E. Bauer, U. Hauffe, M. Kastendieck

In diesem Beitrag wollen wir darstellen, wie wir grundsätzlich mit Schwangeren in der Praxis arbeiten, also nicht nur mit Frauen, die vorzeitige Wehen haben. Unser Team in seiner Zusammensetzung und inhaltlichen Ausprägung entstand nicht als Folge eines theoretischen Arbeitskonzepts, wie einige andere Gemeinschaftspraxen ihren Werdegang beschreiben. Über eine Entwicklungszeit von über 8 Jahren haben schrittweise Veränderungen, langsames und folgerichtiges Wachstum zur nunmehr seit 3 Jahren bestehenden Zusammensetzung und Funktion des Teams geführt.
Im folgenden werden wir unser Team, unsere Arbeitsweise und unsere Erfahrungen vorstellen.

Beschreibung des Teams

Zwei Frauenärztinnen teilen sich in unserer Gemeinschaftspraxis ihre Arbeit.
In der Schwangerenvorsorge arbeiten zusätzlich 2 Hebammen, die ebenso in der Geburtsvorbereitung und in der ambulanten Wochenbettpflege tätig sind.
Kristallisationspunkt im Team ist eine Diplompsychologin, die mehrere Funktionen in unserer Gruppe wahrnimmt: sie ist Leiterin unserer Teamsitzungen, Geburtsvorbereiterin sowie Psychotherapeutin bei schwerwiegenderen, die Schwangerschaft gefährdenden Konflikten.
Weitere 3 Geburtsvorbereiterinnen leiten Paar- und Frauengruppen. Eine von ihnen bietet auch noch Mutter-Kind-Gruppen an mit dem Thema: „Geburt und was dann? – Leben mit einem Neugeborenen".
Sie erfreuen sich großen Zuspruchs.
Wöchentlich finden Teamsitzungen statt, in denen die Hebammen und Geburtsvorbereiterinnen sowie die Arzthelferinnen 14tägig teilnehmen.

Arbeitsweise

Wir bemühen uns schon beim Erstkontakt in der Frühschwangerschaft, die Frauen für das Wahrnehmen und Ernstnehmen ihrer eigenen Befindlichkeit und ihrer Bedürfnisse zu stärken. Wir besprechen mit ihnen, was diese Schwangerschaft zum jetzigen Zeitpunkt für sie bedeutet, das Erleben evtl. vorausgegangener Schwangerschaften und Geburten, wir fragen sie nach dem „Bild", das sie über Schwangerschaft in sich tragen, um so mögliche Befürchtungen, Erwartungen und Unsicherheiten früh zu erfahren. Gleichzeitig geben wir erste Hinweise auf gesunde Ernährung und klären auf über Rechte, z. B. am Arbeitsplatz. Wir betonen, daß die Frau die Praxis *jederzeit* zur Anlaufstelle für ihre auftretenden Unsicherheiten und Ängste, nicht nur für körperliche Beschwerden, machen kann. Außerdem erfahren die Frauen im Erstgespräch, daß und warum wir sie in der Schwangerschaft gemeinsam mit der Hebamme betreuen wollen.

Mit dem Angebot der Hebamme in der Praxis zeigen wir, daß Schwangerschaft erst einmal ein normaler, nicht zu pathologisierender Vorgang ist. Die „Botschaft", die doch leider häufig an die Patientin-Arzt-Interaktion geknüpft ist, heißt: Suche nach Symptomen, die auf eine Unregelmäßigkeit hindeuten.

Der Hebamme, die im Beziehungsgeflecht einen anderen Stellenwert hat, wird viel eher die Normalität zugeschrieben.

Im übrigen ermuntern wir die Frauen von Anfang an, ihren Partner mitzubringen, wann immer es ihnen möglich und von ihnen erwünscht ist.

Im Rahmen der Mutterschaftserstuntersuchung hat die Frau auch ein Gespräch mit der Hebamme. Dabei unterrichtet diese einmal über ihre Funktion, zum zweiten ausführlich über unser Angebot an Geburtsvorbereitungsgruppen und ermuntert daran teilzunehmen. Von dieser Mutterschaftserstuntersuchung an haben die Schwangeren immer abwechselnd Beratungs- und Untersuchungstermine bei der Hebamme oder einer der Ärztinnen.

Parallel zur Betreuung durch Hebamme und Ärztin finden in einem der Praxis direkt angeschlossenem Gruppenraum Geburtvorbereitungsgruppen statt. Dieser Geburtsvorbereitung wird in unserer Praxis große Bedeutung beigemessen. Sie ist ein wichtiger körperorientierter Baustein im Praxisangebot. Es nehmen 80% aller Schwangeren daran teil.

Wir stellen feste Gruppen nach möglichst eng beieinanderliegenden Entbindungsterminen zusammen. Wir haben immer 5 parallele Gruppen pro Woche für maximal 6 Paare oder maximal 10 Frauen. Unsere Gruppen dauern vor der Geburt 14 Abende à 2 Zeitstunden. Sie treffen sich auch nach der Geburt. Aus vielen haben sich Mutter- bzw. Eltern-Kind-Gruppen gegründet oder auch spätere private Kindergruppen.

Drei methodische Schwerpunkte des geburtsvorbereitenden Angebots

Körperübungen

Körperübungen wecken die Sinne und das Bewußtsein für die Bedürfnisse bei sich selbst und beim anderen (z. B. Übungen zum Bewußtwerden körperlicher Vorgänge, Übungen zum Wahrnehmen von An- und Entspannen, zur Atemwahrnehmung – keine Atemtechnik!, Partnermassagen).

Informationen

Informationen geben eine Einsicht in das, was geschieht (z. B. zum Ablauf der Schwangerschaft, zur Ernährung vor und nach der Geburt, zur Entwicklung des Kindes im Bauch der Mutter, auch zur pränatalen Psychologie, zum Ablauf der Geburt und zum Wochenbett, sei es ambulant oder stationär, zu kinderpflegerischen Fragen …).

Gespräche

Gespräche zwischen werdenden Eltern schaffen Verständnis (Warum bist du so empfindlich? – Sexualität; Wie stelle ich mir dich als Mutter/Vater vor? – Eigene Leistungsanforderungen …).
Sowohl bei den Vorsorgen wie in den Geburtsvorbereitungsgruppen versuchen wir, uns ein Bild zu machen über die momentane Situation und Befindlichkeit der Schwangeren oder des Paares.
Um nach Möglichkeit spätere (oder schon bestehende) Konfliktsituationen zu erkennen, fragen wir:
1. Nach der Berufssituation: Wie erlebt sich die Schwangere darin? Stößt sie beim Arbeitgeber und bei Mitarbeitern auf Verständnis für veränderte Bedürfnisse in der Schwangerschaft oder nicht?
2. Nach der Beziehungssituation: Ist z. B. Unterstützung vom Partner gegeben oder fühlt sich die Frau in ihrem Schwangerschaftserleben vom Partner alleingelassen? Ist eine Heirat geplant, ein Umzug oder ein Arbeitsplatzwechsel des Partners?
3. Nach dem psychosozialen Umfeld: Drohende oder schon bestehende Arbeitslosigkeit (die eigene oder die des Partners); die finanzielle Situation; die Wohnverhältnisse (z. B. beengt bei Eltern oder Schwiegereltern)?

Verwertung der Erfahrungen

Wir unterstützen die Schwangere, eigene Bedürfnisse als gesund und wichtig zu begreifen und nicht als den Lebens- bzw. Arbeitsablauf störend. Wir ermuntern sie, eigene Schwächen ernst zu nehmen: Sie muß sich nicht zwangsläufig den äußeren Bedingungen am Arbeitsplatz oder im Freundeskreis unterwerfen (Beispiel: Rauchen und Lärm).
Wir spiegeln ihr ihren eigenen Leistungsanspruch: Schwangere überfordern sich oft, da sie glauben, sie müßten in der Schwangerschaft besonders gut funktionieren, sonst verlören sie ihren Arbeitsplatz oder die Anerkennung ihres Partners oder die der Mutter (Ich habe 6 Kinder bekommen und dabei noch gearbeitet!). Wenn Frauen in diesem Sinne versagen, können sie sich selbst nicht mehr akzeptieren. Die natürliche Regression in der Schwangerschaft *muß* eigentlich zu Konflikten mit dem leistungsbetonten Frauenbild der 80er Jahre führen. Die Frauen erleben eigene Schwächen als individuelles Versagen, obgleich es sich ja um ein kollektives Problem handelt. Diese Bezüge den Schwangeren klar zu

machen, entlasten sie und helfen ihnen oft, sich besser verstehen und akzeptieren zu können.

Um es noch einmal klar zu sagen: Wir begreifen einen großen Teil von Symptomen wie vorzeitige Wehen etc. als *gesunde* Reaktionen von Frauen auf eine kranke Situation.

Im gesamten Schwangerschaftsverlauf geben wir uns Mühe, Symptome frühzeitig wahrzunehmen und vorsichtig zu hinterfragen. Zum Beispiel bei mangelhafter oder zu starker Gewichtszunahme – besteht eine innere Ablehnung der Schwangerschaft? (Wie steht die Frau zur Mutterrolle? Kann sie dem Kind Raum geben? Wie ist überhaupt der Kontakt zum Kind?) – Bei Kummerspeck besteht eine mangelnde Unterstützung oder Anteilnahme durch den Partner? – Bei Blutdruckanstieg: Was macht Ihnen Druck? Gibt es Ängste, Träume?

Wir bemühen uns, schon bekannte Problemkreise immer noch einmal zu berühren und erneut unterstützend zu wirken, Ängste zu erahnen und anzusprechen.

Berichtet eine Frau über gelegentliches oder häufiges Hartwerden des Bauches, so sind wir bestrebt, sie anzuleiten, ihre Bedürfnisse, Ängste und besonders ihre Überforderungen zu erkennen, anzunehmen und zu lernen, mit Hilfe dieses Symptoms die Grenzen der Belastbarkeit in der Schwangerschaft neu festzulegen.

In den Teamsitzungen (Dauer ca. 3 Stunden) fließen dann die Informationen und Eindrücke aus den verschiedenen Kontakten zusammen. Interessant ist dabei, daß ein und dieselbe Frau von Ärztin, Hebamme und Geburtsvorbereiterin jeweils verschieden erlebt werden kann. Die Schwangeren nutzen nämlich die unterschiedlichen „Instanzen" auch im Sinne unterschiedlicher Inhalts- und Beziehungsebenen und ihrer damit verbundenen Bedürfnisse (so ist die Ärztin meist mehr die medizinische Autorität, von der man sich Information und Wissen erhofft; zur Hebamme besteht ein eher schwesterliches Verhältnis, man schämt sich nicht, ihr Befindlichkeitsstörungen mitzuteilen oder Fragen zu stellen, die an die Ärztinnen selten gerichtet werden, sog. dumme Fragen; in die Geburtsvorbereiterin projezieren sie oft die sog. „gute Mutter").

In diesen Teamsitzungen wird, insbesondere vor dem Beginn einer neuen Geburtsvorbereitungsgruppe über jede Frau (bzw. jedes Paar) und deren Vorgeschichte sowie ihr Befinden gesprochen, wobei wir ganz bewußt unsere Subjektivität zulassen. Außerdem werden Symptome, Verhaltensauffälligkeiten und Konflikte kritisch beleuchtet. Es werden Anregungen weitergegeben z. B. in Richtung Geburtsvorbereitungsgruppe, um dort eventuell durch gezielte Körperübungen einzuwirken. Umgekehrt können Beobachtungen aus den Gruppen uns Ärztinnen auf bestehende Probleme hinweisen.

Dadurch stellen wir bei möglichst allen Mitarbeiterinnen den gleichen Wissensstand her. Wir fördern unsere Wachsamkeit und entwickeln therapeutische Wege für jedes Arbeitsfeld.

Die schwangeren Frauen fühlen sich dadurch eingebettet und sicher betreut. Sie wissen, daß wir uns untereinander über sie austauschen, daß selbstverständlich aber nichts aus der Praxis hinausgetragen wird.

Bedeutung der Geburtsvorbereitung

Geburtsvorbereitung dient uns nicht nur der Vorbereitung auf die Geburt, denn dann würde Geburt als nur ein Abschnitt auf einem viel größeren Kontinuum von Schwangerschaft, Geburt und Elternsein überbewertet. Das Erleben der Schwangerschaft selbst hat auch ein Recht auf Reflexion. Erfahrungen im Kontakt zum Kind können schon in der Schwangerschaft angeregt und unterstützt werden. Elternschaft bedarf auch der Vorbereitung. Das Besprechen von Phantasien über Elternsein (bei Erstgebärenden) oder gelebte Elternrealität (bei Mehrgebärenden) verhilft zur erweiterten Wahrnehmung des Partners, des Kindes und der Vermittlung von Wünschen und Bedürfnissen in der Familienbildung. In der Geburtsvorbereitung vereinen sich Möglichkeiten,

- Sicherheit in die eigenen körperlichen, geistigen und seelischen Fähigkeiten zu entwickeln;
- einen Schritt zur Überwindung der Spezialisierung zu gehen, in der der Mensch in Segmente geteilt wird, wie in herkömmlichen Kursen mit verschiedenen Fachkräften (Gynäkologen, Kinderärzte, Hebammen bzw. Krankengymnastinnen, Säuglingsschwestern);
- dadurch dem Prozeß der Abgabe von Verantwortung an die Spezialisten zu begegnen, der sich notwendig aus der Spezialisierung ableiten läßt;
- und damit die Auseinandersetzung mit Autoritäten zu initiieren. Hier sind nicht nur Fachautoritäten gemeint („Der Arzt macht mir schon die Geburt"), sondern auch die Autorität des „schicksalhaften" Ablaufs von Schwangerschaft, Geburt und Elternschaft („Es kommt, wie es kommen muß") sowie die Autorität des eigenen Körpers als getrennt erlebtes Objekt („... das da unten" oder Beispiel: Kind auf dem Ultraschallmonitor) (Hauffe 1987, S. 313–320).

Geburtsvorbereitung kann damit der gesellschaftlich entwickelten Trennung von Körper, Geist und Psyche entgegenwirken.

Den *Sinn* unserer gemeinsamen Arbeit sehen wir darin, die schwangere Frau bei ihrem Gang „durch das Tal" zu leiten: Das Nest, das wir ihr bereiten, fördert die in der Schwangerschaft nötigen und zwangsläufigen Regressionstendenzen, bietet aber gleichzeitig Sicherheit und eine Stärkung des Selbstvertrauens, um ein Wachstum zu Eigenverantwortlichkeit als Frau und Mutter zu ermöglichen.

Literatur

Hauffe U (1987) Ansprüche an geburtsvorbereitende Arbeit. In: Fedor-Freybergh PG (Hrsg) Pränatale und perinatale Psychologie und Medizin. München

Ertragen und Austragen.
Übernahme der väterlichen Ergänzungsfunktion in der Schwangerschaft durch den Frauenarzt. Bericht über den ungewöhnlichen Verlauf einer Hyperemesis gravidarum

M. Scheele

Frau T., über die ich im folgenden berichte, wurde in der 25. SSW aus ihrem 300 km entfernten Heimatkrankenhaus zu uns nach Hamburg verlegt, und zwar wegen einer starken, therapieresistenten Hyperemesis gravidarum.

Die 30jährige Frau hat bereits 14 Wochen deswegen im Heimatkrankenhaus gelegen und ist dort zuletzt nur noch intravenös ernährt worden, sie wiegt nur 39 kg.

Es besteht jetzt die 3. Schwangerschaft. Frau T. hat bereits eine 6jährige Tochter (in der ersten Ehe geboren), und vor einem Jahr hatte sie in der jetzt bestehenden zweiten Ehe eine Fehlgeburt.

Als ihre Mutter mit ihr schwanger gewesen sei, habe diese auch eine Hyperemesis gehabt. Ihre Eltern haben sich, als sie 2 Jahre alt war, getrennt, die Mutter hat wieder geheiratet, aber keine Kinder mehr bekommen.

Telefonisch haben die Kollegen mit mir die Verlegung von Frau T. zu uns trotz der großen Entfernung von zu Hause vereinbart, weil ihnen auf der Suche nach einem in der Klinik arbeitenden psychosomatisch orientierten Frauenarzt mein Name genannt worden ist. Eine Verlegung auf die im dortigen Krankenhaus vorhandene psychosomatische Abteilung hat die Frau nach einem Tag rückgängig gemacht mit der Bemerkung, sie sei nicht nervenkrank und sie brauche keinen Psychologen.

Mir begegnet eine abgemagerte, kleine und etwas ungepflegt aussehende Frau, die v. a. Hoffnung auf Besserung zu erkennen gibt. Mein erster Eindruck ist, die Frau kommt nicht nach Hamburg, weil sie von mir eine neue, erfolgreiche Behandlung erwartet, sondern weil sie zu Hause „die Nase voll hat".

Sie freut sich, in der Nähe ihres Elternhauses zu sein. Die Eltern wohnen nämlich am Rande von Hamburg. Entsprechend erleichtert und hoffnungsvoll erscheint sie mir, von Erbrechen und einer weiteren Infusion ist nicht die Rede.

Nachdem Frau T. ihre Eltern zu Hause besucht hat, stellt sich eine zunehmend depressive Stimmungslage ein, die der Ehemann früher auch schon im Heimatkrankenhaus bei seiner Frau beobachtet hat.

Frau T. geht sehr schwerfällig und langsam und klagt über immer schwerer werdende Schultern. Ihre Mimik ist starr. Sie schlafe nie richtig, sie döse nur. Dies tut sie auch die meiste Zeit am Tage. Sie erbricht häufig, benötigt aber zunächst noch keine weiteren Infusionen.

In der Übertragung herrschen die oral getönten Züge vor. Frau T. äußert Angst, zu kurz zu kommen:

„Ich muß mir einreden, daß ich zuerst komme, sonst vergessen sie das."
Im Krankenhaus fühle sie sich nicht wohl, sie werde nicht genügend umsorgt.
Ihre Essenswünsche würden nicht erfüllt, die Stationsbadewanne werde ja außer
von ihr auch noch von anderen Frauen benutzt. Die offensichtliche ärgerliche
Stimmung verneint sie. Sie sagt nach einiger Zeit selber:
„Meine Sehnsucht nach Zuwendung und Herzlichkeit ist jetzt in der Schwanger-
schaft besonders groß."
Diese Sehnsucht nach mütterlichem Versorgtwerden drückt sich symbolhaft aus,
als zur Ernährung wieder Infusionen notwendig werden. Frau T. behandelt die
Infusionsleitung wie eine Nabelschnur. Über diese Symbolik spreche ich mit ihr
und sie bemerkt:
Die Infusion gibt ihr Ernährung und Sicherheit, aber sie engt sie auch in der
Bewegung ein, wie die von ihr erlebte Mutter. Andererseits ist dadurch die
„Mutter" auch angebunden an einer „Sicherheitsleine".
„Ich habe materiell alles, aber seelisch nicht viel von meiner Mutter gehabt", sagt
sie. Sie sei ein „Schlüsselkind" gewesen, die Mutter habe gearbeitet. Entschuldi-
gend fügt sie hinzu: „Davon habe ich ja auch einen Vorteil gehabt, wir konnten
einmal zusammen in Urlaub fahren."
In der Kindheit wurde Frau T. in der bekannten Weise auf passive Erwartungen
trainiert. Sie brauchte nie selbständig etwas zu tun, entweder bekam sie alles
oder es wurde für sie etwas getan mit der Bemerkung, sie sei ja doch zu dumm
dazu.
„Ich brauchte meinen Mund gar nicht aufzumachen, ich wurde doch gleich
geduckt."
So wurde sie v. a. den Geschwistern und Stiefgeschwistern gegenüber gelobt, weil
sie so ruhig, angepaßt und ohne Wiederstand war.
Anerkennung und Geltung erwartet sie jetzt besonders von ihrem Stiefvater.
„Ich wäre ja als Hausfrau und Mutter zufrieden", sagt sie, „aber das erkennt er ja
nicht an."
Und in der Tat hat er ihr bei ihrem letzten Besuch gesagt: „Glaub' ja nicht, daß
das eine Leistung ist, ein Kind zu kriegen." Sie selber hat Zweifel darüber, ob sie
es überhaupt im Bauch ernähren kann. Wer selber so wenig bekommen hat, der
hat zu wenig zu geben.
Daß ihre eigenen Wünsche im Konflikt mit den Bedürfnissen des Kindes stehen,
erlebt sie wenig.
„Ich habe keine Angst vor dem Kind", sagt sie, „sondern vor der Schwangerschaft", also vor dem Gebundensein.
„Wenn das Kind erst da ist", nach der Entbindung, „kann ich alles machen, was
mir Spaß macht."
In situativen Bemerkungen aber kommt der Konflikt immer wieder deutlich zum
Ausdruck. Als bei der Visite ein Arzt beruhigend bemerkt: „Na ja, Hauptsache
das Kind ist gesund", entgegnet sie leise grollend: „Ja, und *ich* kann dabei
draufgehen."
Ihr unersättlicher Anspruch auf ganze und ungeteilte Zuwendung einer spenden-
den Mutter wird ihr von der eigenen Mutter versagt. Diese kommt aus
beruflichen Gründen allenfalls einmal in der Woche zu Besuch ins Krankenhaus.
Als Frau T. sie bittet, ihr Cola zum Trinken mitzubringen, erhält sie von ihr Cola

light, ein deutliches Symbol, wenn man bedenkt, daß das Trinken neben der Infusion die einzige Kalorienquelle für die Frau war.
So erwartet sie die ungeteilte Zuwendung von ihrem Mann, steht dabei aber in deutlicher Konkurrenz zu ihrer Schwiegermutter, mit der sie zusammen wohnen. Die Schwangerschaft und ihre Erkrankung erschwert die Situation. Sie könne ihrem Mann ja jetzt nicht mehr eine gute Frau sein und für ihn kochen. Das tut die Schwiegermutter. Wie sehr sie diese Zuwendung passiv von ihm erwartet, wird mir deutlich, als ich erfahre, daß sie ihn wochenlang nicht vom Krankenhaus aus zu Hause angerufen hat, obwohl sie immer sagt, ich muß mit ihm reden. Er spürt den Bedarf nach ungeteilter Zuwendung bei ihr und ist einerseits frustriert und hilflos, weil seine Besuche und Bemühungen keine Besserung bringen, andererseits versucht er, sich zu wehren, wobei v. a. orale Themen eine Rolle spielen. Einmal kommt er am Wochenende nicht, weil das Sofa in falscher Farbe geliefert wurde und getauscht werden muß, ein andermal ist das Benzingeld zu teuer.
Beide haben sich das Kind sehr gewünscht, eine Beobachtung, die Molinski ja auch betont, die aber den meisten nicht bekannt ist. Fast alle, die mit Frau T. umgehen, glauben, sie wünsche sich das Kind nicht richtig, manche fragen auch bei mir danach.
Frau T. wünscht sich das Kind sehr, um ihrem Mann eine richtige Frau zu sein, wie sie sagt. Bei der vorausgegangenen Fehlgeburt kränkte sie genau dieses Insuffizienzgefühl sehr.
Im gesamten Verlauf der Beobachtung spielt das aggressive Erleben von Frau T. eine entscheidende Rolle. Während der zu Beginn bestehenden Depression erbricht sie eher weniger; als die Stimmung langsam aufhellt, wird das Erbrechen heftiger. Der Ablauf des Erbrechens entspricht genau den Beobachtungen von Molinski. Es ist ein peripher ausgelöstes Erbrechen, aufzufassen als Sprengstück unbewußten oral-aggressiven Erlebens. In ärgerlich-verdrießlicher Stimmung würgt Frau T., bis es zum Erbrechen kommt, das ihr Erleichterung verschafft. Es ist also ein fast willkürlich in Gang gebrachter Reflexablauf. Dies gibt sie mir auch deutlich zu verstehen, als ich bei Übungen zum autogenen Training die Hoffnung äußere, evtl. können sie damit das Erbrechen auch verhindern.
Sie antwortet sofort: „Das will ich ja gar nicht! Es soll alles raus, dann geht es mir besser.“
Wie Molinski ausführt, wurde früher S. Freuds Aussage, das neurotische Symptom gäbe ein gewisses Ausmaß von Triebbefriedigung, wenig anerkannt. Wir können mit unserer Beobachtung die Feststellung Freuds nur unterstreichen. Der aggressive Affekt wird hier teilweise durch das Erbrechen abgeführt, die Patientin erfährt Erleichterung. Die körperlichen Folgeerscheinungen sind für Frau T. allerdings lebensgefährlich, sie magert auf 39 kg ab und muß vollständig künstlich ernährt werden. Allein dies führt natürlich wie in einem Circulus vitiosus zu weiteren Wünschen nach Zuwendung und Hilfe. Vielmehr aber noch die mit der Ernährung verbundenen Komplikationen. Es tritt eine schwere Entzündung der Ohrspeicheldrüse (Parotitis) auf, ein in diesem Zusammenhang sicher interessantes orales Symptom. Dazu noch zweimal ein Pneumothorax beim Wechseln des notwendigen Subclaviakatheters mit der Folge einer Bewegungsunfähigkeit und völligen Pflegebedürftigkeit.

Wut und Ärger von Frau T. richten sich auf die Mutter und den Ehemann, die Personen also, die sie v. a. unter mütterlichen Aspekten erlebt. Mich erlebt sie als Vaterfigur. Wenn ich mit ihr spreche, steht sie ständig unter Leistungsdruck, etwas Neues erzählen zu müssen. Sie will von mir an der Hand genommen werden und gesagt bekommen, was sie tun soll. Meine Anerkennung ist ihr sehr wichtig. Ein interessantes Phänomen beobachte ich, als wir einige Male die gestufte Aktivhypnose durchgeführt haben. Sie genießt sehr das Gefühl der Entspannung, was für sie Regression bedeutet, bittet aber dann um Abbruch dieser Behandlung, weil sie Angst vor dem Aufwachen habe. Dies bessert sich auch nicht, als ich bei der Suggestion besonders betone, sie werde sich nach dem Aufwachen frisch und erholt fühlen. Wir verstehen zusammen, das Aufwachen ist für sie wie ein Erwachsenwerden. Davor hat sie Angst.

Das Vater-Tochter-Verhältnis wird nach 2 Monaten Behandlung, in der die Depression verschwindet, aber das Erbrechen hartnäckig bestehen bleibt, auf eine entscheidende Probe gestellt.

Eines Tages ist sie sehr wütend auf ihren Mann, weil er sie am Wochenende nicht besuchen will. Das Benzingeld sei zu teuer. Sie erbricht stark; auf ihre Wut angesprochen, verneint sie diese zunächst und entschuldigt den Mann. Da werde ich wütend und fordere von ihr, den Mann anzurufen und ihm ihren Ärger mitzuteilen.

„Ja, aber mein Vater sagt dann, ich nehme keine Rücksicht!", antwortet sie, ruft aber doch an, als ich die Berechtigung ihrer Wut unterstreiche. Sie schläft danach entspannt und erbricht längere Zeit nicht. Sie beginnt sogar, für ihren Mann zu stricken. Überraschend werde ich beim folgenden Besuch des Mannes zu ihr gerufen. Sie äußert den Wunsch, sofort mit ihm nach Hause zu gehen. Nach kurzem Zögern stimme ich zu, die Infusionen werden entfernt und zum Erstaunen aller, verläßt die Frau zu Fuß die Klinik.

Ich habe Mühe, diese Entscheidung zu rechtfertigen und erkläre sie so:

Frau T. hat sich nicht über die Stufe der „Nur-Tochter" hinausentwickelt. In der ersten Schwangerschaft hat sie nur eine geringe Hyperemesis gravidarum, weil sie diese Rolle innerlich noch im wesentlichen akzeptiert, sie wohnt auch im Haus neben den Eltern. Nach der ersten Geburt versucht sie, aus dieser Rolle auszubrechen, indem sie die Wohnung mit Kind ohne Hinterlassung der Adresse verläßt. Dies haben die Eltern ihr nie verziehen. „Du hast unser Vertrauen zerstört", sagen sie heute noch. Der zweite Ausbruchversuch mündet in die jetzige Ehe. Der Wohnort ist weit von dem der Eltern entfernt. In dieser Schwangerschaft erfüllt der Ehemann ihren unersättlichen Bedarf nach mütterlicher Zuwendung nicht, zumal sie in Konkurrenz zur Schwiegermutter steht. Sie sucht die Mütterlichkeit daher wieder bei der eigenen Mutter, deshalb kommt sie nach Hamburg. Ihre Hoffnung wird schwer enttäuscht. Nach einer depressiven Phase wendet sie sich wieder dem Mann zu.

In der Therapie erlebt sie jetzt in mir einen Vater, der sie als werdende Mutter anerkennt und ihre Wut berechtigt findet. Dieser Vater muß nun auch die plötzliche Ablösung der Tochter zulassen mit der Möglichkeit für sie, evtl. zurückzukehren.

Dies braucht sie nicht mehr, sie bleibt fast 2 Wochen zu Hause. Im Heimatkrankenhaus wird sie dann wieder mit Infusionen behandelt, läßt sich aber nach

Auskunft der behandelnden Ärzte wesentlich besser führen. Sie bringt ein gesundes Mädchen zur Welt. An der Hyperemesis leidet sie noch 5 Wochen nach der Geburt. Heute ist sie wieder völlig gesund und zufrieden, wie sie mir in einem Brief mitteilt.

„Ich denke ja", sagt sie, „da waren die Hormone schuld." Eine weitere Psychotherapie möchte sie nicht beginnen.

Zwei Aspekte dieser Behandlung möchte ich am Schluß diskutieren.

1. Es war für fast alle Mitarbeiter schwierig zu akzeptieren, daß Frau T. bei uns in einer ganz normalen Frauenklinik behandelt wurde. Sie selber hatte ja eine psychosomatische Abteilung im Heimatkrankenhaus verlassen. Da ich die Behandlung selber übernahm, wurde Frau T. von vielen schnell in einer Sonderrolle gesehen. Eigene Versorgungs- und Zuwendungsbedürfnisse wurden beim Pflegepersonal geweckt, das diese Bedürfnisse in seiner Tätigkeit ja oft unterdrücken muß. Auch von daher hatte Frau T. auf der Station keinen leichten Stand, obwohl sie von den meisten mit viel Phantasie und Einsatz umsorgt wurde.

2. Mir ist aufgefallen, daß wenigen die vorhandenen Kenntnisse über Persönlichkeitsstrukturen und Konflikte von Frauen mit Hyperemesis gravidarum bekannt sind. Entsprechend selten werden sie bewußt für die Behandlung genutzt.

Ich weiß nicht, ob meine Erfahrungen repräsentativ sind. Sie werden aber von allen, die sich mit Hyperemesispatientinnen befassen, als charakteristisch beurteilt für eine oral-aggressiv gehemmte Schwangere.

Meiner Meinung nach ist es günstig, wenn psychosomatisch orientierte Frauenärzte Patientinnen mit Hyperemesis gravidarum selber behandeln nach den Erkenntnissen, die von Molinski (1972) in seinem Buch *Die unbewußte Angst vor dem Kind* beschrieben worden sind.

Literatur

Molinski H (1972) Die unbewußte Angst vor dem Kind. Kindler, München

Über die Ätiologie von Gestosen.
Ein eigener Beitrag unter besonderer Wertung
des psychosomatischen Gesichtspunktes

P. Bung, H. Rüddel, M. Bähr

Einleitung

Die EPH-Gestose (auch als schwangerschaftsinduzierter Hypertonus oder nur
Spätgestose bezeichnet)[1] stellt auch heute für Mutter und Kind ein erhebliches,
teils vitales Risiko dar. Mit einer Häufigkeit zwischen 5 und 15% (Kaulhausen
1989) und einer perinatalen Mortalität von doch bis zu 21% beim ausgeprägten
Vollbild der Gestose (DFG-Studie, zit. nach Rabe 1990) basiert diese Komplikation zumeist auf einer Vielfalt von Ursachen, die sich – und auch das muß in
einem solchen Kreis nicht weiter vertieft werden – in einer Minderdurchblutung
verschieden stark betroffener Organe auf dem Boden arterieller Gefäßspasmen
mit einer konsekutiven Störung der Salz- und Wasserhomöostase niederschla-
gen. Trotz der anerkannten multifaktoriellen Ätiologie konzentrieren sich die
wissenschaftlichen Bemühungen in der Gestoseforschung hauptsächlich darauf,
praxisrelevante Parameter zur differentialdiagnostischen Klärung bzw. zur
Abschätzung des mütterlichen und kindlichen Risikos zu erstellen (so z.B.
Ultraschalluntersuchungen zur Plazentadurchblutung und zur kindlichen Versorgung, Untersuchungen zu Elektrolyt- und Flüssigkeitsverschiebungen, zur
Balance von vasokonstriktorischen und vasodilatatorischen Systemen, Gerin-
nungsstörungen usw.).

Untersuchungen zur Pathogenese (psychischer Aspekt)

Dabei werden seit Jahrhunderten psychosomatische und psychosoziale Aspekte
in der Pathogenese mitdiskutiert; Denman wies 1768 darauf hin, daß eine
Gestose fast ausschließlich in Städten beobachtet wird, Elias von Siebold wies in
seinem *Handbuch zur Erkenntnis und Heilung von Frauenzimmerkrankheiten* 1823
darauf hin, daß eine Ursache „nicht nur der Habitus, die Konstitution, die
hysterische Anlage und die Einflüsse alsda sind: viel Kummer und Sorge in der
Schwangerschaft, besonders bei unehelich Geschwängerten … zu große An-
strengung des Körpers und des Geistes" ist.

---

[1] Dieser Beitrag beschränkt sich nur auf diesen Anteil der durch die Schwangerschaft
bedingten Krankheitszustände.

In den vergangenen Jahrzehnten wurde Umwelt- und sozialen Faktoren sowie der Persönlichkeitsstruktur und der Fähigkeit der Frauen, mit Belastungen umzugehen, der Einstellung zu Schwangerschaft, Geburt und Kind mehr Bedeutung zugemessen; ich möchte stellvertretend auf die interessanten Ergebnisse von Soichet (1959) hinweisen, der in einer vergleichenden Studie zwischen sog. primitiven Kulturen und unserem Kulturkreis die Wichtigkeit und die Bedeutung der Schwangerschaft für die Schwangere und die Frau und die sie umgebende Gesellschaft unterstreicht: Dort bedeutet die Schwangerschaft einen Beitrag zum Fortbestand und zur Existenz des Volkes; dort stellen Schwangerschaft und Geburt für alle ein freudiges Ereignis dar; dort wird der Schwangeren mit viel Liebe, Zärtlichkeit, Aufmerksamkeit, ja Ehrfurcht begegnet; dort ist die Inzidenz der Gestosen sehr niedrig oder nicht existent. Hier hingegen scheint die Patientin sich als Frau beweisen zu müssen, sie fühlt sich wegen ihres zu hohen Ideals minderwertig und dem Kind gegenüber schuldig und aktiviert ihre latenten destruktiven Kräfte. Die Gestose ist eine Manifestation – Resultat einer Selbstverurteilung und Selbstbestrafung.

Aber auch im deutschsprachigen Raum wurden die psychodynamischen Zusammenhänge zur EPH-Gestose beschrieben; aus dem Kreis des hiesigen Publikums untersuchten Frau Berger-Oser und Herr Richter (1985) die oft den Betroffenen gemeinsamen Primordial- und Begleitsymptomatiken, die „malignen Symbiosen" in der Mutter-Tochter-Beziehung, die Persönlichkeitsstrukturen und die oft recht ambivalente Einstellung zur Schwangerschaft und zum Kind und sie schließen: „Die Verlagerung der psychischen Dynamik in den körperlichen Bereich verhilft zur seelischen Entlastung und Stabilisierung, schlägt sich aber somatisch in der EPH-Gestose nieder (Berger-Oser u. Richter 1985, S. 190)."

Bei der Vorbereitung auf die eigene Untersuchung und auf der Suche nach einer psychischen Mitätiologie der Gestose begegnen wir in der vergleichsweise spärlichen Literatur folgenden 2 Problemkreisen:

1. *Persönlichkeitsfaktoren:*
   - Neurotizismus,
   - depressive Reaktionen,
   - gesteigerte Erregbarkeit,
   - gehemmte Aggressivität,
2. *Psychosoziale Faktoren:*
   - Isolation,
   - mangelnde Partnerunterstützung,
   - Streß.

Die klassische psychosomatische Forschung betrachtet zum einen den pathogenetischen Einfluß von Persönlichkeitsfaktoren, zum zweiten die Effekte psychosozialer Faktoren.

Danach zeichnen sich Patientinnen mit einer EPH-Gestose oft durch einen gesteigerten Neurotizismus aus (Eicher 1973, 1974). Manche Autoren sind der Meinung, daß Besonderheiten in der Persönlichkeit der Frauen zu einer

Unfähigkeit führe, mit den Belastungen der Schwangerschaft oder den Belastungen, die während dieser Zeit auftreten, angemessen umzugehen; immer wieder tauchen Angst, Wut, Ärger und das Gefühl, leicht bedrückt zu sein, als Charakteristika solcher Frauen auf (Eicher 1973, 1974; Wenderlein 1983). Diese Eigenschaften und hier insbesondere die gehemmte Aggressivität, die Angst vor Kontrollverlust mit depressiven Reaktionen auf frustrierende Situationen steht in sehr großer Ähnlichkeit mit psychodynamischen Besonderheiten von Patienten mit essentieller Hypertonie (Rüddel et al. 1981).

Bedeutsam oder verstärkt werden diese Faktoren dann, wenn sie mit sozialer Isolation, Identitätsstörungen der Patientinnen im Zusammenhang mit der Schwangerschaft oder einer mangelnden Partnerunterstützung einhergehen; dies mag einer der Gründe dafür sein, warum die Gestose bei jungen, eventuell ledigen Erstgebärenden sehr viel häufiger auftritt als bei Mehrgebärenden in mittlerem Alter (Hauch u. Lehmann 1934).

Die Vielzahl dieser einzelnen und sich gleichzeitig verquickenden Faktoren erklärt die Schwierigkeit, eine systematische psychosomatische, evtl. gar prospektive Forschung zu betreiben. Dies führte dazu, daß mit Hilfe der Streßhypothese (Rüddel et al. 1989) versucht wurde, das multifaktorielle Geschehen in der Pathogenese der Gestose zu beschreiben.

Das Streßmodell

Bei der Betrachtung der Streßfaktoren müssen zunächst 3 Ebenen voneinander getrennt werden (Abb. 1):
- die kognitive Ebene,
- übergeordnete Rahmenbedingungen,
- emotionale und vegetative Aspekte der Streßreaktion.

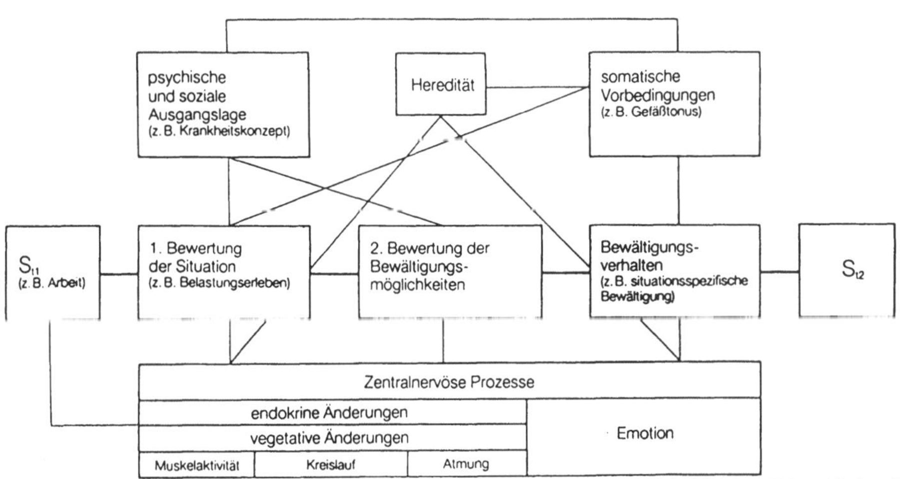

Abb. 1. Grundzüge eines transaktionalen Streßmodells

Wichtig in der Analyse jeder Streßreaktion ist es, die Ausgangssituation zu betrachten; wird die Situation als potentiell belastend beurteilt oder nicht? Im ersten Fall werden mögliche Bewältigungsmechanismen auf ihre Durchführbarkeit überprüft und es kommt schließlich zur Bewältigung der Situation. Diese kognitiven Abläufe sind nun aber nicht unabhängig von überdauernden Mechanismen wie psychosozialen Faktoren, hereditären Faktoren und somatischen Vorbedingungen; dazu können beispielsweise unversorgte Kinder zu Hause oder die fehlende Unterstützung des Partners, eine Gestose bei den Eltern und Ernährungsaspekte oder Suchtverhalten zählen.

Wenn eine solche Situation als bedrohlich erlebt wird, ist das nicht eine rein kognitive Auseinandersetzung, sondern es kommt auch zu vegetativ emotionalen Reaktionen; so ist beispielsweise aus Streßuntersuchungen bei Hochdruckpatienten aus der Analyse der vegetativen Reaktionen bei frustrierenden Situationen, die zum Kontrollverlust führen, bekannt, daß v. a. der Anstieg des peripheren Widerstandes in solchen Situationen pathogenetische Bedeutung für eine chronische Blutdruckerhöhung hat (Rüddel et al. 1988). Erklärt wird dies einerseits durch Störungen der sympathisch-parasympathischen Balance, zum anderen durch Störungen der Feinabstimmung vasokonstriktorischer und vasodilatatorisch wirkender Systeme, sowohl im Prostaglandin-Prostacyclin-Mechanismus wie auch in der Interaktion zwischen ACTH, Angiotensin, Katecholaminen und vasodilatatorisch wirkenden Substanzen wie atriales natriuretisches Peptid.

Bei allem Verständnis für diese psychosomatischen Zusammenhänge darf natürlich einerseits nicht der Blick für das Organische verstellt werden; wir müssen uns weiterhin spätestens bei der Betrachtung des klinischen Alltags auch darüber im klaren sein, wie wenig wir wissen und daher ursächlich unternehmen, und daß die Datenbasis über psychosomatische Zusammenhänge in der Ätiologie der Gestose noch verbesserungsbedürftig ist.

Studiendesign

Dies führte zur Planung der Bonner Gestose-Studie (s. Übersicht). In Kooperation zwischen Frauenklinik und Medizinischer Klinik werden die Patientinnen während und nach einer Gestose systematisch untersucht, und wir versuchen beispielsweise im Rahmen von Dissertationen, unsere Ergebnisse zu systematisieren und auch hinsichtlich der Fragestellung der Gestoseätiologie zu bewerten.

Wir haben während der Schwangerschaft neben den üblichen Herz-Kreislauf- und Organfunktionen endokrine Parameter und die Beurteilung der maternoplazenta-fetalen Einheit ebenso in das Konzept mit aufgenommen wie psychosomatische Betreuung (s. Übersicht). Drei Monate nach der Entbindung werden in der internistisch psychosomatischen Ambulanz Untersuchungen nach Gestose-Organresiduen durchgeführt und die Möglichkeit angeboten, an einer psychosomatisch-psychotherapeutisch ausgerichteten Gruppe teilzunehmen: In diesen Sitzungen werden zwischen den Betroffenen ihre Ängste und Erfahrungen während der Krankheit ausgetauscht und Strategien zur Bewältigung angeboten.

Unserer Erfahrung nach wird dieses Angebot sehr gerne aufgenommen; die Teilnehmerinnen bezeichnen es als ungemein wichtig und positiv.

Gestosestudie Bonn: Untersuchungsablauf

Während der Schwangerschaft
- Übliche klinische Untersuchung inklusive Basislaborwerte,
- Kreatinin- und Harnsäureclearance, quantitative Elektrolyt- und Proteinausscheidung,
- Urinstatus und Uricult,
- Ultraschall-flow-Messungen,
- Bestimmung Aldosteron, ANP, Prostaglandinfraktionen,
- 24-h-Blutdruckmonitoring,
- Durchführung einer psychosomatischen Exploration.

Nach der Schwangerschaft
- Zwei Wochen und zwölf Wochen pp. klinische und Laboruntersuchungen zum Ausschluß von Residuen (Niere, Kreislauf),
- Streßuntersuchungen,
- psychosomatische Therapiegruppen.

Unsere Studie ist derzeit in vollem Gange, und wir sind hier und heute nicht in der Lage, ein abschließendes Bild oder gar ein schlüssiges Konzept unserer Vorstellung zur Ätiologie der Gestose vorzustellen. Wir möchten aber einige Ergebnisse, die hauptsächlich aus der psychosomatischen Verquickung des Beschwerdebildes resultieren, präsentieren:

So haben wir im Hinblick auf das eben beschriebene Streßmodell Frauen untersucht, die an einer Gestose erkrankt waren, und diese einer Kontrollgruppe von Jetzt-Müttern ohne diese Komplikation gegenübergestellt. Insgesamt standen 31 Patientinnen im Zeitraum von 3 bis 9 Monaten nach Beendigung der Schwangerschaft (Durchschnittsalter 30,4 ± 5,2 Jahre) 19 gleichaltrigen Frauen nach unkompliziertem Schwangerschaftsverlauf gegenüber. Bei beiden wurden (neben den klinischen Daten) die Reaktionsweisen auf Belastungssituationen [Streßverarbeitungsfragebogen (SVF, Form SVF-S/RU); s. Janke et al. 1985] und verschiedene Formen der aggressiven Reaktionen auf frustrierende Situationen (PFT s. Rauchfleisch 1979) erfaßt. In der hier eingesetzten Version werden die Bagatellisierung, das Ablenken von Streßsituationen und das Bedürfnis nach sozialer Unterstützung bei Belastungen erfaßt.

Ergebnisse

PFT – Picture Frustration Test

Eine Gegenüberstellung der Ergebnisse findet sich in Abb. 2. Außerdem wurde jeder Skalenwert mit den Normwerten der entsprechenden Normkollektive verglichen.

Auswertungsblatt   PFT

Stanine									

Ausblenden von Konflikten — E′ — Schnelle Blockierung in Konfliktsituationen

mangelnde Gelassenheit — Verleugnungstendenz von sozialen Konflikten

fehlende Gelassenheit gegenüber Konfliktsituationen — M — Bagatellisierungstendenz bei sozialen Konflikten

Mangel an Durchsetzungsvermögen — E — erhebliche Aggressionsspannung

selbstunkritisches Verhalten — I — Selbstbestrafungstendenz

mangelnde Frustrationstoleranz — M — über Konflikte und Frustrationen hinwegtäuschen

Unfähig/Gehemmt, Wünsche zu formulieren — e — übertriebene Anspruchshaltung

zu wenig Eigeninitiative — i — Überbereitschaft, sich selbst einzusetzen

Ungeduld, sich zu fügen — Passivität, sich fügen

nicht nach außen gerichtete Aktionen — Kat. E — nach außen gerichtete Aktionen

nicht auf das Ich gerichtete Aktionen — Kat. — auf das Ich gerichtete Aktionen

Auseinandersetzungen nicht meiden — Kat. M — aggr. Auseinandersetzungen völlig ausweichen

Frustrationscharakter weitgehend ausgeblendet — O-D — Hindernis/Frust. d. Sit. stehen im Vordergrund

nicht d. Sit. tangiert, kein Eigenbezug, keine Sit.-Auseinandersetzung — E-D — stark durch Situationen tangiert

Nicht-Anstreben einer Lösung — N-P — Bedürfnisdruck und Anstreben einer Lösung im Vordergrund

Mangel an Selbstabgrenzung — E — übergroße Verwundbarkeit, Vorwürfe:unerträgl.+heftig abgewehrt

unfähig, einen Schuldvorwurf zurückzuweisen — I — geringe Bereitschaft, eigene Schuld zu akzeptieren

unfähig, Schuld zu verantworten — E-I — Fähig, Schuld zu verantworten

keine Aggr. gegen die Außenwelt gerichtet — E-E — "reine" Aggr., die gegen die Außenwelt gerichtet ist

keine Aggressionen gegen die eigene Person — I-I — "reine", gegen die eigene Person gewendete Aggression

sich und andere nicht von Schuld freisprechen — Kat. I — sich und andere von Schuld freisprechen

überwiegend Wendung der aggr. Impulse gegen die eigene Person — E — überwiegend Wendung der Aggr. gegen die Umwelt

Verdrängung der eigenen aggr. Impulse — E — freies Äußern der aggr. Impulse ✱

Aggression völlig kanalisiert (bei starker Anspruchshaltung) — E — Aggr. kaum kanalisiert;unverhüllt nach außen gerichtet ✱✱

Frust.-Sit. aktiviert nicht akzeptierte Schuldgefühle — E-D — aggr. Verteidigung der eigenen Person

Anspruchshaltung gegenüber Umwelt — i — anstrengungsbereit, Eigeninitiative, übergefügig

Kontaktgehemmt, blockierte affektive Äußerungsfähigkeit — tatkräftig, kontaktfreudig

✱ p < 0.001   ✱✱ p < 0.02

Abb. 2. Vergleichende Auswertung des Picture Frustrating Test (PFT)

(Berichtet werden deskriptive Statistiken und Vergleiche der Gruppenmittelwerte mit dem Student-Test (t-Test); Signifikanz wird ab einer Irrtumswahrscheinlichkeit von $p < 0,05$ bei zweiseitiger Testung angenommen; Analysendurchführung auf dem Großrechner des Rheinischen Hochschulzentrums mit SAS-Programmen.)

Bei der Betrachtung der Einzelergebnisse unterscheiden sich fast alle Frauen der Gestosegruppe durch ausgeprägte Auffälligkeiten in den einzelnen Skalen, den einzelnen Dimensionen im Vergleich zur Normalpopulation und zur Vergleichsgruppe; die Betrachtung der Gruppenmittelwerte berücksichtigt diese Phänomene nur teilweise bzw. statistisch finden sich nur wenige signifikante Unterschiede: Die Gestose Patientinnen zeigen vermehrt Tendenzen zur Bagatellisierung in Streßsituationen ($12,8 \pm 4$ vs. $10,6 \pm 3,5$ in der Kontrollgruppe, ($p < 0,05$)). Bei ihnen werden Aggressionen weniger adäquat ausgedrückt und unverhüllter nach außen gerichtet ($p < 0,02$) als bei Frauen nach unkomplizierten Schwangerschaftsverlauf, jedoch lagen diese unterschiedlichen Ausprägungen innerhalb der Standardabweichungen um den Gruppenmittelwert. Keine signifikanten Unterschiede fanden sich für die Skalen „Ablenkung von Streßsituationen" ($13,8 \pm 4,7$ vs. $11,8 \pm 4,6$ ($p = 0,10$)), und Bedürfnis nach sozialer Unterstützung ($16,8 \pm 4,9$ vs. $17,0 \pm 4,7$ ($p = 0,90$)) sowie den übrigen PFT-Skalen.

Wenngleich diese vorläufigen gemittelten Ergebnisse denjenigen, der deutlichste Veränderungen bei Gestosepatientinnen erwartet, zunächst ein wenig enttäuschen mag, so sehen wir doch folgendes:

1. Es lassen sich einige wenige gruppenspezifische Besonderheiten in den Reaktionsweisen der Gestosepatientinnen auf stressende oder frustrierende Situationen finden.
2. Es gibt jedoch keine homogene Gestosegruppe, sondern lediglich die individuelle Gestose-Patientin.

Ein weiteres Ergebnis unserer Untersuchung betrifft das Symptom, welches dieser Störung ihren Namen gab:

24-h-Blutdruckmonitoring

Es ist bekannt, daß bei sekundärer Hypertonie der physiologische Tag-Nacht-Rhythmus, d. h. ein Absinken der Blutdruckwerte, in der Nacht gestört ist (Beispiel: Glomerulonephritis). Es ist eine häufige klinische Einzelbeobachtung, daß Gestosepatientinnen nachts öfter höhere Blutdruckwerte haben als tagsüber. In unseren systematischen Monitoringuntersuchungen ließ sich eben jene Beobachtung verifizieren (Abb. 3). Wie dieses Beispiel zeigt, liegt in der Tat bei Gestosepatientinnen vor der Erhöhung des mittleren Blutdruckes, also des Blutdrucks über 24 h, die Aufhebung des Tag-Nacht-Rhythmus, d. h. zunächst steigen die Blutdruckwerte nachts, dann auch tagsüber; mit Seitenblick auf das vorgestellte Streßmodell und im Hinblick auf ein körperliches Schadensereignis, welches durch psychische Überlagerung keine Kompensation mehr erfahren kann, ein interessantes Ergebnis.

Nun ist das Wissen um diese psychosomatischen Zusammenhänge aber nicht nur von diagnostischem Interesse, sondern auch von therapeutischer Relevanz.

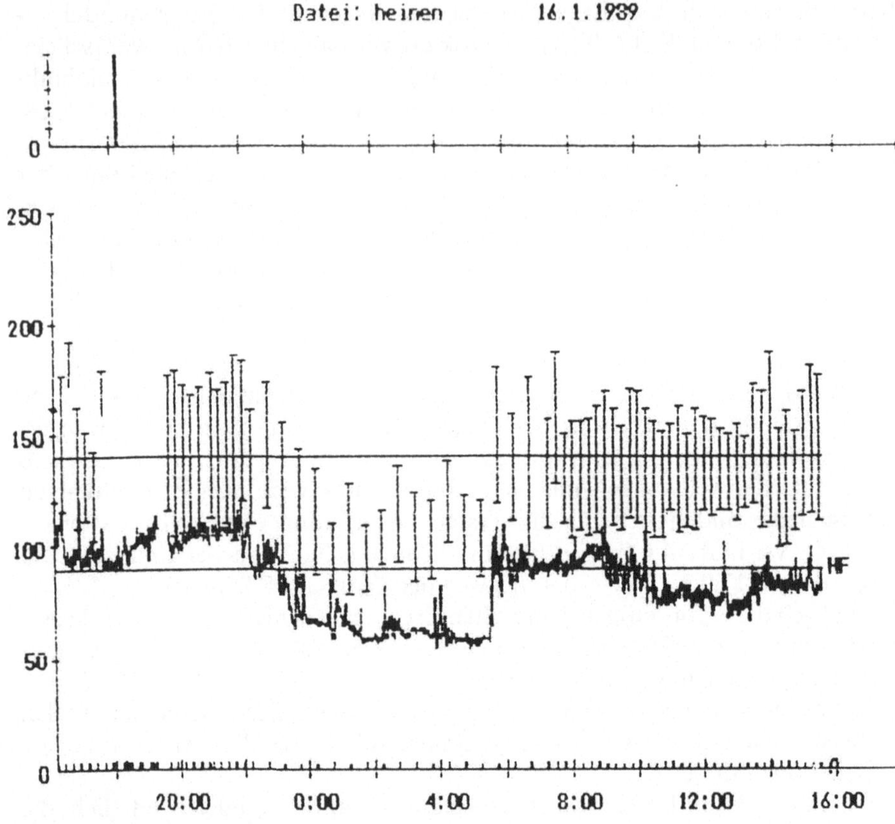

Abb. 3. 24-h-Blutdruckmonitoring: Physiologischer Rhythmus trotz Hypertonie

Therapievorschläge

Eine nichtmedikamentöse Therapie der Gestose kann als Unterstützung von medikamentösen Therapiemaßnahmen durchgeführt werden. Neben Vasodilatanzien, Sympathikolytika und Magnesium kommt den psychosomatisch allgemeinärztlichen Betreuungsrichtlinien eine besondere Bedeutung zu, wenn wir insbesondere die Streßhypothese in der Ätiologie der Gestose ernst nehmen (s. Übersicht).

Therapievorschläge
- Nichtmedikamentöse Therapie der Gestose
  (internistisch-gynäkologisch-psychosomatisch).
- Psychosomatisch-psychotherapeutische Interventionen
  während der Schwangerschaft.
- Psychosomatisch-verhaltensmedizinische Betreuung nach der Schwangerschaft.
- Selbsthilfegruppen.

Aus dem Gesagten ergibt sich, daß mit diesem kognitiven Streßkonzept ein jeweils individuell gültiges Muster von Belastungssituationen vorgestellt wird, d. h. daß es für den betreuenden Arzt notwendig ist, auf die jeweils individuelle Bedürfnislage des Patienten einzugehen. Das Wissen, daß es nicht *die* Streßbelastung und *die* Streßbewältigung gibt, sondern scheinbar identische Situationen von verschiedenen Patientinnen als Belastung oder aber nicht empfunden werden können, macht eine individualisierte Betrachtung notwendig; es heißt also sich zu fragen, was der Patient eigentlich sagt, zu registrieren, wie er sich verhält, die Symptomatik in die Biographie des Patienten einzuordnen und gemeinsam mit dem Patienten eine Verhaltensanalyse zu erstellen und Besonderheiten der Psychodynamik mit dem Patienten sehr konkret und direkt anzusprechen.
Es ist klar, daß diese psychosomatischen Interventionen auch nach der Schwangerschaft von Wichtigkeit sind; schließlich besteht häufig neben möglicherweise bleibenden Funktionsbeeinträchtigungen von Organen oft die Angst, in einer erneuten Schwangerschaft das Krankheitsbild in einer noch verstärkten Intensität erleben zu müssen; hier haben auch Selbsthilfegruppen ihren festen Platz.

Retrospektive Befragung

Aus der postpartalen Zeit, aus unserer Betreuung danach, noch ein letztes Ergebnis, das sich aus einer Befragung (Fragebogen s. Abb. 4) ergab.

Als ich meine Gestose hatte, war mir vom Arzt
und Pflegepersonal genau erklärt worden, was das
bedeutet und wie ich mich verhalten sollte

Stimmt völlig   Stimmt überhaupt nicht

Als ich meine Gestose hatte, zeigten mir der be-
handelnde Arzt und das Pflegepersonal viel Mitgefühl und halfen, die Ungewißheit und verständ-
liche Angst zu bewältigen.

Stimmt völlig   Stimmt überhaupt nicht

Meine Erfahrung mit der Gestose war so negativ,
daß das allein ein ausreichender Grund wäre, nicht
wieder schwanger zu werden

Stimmt völlig   Stimmt überhaupt nicht

Abb. 4. Postpartaler Verarbeitungsfragebogen für Gestosepatientinnen

Hinsichtlich der unbedingt notwendigen Krankheitsverarbeitung *nach* Gestosen waren die Antworten für uns interessant, die uns die Gruppenteilnehmerinnen postpartal auf die Frage über die Information zur Gestose während der Erkrankung, über die Betreuung seitens des Arztes und des Pflegepersonals und über die Bewertung der Erfahrung mit der Gestose gaben. Viele Frauen beschrieben, daß sie sich nur wenig über die Bedeutung und die Verhaltensweisen bei Gestosen informiert fühlten; daß die Betreuer nur wenig Einfühlung und Mitgefühl in die Situation zeigten; daß die Partner nur wenig Verständnis für die Krankheit aufbrachten; daß kurzum die Erfahrungen mit der Gestose insgesamt sehr negativ waren.

Zusammenfassung

Auf der Suche nach ätiologischen, diagnostischen und therapeutischen Aspekten der Gestose haben wir in Bonn im Rahmen einer kooperativen Langzeitstudie begonnen, die vielseitige und mehrdimensionale Problematik der Krankheit systematisch aufzuarbeiten und den so wichtigen, jedoch oft vernachlässigten psychosomatischen Gesichtspunkt mitzuergründen. Dabei sehen wir ausgeprägte körperliche und psychische Abweichungen gegenüber nicht erkrankten Schwangeren und der Normalpopulation; diese letzteren Charakeristika verwischen sich oft in den Gruppenmittelwerten; dies darf uns einerseits bei der gewissen Kleinheit der Zahlen noch nicht irritieren; andererseits unterstreicht es aber auch die unbedingte Individualität der Gestosepatientin und ihrer Krankheit und läßt uns ein eher verhaltensmedizinisch-orientiertes Konzept sehr praxisrelevant erscheinen. Zu postulieren wäre, daß eine solche verhaltensmedizinisch-psychosomatische Betrachtungsweise bei der geburtshilflichen Betreuung solchen Patientinnen zum selbstverständlichen Bestandteil würde.

Literatur

Berger-Oser R, Richter D (1985) Zur Psychosmatik der EPH-Gestose. In: Jürgensen O, Richter D (Hrsg) Psychosomatische Probleme in der Gynäkologie und Geburtshilfe 1984

Eicher W (1973) Psychosomatische Aspekte der EPH-Gestose. Psychosom Med 5:120–127

Eicher W, Lammers H, Heinz F (1974) Untersuchungen zur Persönlichkeitsstruktur bei EPH-Gestose-Patientinnen. In: Ripper C, Rippmann ET (Hrsg) EPH-Gestosen. Huber, Bern S 203–205

Hauch, Lehmann (1934) Toxaemie. Dänemark

Janke W, Erdmann G, Kallus W (1985) Streßverarbeitungsfragebogen (SVF). Hogreve, Göttingen

Kaulhausen H (1989) Zur Klinik der schwangerschaftshypertonie und Präeklampsie (Gestose). In: Bolte A, Wolff E (Hrsg) Hochrisikoschwangerschaft. Steinkopff, Darmstadt

Rabe T (1990) Gynäkologie und Geburtshilfe. VCH, Weinheim S 419

Rauchfleisch U (1979) Handbuch zum Rosenzweig Picture Frustration Test (PFT). Huber, Bern
Rüddel H, Langwitz W (1989) Objectivierung von Streß. Therapiewoche 39:424–432
Rüddel H, Neus H, Schulte W (1981) Beziehungen zwischen Leistungen und Blutdruckverhalten. Med Welt 32:1131–1135
Rüddel H, Langewitz W, Schächinger H, Schmieder R, Schulte W (1988) Hemodynamic response pattern to mental stress: diagnostic and therapeutic implications. Am Heart J 166:617–627
Soichet SMD (1959) Emotional factors in toxemia of pregnancy. J Am Obstet Gynecol 5:1065–1073
Wenderlein JM (1983) Gestose und Psychosomatik. Zentralbl Gynäkol 105:1457–1467

Ergebnisse und Konsequenzen aus einer prospektiven Studie zu psychosomatischen Störungen in der Schwangerschaft

A. Ludwig, A. Schäfer, E. Nehring

Zahlreiche schwangerschaftsbedingte Störungen und Erkrankungen sind uns bekannt. Über ihre Ätiologie und Pathogenese wissen wir trotz intensiver Bemühungen immer noch recht wenig. Das gilt v. a. in der Frühschwangerschaft, für einen großen Teil der Aborte, für die Hyperemesis und in der Spätschwangerschaft für die Gestosen, Plazentainsuffizienz, vorzeitige Wehentätigkeit und die Frühgeburt.
Diese schwangerschaftsbedingten Erkrankungen und auch die Störungen der Schwangerschaft selbst werden im wesentlichen symptomatisch behandelt.
Am Beispiel der Frühgeburtlichkeit zeigt sich ganz deutlich, daß trotz Kenntnis von Risikofaktoren, die ihre Beachtung in Form von Risikoscores finden, trotz großzügig angewandter Cerclagen, trotz Tokolyse, trotz stationärer Betreuung mit hohem Aufwand an Technik und Personal zur Überwachung der Schwangerschaft, die „Frühgeburtenrate" weltweit kaum zurückgegangen ist (Ruckhäberle 1986, 1989). Die gesunkene perinatale Mortalität und Säuglingssterblichkeit haben wir v. a. den neonatologischen Fortschritten und der speziellen Geburtsleitung bei Frühgeburten zu verdanken. Auch hat es in der Therapie der intrauterinen Retardierung bei Plazentainsuffizienz keine entscheidenden Fortschritte gegeben. Unsicherheiten bei der Einschätzung der Risiken für die Schwangerschaft und die Angst, etwas zu übersehen, führen teilweise zu „Überbetreuungen" langen Hospitalisierungen mit einer Tendenz zur Pathologisierung der Schwangerschaft und damit verbundener Zunahme von Ängsten.
Für den Psychosomatiker gilt, daß eine Schwangerschaft immer auch eine biographische Schwellensituation darstellt, die bei den meisten Frauen zur weiteren Reifung und Identifikation mit der Weiblichkeit führt, aber auch zum Auslöser einer Krise mit neurotischen und psychosomatischen Krankheitserscheinungen werden kann.
Diese Erkenntnis und das Wissen, daß die somatischen Bemühungen bei der Behandlung schwangerschaftsbedingter Erkrankungen allein nicht den gewünschten Erfolg gebracht haben, sollte dem Psychosomatiker Anreiz, ja Herausforderung genug sein, sich stärker mit diesen Krankheitsbildern auseinanderzusetzen.
Dennoch sind Arbeiten zu möglichen psychosomatischen Zusammenhängen selten, beschränken sich meist auf einzelne Fälle und sind Querschnittsuntersuchungen.

Material und Methode

Wir berichten über eine praktikable entsprechend unseren Möglichkeiten einfache prospektive Untersuchung, mit der wir prüfen wollen, ob sich Schwangere mit neurotisch-funktionellen Störungen hinsichtlich Anamnese, Schwangerschafts- und Geburtsverlauf von Schwangeren ohne diese Störungen unterscheiden. In der Zeit von Mai 1987 bis Mai 1988 wurden in der unserer Klinik angeschlossenen Intensivschwangerenberatung jeder Schwangeren, die sich erstmals in der Beratung vorstellte, sich also im ersten Drittel der Schwangerschaft befand, der Beschwerden- und Verhaltensfragebogen nach Höck u. Hess (1975, 1976) vorgelegt. Diese in der DDR zur Verfügung stehenden und bewährten Fragebögen dienten uns als Screeningmethode für die Erfassung psychosomatischer und neurotischer Tendenzen. Für die Verlaufsbeobachtungen füllten die Frauen diese Fragebögen nochmals im 5. und 9. Schwangerschaftsmonat aus, so daß die Befragung erst im Februar/März 1989 abgeschlossen werden konnte. Mittels eines von uns erstellten Fragebogens wurden Ängste und innere Spannungen im Verlauf der Schwangerschaft als zusätzliche Parameter erfaßt. Diese Ergebnisse bleiben hier noch unberücksichtigt. Schwangerschafts- und Geburtsverläufe wurden aus den üblichen Patientendokumentationen entnommen.

Ergebnisse

Von den insgesamt 645 befragten Schwangeren konnten 585 für die Untersuchung berücksichtigt werden, d. h. 60 scheiden wegen unvollständig ausgefüllter Fragebögen oder Entbindung in einer anderen Klinik aus. Nach der 3maligen Befragung bildeten wir 2 Gruppen:
1. Gruppe: Schwangere ohne neurotisch-funktionelle Störungen,
2. Gruppe: Schwangere mit neurotisch-funktionellen Störungen.

Tabelle 1. Die Altersverteilung im Untersuchungsgut. Gruppe 1: ohne Neurose, Gruppe 2: mit Neurose

Alter (Jahre)	Gruppe 1		Gruppe 2	
	n	[%]	n	[%]
16–20	48	11,4	27	16,3
21–25	198	47,2	74	44,8
26–30	114	27,1	45	27,4
>30	60	14,3	19	11,5
Gesamt	420	100	165	100

Von den 585 untersuchten Schwangeren fand sich bei 165 (28,2%) ein Verdacht auf eine neurotisch-funktionelle Störung, während 420 (71,8%) als nicht neurotisch galten. Die Altersverteilung in den beiden Gruppen (Tabelle 1) zeigt die Tendenz, daß jüngere Schwangere verstärkt mit neurotisch-funktionellen Störungen reagieren.

Hinsichtlich des Familienstandes sahen wir den Neurotizismus bei ledigen schwangeren Frauen erhöht (Tabelle 2).

Keine wesentlichen Unterschiede fanden wir in den Gruppen bezüglich der sozialen Stellung. Angestellte und Arbeiterinnen waren am häufigsten vertreten (Tabelle 3).

Die gynäkologisch-anamnestischen Erhebungen zeigen, daß Frauen mit neurotisch-funktionellen Störungen zu 32,7% Aborte und zu 23,6% Schwangerschaftsabbrüche in ihren Anamnesen angaben (Tabelle 4). Diese Unterschiede sind signifikant.

Tabelle 2. Familienstand im Untersuchungsgut

Familienstand	Gruppe 1		Gruppe 2	
	n	[%]	n	[%]
Ledig	67	15,9	41	24,8 (p < 0,05)
Verheiratet	327	77,8	111	67,3
Geschieden	25	6,0	13	7,9
Verwitwet	1	0,3	–	–
Gesamt	420	100	165	100

Tabelle 3. Soziale Stellung im Untersuchungsgut

Soziale Stellung	Gruppe 1		Gruppe 2	
	n	[%]	n	[%]
Arbeiter	134	31,9	57	34,5
Angestellte	208	49,5	74	44,8
Hochschulabsolventen	48	11,4	24	14,5
Schüler/Studenten	11	2,6	5	3,1
Hausfrauen	19	4,6	5	3,1
Gesamt	420	100	165	100

Tabelle 4. Gynäkologisch-anamnestische Angaben im Untersuchungsgut

	Gruppe 1		Gruppe 2	
	n	[%]	n	[%]
Aborte	71	16,9	54	32,7 (p < 0,01)
Schwangerschaftsabbrüche	55	13,1	39	23,6 (p < 0,01)
Zustand nach Sterilitätsbehandlung	10	2,4	6	3,7
Frühgeburten	20	4,7	10	6,1
Sektiones	20	4,7	10	6,1
Erstgebärende	156	37,1	50	30,3
Zweitgebärende	148	35,3	67	40,6
Mehrgebärende	116	27,6	48	29,1
Totgeburten	7	1,6	7	4,2

Tabelle 5. Schwangerschaftsverlauf im Untersuchungsgut

	Gruppe 1		Gruppe 2	
	n	[%]	n	[%]
Hypertonie	38	9,0	25	15,2 (p < 0,05)
Ödeme	45	10,7	27	16,3
Blutungen	32	7,6	25	15,5 (p < 0,01)
Abortus imminens	16	3,8	13	7,9
Abortus incompletus	9	2,1	8	4,8
Missed abortion	2	0,5	1	0,6
Placenta praevia	5	1,2	3	1,8
Stationäre Einweisung	77	18,3	54	32,7
Aborte	27	6,4	22	13,3
Plazentainsuffizienz	12	2,8	10	6,1
Cerclagen	9	2,1	3	1,8
Präoperative Überwachung	9	2,1	6	3,6
EPH-Gestose	5	1,2	2	1,2
Zervixinsuffizienz	5	1,2	3	1,8
Placenta praevia	5	1,2	3	1,8
Gemini	3	0,7	–	–
Hyperemesis	2	0,5	5	3,1

Betrachten wir die Unterschiede im Schwangerschaftsverlauf in den beiden
Gruppen, so fanden sich in der Neurosegruppe mehr Frauen mit Hypertonie und
Blutungen in der Schwangerschaft. Auch die Neigung zu Ödemen war leicht
erhöht. Daraus resultierte im wesentlichen die höhere Zahl stationärer Einwei-
sungen bei diesen Frauen (Tabelle 5).

Tabelle 6. Geburtsverlauf im Untersuchungsgut

Geburten	Gruppe 1		Gruppe 2	
	n	[%]	n	[%]
Gesamt	409		156	
Entbindungsart:				
Spontangeburt	363	88,7	135	86,5
Operative Entbindung	46	11,3	21	13,5
Sectio	18	4,4	9	5,7
VE	25	6,1	10	6,4
Forceps	3	0,7	2	1,3
Entbindungszeit:				
Frühgeburt (bis 37 SSW)	20	4,9	15	9,6
Rechtzeitig	371	90,7	130	85,2
Übertragung	17	4,1	6	3,8
Totgeburt	1	0,2	2	1,2

Zwar ist der Anteil der Frauen mit Plazentainsuffizienz in der Gruppe leicht erhöht, eine Signifikanz ließ sich aber nicht sichern. Vergleicht man beide Gruppen hinsichtlich des Geburtsverlaufes, so ließen sich weder in der Entbindungsart, noch beim Geburtstermin echte Unterschiede feststellen (Tabelle 6). Lediglich scheint es bei Frauen mit neurotisch-funktionellen Störungen eher eine Tendenz zur Frühgeburt zu geben. Im Vergleich zwischen Verletzungen unter der Geburt und Komplikationen im Wochenbett gab es zwischen den Gruppen ebenfalls keine Unterschiede. Hypotrophe Kinder wurden in Gruppe II zu 10,2% und in Gruppe I zu 6,1% geboren. Auch hier ließen sich keine statistischen Unterschiede sichern.

Betrachten wir noch einmal den Anteil der Schwangeren mit positivem Neurosenachweis zu den unterschiedlichen Zeitpunkten der Messungen (Abb. 1). Wir stellen fest, daß im 5. Monat mit 25,3% der höchste Anteil zu verzeichnen war. Diese sinkt dann im 8. Monat auf 19,7% unter den des Ausgangswertes von 23,3% ab, der Ende des 3. Monats gemessen worden war.

Vergleichen wir die Einzelverläufe, der zu irgend einem der drei Zeitpunkte als neurotisch-gestört gemessenen Schwangeren, so ergibt sich, daß bei 61% der Neurotizismus im Laufe der Schwangerschaft zunimmt oder gleich bleibt und bei 39% eine Abnahme zu verzeichnen ist.

Dabei zeigt sich bei Schwangeren mit hohen Neurotizismus von Anfang an und bei solchen mit steigendem eine Tendenz zur Plazentainsuffizienz und zu hypothrophen Kindern.

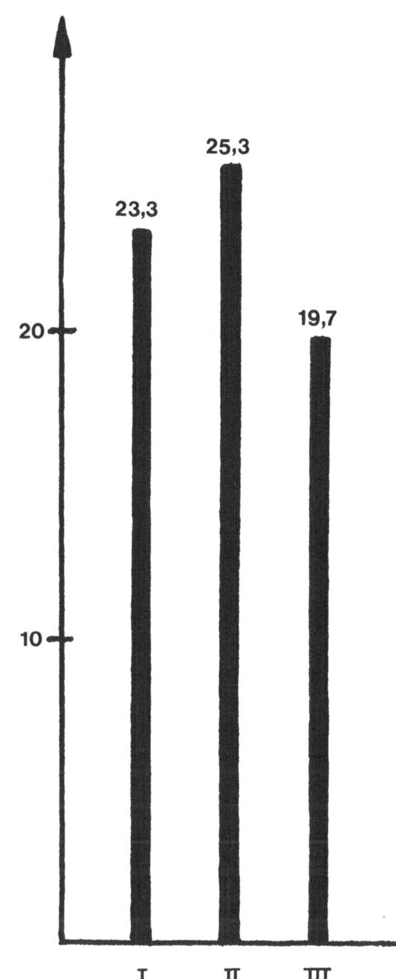

Abb. 1. Anteil neurotisch-funktionell gestörter Frauen am Untersuchungsgut zu den verschiedenen Meßzeiten (I = 3. Monat, II = 5. Monat, III = 8. Monat)

Diskussion

Auch diese Untersuchung entspricht nicht den berechtigten Forderungen nach multivarianten Untersuchungskonzepten für die psychosomatische Forschung der Zukunft, die, wie Teichmann (1987) fordert, eine Vielzahl von Variablen im Sinne eines Bedingungsgefüges einschließen und die in Richtung und Qualität ihre miteinander verflochtenen Wirkungen analysieren. Diese Untersuchungsansätze werden zwar gefordert, warten aber wohl aufgrund ihrer Kompliziertheit noch auf deren Realisierung. Dennoch konnten wir erstmals prospektiv die Morbiditätsentwicklung an neurotisch-funktionellen Störungen in ihrer Beziehung zum Schwangerschafts- und Geburtsverlauf an einer größeren Anzahl von Schwangeren darstellen. Ergänzt werden müssen diese Ergebnisse durch die noch ausstehende Analyse der Einzelbeschwerden.

Nach Untersuchungen von Hess (1980) an großen Stichproben liegt der Anteil von neurotisch-psychosomatischen Störungen bei der DDR-Bevölkerung zwischen 10 und 20% in Abhängigkeit von den Berufsgruppen.

Herold (1987) fand in seiner Schwangerenberatung bei der Erstkonsultation nur 12% Frauen mit Neurosenverdacht. Dieser Wert liegt deutlich niedriger zu unserem und dem von Knorre u. Hess (1978) gefundenen Werten. Möglicherweise hängt das mit dem Patientengut einer Intensivschwangerenberatung zusammen. Interessant erscheint die Tatsache, daß nicht wie vermutet zu Beginn der Schwangerschaft, sondern erst im 5./6. Monat der höchste Anteil an funktionellen Beschwerden gemessen wurde. Schon Hertz u. Molinski (1980) verweisen auf eine Intensivierung psychoneurotischer Symptome mit Zunahme der Empfindlichkeit und Affektlabilität im zweiten Trimenon. Der niedrigste Wert von 19,7% im 8. Monat spricht insgesamt für eine psychosomatische Stabilisierung in den letzten beiden Schwangerschaftsmonaten.

Ledige schwangere Frauen, Frauen mit Aborten oder Abruptiones in der Anamnese sind im psychosozialen Sinne als Risikoschwangere einzustufen. Bei letzteren fanden wir oft verdrängte Trauer und mit der erneuten Schwangerschaft erwachende alte Schuldgefühle. Aus diesem Grunde sehen wir die erhöhte Rate von Schwangerschaftskomplikationen (z. B. drohende Frühgeburt) nach Aborten, besonders aber nach Schwangerschaftsunterbrechungen, weniger als eine Folge des mechanischen Eingriffs, sondern vielmehr als Ergebnis einer mangelhaften emotionalen Bewältigung dieser für die Frau tiefgreifenden Ereignisse. Bei Frauen mit Blutungen in der Schwangerschaft ist der Neurotizismus eindeutig erhöht, das gilt v. a. für Frauen mit Abortus imminens (Knorre u. Hess 1978, Ludwig 1981).

Zahlreiche Untersucher verweisen immer wieder auf einen Zusammenhang zwischen Frühgeburt und emotionalen Faktoren. Thormann et al. (1984) kommen in einer kritischen Analyse dieser sich teilweise widersprechenden Arbeiten zu dem Schluß, daß bisher dazu keine brauchbaren überprüfbaren Untersuchungsmodelle vorliegen.

Wir fanden in unserem Untersuchungsgut keine signifikante Häufung von Frühgeburten bei Frauen mit neurotischen Tendenzen, auch nicht bei denen mit zunehmenden Neurotizismus in der Schwangerschaft. Aus unseren praktischen Erfahrungen mit der Frühgeburtlichkeit sehen wir hier weniger ein persönlichkeitsspezifisches Problem, sondern mehr eine unspezifische Reaktion auf allgemeine psychosoziale Streßfaktoren. Hier ergibt sich ein weites Feld für symptomzentrierte psychotherapeutische Verfahren. Deutlich erhöht war bei neurotischen Schwangeren der Anteil der Frauen mit Gestosesymptomen. Die Diagnose Hypertonie in der Schwangerschaft wurde in dieser Gruppe signifikant häufiger gestellt. Es gibt mehrere Untersuchungen u. a. von Berger-Oser u. Richter (1984), die typische persönlichkeitsspezifische Strukturen bei Gestosepatientinnen feststellen konnten. Auch eine Streßhypothese wird diskutiert (Wenderlein 1983).

Wenn wir auch in beiden Gruppen bei Frauen mit Plazentainsuffizienz keine echten Unterschiede nachweisen konnten, gibt es doch gewisse Hinweise darauf, daß Schwangere mit zunehmenden und hohen Neurotizismus schon am Beginn der Schwangerschaft verstärkt mit einer Plazentainsuffizienz und hypotroph geborenen Kindern zu reagieren scheinen. Hier ist eine Überprüfung an größeren Zahlen unbedingt angezeigt.

Erste Ansätze zu psychosomatischen Untersuchungen des Plazentainsuffizienzsyndroms haben Enzelsberger et al. (1989) in einer Pilotstudie an 30 Frauen vorgelegt, wobei unter Einbeziehung einer bioenergetischen Analyse Frauen mit masochistischen und rigiden Strukturanteilen sowie aggressiven Wünschen gegen das Kind überwogen. Einerseits sind solche Untersuchungen für wissenschaftliche Fragestellungen bedeutsam, andererseits stellt sich die Frage nach praktikablen psychotherapeutischen Konsequenzen.

Schlußfolgerungen

Aufdeckende an der Persönlichkeit ansetzende Psychotherapien sind in der Schwangerschaft nur in seltenen Ausnahmen angezeigt.

Wir haben gute Erfahrungen mit der psychosomatischen Betreuung von Risikoschwangeren gemacht, wenn sie auch aus Kapazitätsgründen bisher auf Einzelfälle und einzelne Gruppen beschränkt bleiben mußte (Ludwig 1984). Unser Ziel ist das durchgehende Betreuungsangebot, der hier genannten Risikogruppen. Dabei sind Informationen zur Schwangerschaft, zur schwangerschaftsbedingten Erkrankung, zu möglichen Zusammenhängen notwendig. Dazu kommt das intensive Erlernen von Entspannungsverfahren. Wichtigste Säule aber ist die Förderung der Auseinandersetzung mit der Schwangerschaft und dem Kind d. h. weg von Geburtsverklärungen, hin zur realen Situation der betroffenen Frau. Wir ermuntern zum Herauslassen und Anerkennen auch aggressiver Gefühle dem Kind gegenüber; wir versuchen ein Aufarbeiten alter hochkommender Schuldgefühle aus vergangenen Schwangerschaften. Bedeutsam scheint uns die Förderung zur Bereitschaft, auch ein Risiko tragen zu wollen, Opfer für das Kind zu bringen, etwas aushalten zu wollen. Die Ergebnisse sind ermutigend. Repräsentative Vergleichsuntersuchungen die belegen könnten, daß diese Vorgehensweise bei Frauen mit Risikoschwangerschaften tatsächlich zu einer Verbesserung von Schwangerschafts- und Geburtsverlauf führen, stehen noch aus.

Literatur

Berger-Oser R, Richter D (1984) Zur Psychosomatik der EPH-Gestose. In: Jürgensen O, Richter D (Hrsg) Psychosomatische Probleme in der Gynäkologie und Geburtshilfe. Springer, Berlin Heidelberg New York Tokyo, S 183–191

Enzelsberger H, Skodler WD, Schatten C, Pateisky N (1989) Zur Psychosomatik von Frauen mit Plazentainsuffizienz. Z Geburtshilfe Perinat 193:S 92–95

Herold K (1987) Neurosescreening bei Schwangeren läßt das Risiko eines untergewichtigen Kindes besser erkennen. Zentralbl Gynäkol 109:722–728

Hertz V, Molinski H (1980) Psychosomatik der Frau. Springer, Berlin Heidelberg New York, S 23–33

Hess H (1980) Zur Häufigkeit neurotisch-funktionellen Störungen. In: Hess H, König W, Ott J (Hrsg) Psychotherapie – Integration und Spezialisierung. Thieme, Leipzig

Höck K, Hess H (1975, 1976) Beschwerdenfragebogen und Verhaltensfragebogen. Verlag der Wissenschaften, Berlin

Knorre P, Hess H (1978) Die Beschwerden in der Frühschwangerschaft. Ein Beitrag zum Neuroseproblem in der Geburtshilfe. Zentralbl Gynäkol 100:200–207

Ludwig A (1981) Vergleichende sozialanamnestische und psychometrische Untersuchungen zum Abortgeschehen. Promotion A, Universität Berlin

Ludwig A (1984, unveröffentlicht) Erste Erfahrungen mit Psychoprophylaxegruppen bei Risikoschwangerschaften. Symposium – Zur Psychologie des Patienten Erfurt

Ruckhäberle KE (1986) Zur Prävention der Frühgeburt. Zentralbl Gynäkol 108:265–276

Ruckhäberle KE (1989, unveröffentlicht) Frühgeburtlichkeit – ein medizinisches und gesamtgesellschaftliches Problem. Vortrag auf dem XI. Gynäkologenkongreß der DDR, Leipzig

Teichmann AT (1987) Zum Methodenproblem psychosomatischer Forschung. In: Prill HJ, Stauber M, Teichmann A (Hrsg) Psychosomatische Gynäkologie und Geburtshilfe. Springer, Berlin Heidelberg New York Tokyo, S 163–170

Thormann K, Breul A, Teichmann AT (1984) Vorzeitige Wehentätigkeit unter psychosomatischem Aspekt. Ein methodenkritischer Literaturüberblick. Zentralbl Gynäkol 106:1045–1067

Wenderlein JM (1983) Gestose und Psychosomatik. Zentralbl Gynäkol 105:1457–1467

*Praxisnahe Verwirklichung
psychosomatischer Erkenntnisse*

Der Stellenwert der psychosomatischen Medizin in Praxis und Klinik

W. Wesiack

Es gibt 2 Definitionen des Begriffs „psychosomatische Medizin", die sehr häufig nicht klar voneinander unterschieden werden.

Die erste Definition lautet: Psychosomatische Medizin ist jene Forschungsrichtung, die die psychischen Faktoren und Bedingungen somatischer Phänomene zu erforschen sucht. Als Forschungsrichtung stellt sie die Antithese zur reinen Organmedizin dar, ist natürlich außerordentlich wichtig, aber ebenso einseitig reduktionistisch wie diese.

Die zweite Definition lautet: Unter „psychosomatischer Medizin" wollen wir jene Medizin verstehen, die integrativ die somatische, die psychische und die soziale Dimension des Menschen zu erforschen und zu behandeln sucht. Wäre der Terminus „Ganzheitsmedizin" nicht durch sektiererische Bestrebungen belastet, so könnte man diesen Ansatz auch einen ganzheitsmedizinischen nennen. Für die praktische Tätigkeit des Arztes kommt wohl in erster Linie dieser umfassende Ansatz in Frage. Ich will mich deshalb hier darauf beschränken.

Wenn wir uns als Ärzte nicht auf eine spezialistische Askese einengen lassen und diesem ganzheitlichen Ideal nachstreben, dann merken wir bald, wie schwer das zu verwirklichen ist. Wunsch und Wirklichkeit klaffen, wie so oft, auch hier weit auseinander. Die Interaktion zwischen Arzt und Patient steckt voller Probleme und meist undurchschauter Fallstricke. Gestatten Sie mir deshalb eine kurze wissenschaftstheoretische Vorbemerkung, die für das Verständnis dessen, was integrative Psychosomatik bedeutet, unumgänglich ist: Jeder Erkenntnisprozeß im wissenschaftlichen wie auch im alltäglichen außerwissenschaftlichen Bereich läuft über 3 Stufen:

- Wahrnehmung von Zeichen,
- Deutung dieser Zeichen als Objekte unseres Interesses bzw. im wissenschaftlichen Bereich unserer Hypothesenbildung,
- Realitätsprüfung.

Durch diese wird überprüft, ob unsere Annahme bzw. Hypothesen auch mit dem, was wir Wirklichkeit nennen, übereinstimmen.

Nehmen wir ein alltägliches Beispiel aus der gynäkologischen Praxis: Eine Frau sucht ihren Frauenarzt bzw. ihre Frauenärztin auf und klagt über Unterbauchschmerzen. Sie stellt den Arzt damit vor eine Problemsituation, indem sie ihm den Auftrag gibt: Ich habe diese und diese Beschwerden, kläre das bitte auf und hilf mir.

Durch das, was die Patientin ihm mitteilt, wie sie es mitteilt, und wie sie die Interaktion zwischen sich und dem Arzt „inszeniert", sowie infolge der Befunde, die der Arzt erhebt, nimmt er Zeichen wahr, die er aufgrund seiner erlernten Schemata interpretiert. Die Wahrnehmung und die Deutung sind die beiden ersten und wichtigsten Schwachstellen des Erkenntnisprozesses. Verfügt der Arzt, wie es unserer Ausbildung immer noch entspricht, ausschließlich oder zumindest vorwiegend über rein organologische Interpretationsmodelle, dann wird er die Zeichen, die auf psychosoziale Zusammenhänge hindeuten, übersehen oder vernachlässigen. Umgekehrt würde ein Psychologe, der nur über psychologische Interpretationsmodelle verfügt, alle Zeichen, die auf organische Prozesse hindeuten, übersehen oder vernachlässigen.
Um diesem Dilemma zu entgehen, hat die offizielle medizinische Lehre 2 Grundsätze entwickelt, die sie uns allen eingehämmert hat. Sie lauten:
1. Der Arzt müsse sich zunächst bemühen zu klären, ob die Beschwerden organisch oder psychisch bedingt sind.
2. Er müsse erst alle möglichen organischen Ursachen ausgeschlossen haben, ehe er sich den psychischen zuwendet.

Diese Grundsätze wurden aus der Sorge entwickelt, der Arzt könne durch Faszination von verständlichen psychischen Zusammenhängen einen ernsten oder gar bedrohlichen organischen Prozeß übersehen. So gesehen sind diese beiden Lehrsätze zwar gut gemeint und verständlich, sie sind nur leider in ihrer Verabsolutierung falsch und haben daher keineswegs Gutes bewirkt. Sie sind deshalb falsch, weil sich erstens ein klarer Trennungsbereich zwischen organisch und psychisch nicht ziehen läßt und weil zweitens beim Zurücksetzen der Klärung psychischer Zusammenhänge Zeichen, die sich in Form der „szenischen Information" oft nur in den ersten Minuten klar darstellen, übersehen werden und weil sehr oft durch diese Reihenfolge der Weg zu einer Organfixierung und damit zur Chronifizierung funktioneller Syndrome beschritten wird.
Kehren wir nun zu unserer fiktiven Patientin, die ihren Frauenarzt wegen Unterbauchschmerzen aufgesucht hat, zurück. Sie hat ihrem Arzt den Eindruck vermittelt, daß sie Partnerprobleme hat. Bei der körperlichen Untersuchung stellt nun der Arzt fest, daß sie ein Myom hat und daß auch eine Spondylosis der Lendenwirbelsäule besteht. Jetzt beginnt das schwierige Gewichten der erhobenen Befunde. Der Arzt, der vorwiegend mit somatischen Interpretationsmodellen arbeitet, wird Gefahr laufen, die Unterleibsbeschwerden in erster Linie auf das Myom und die Spondylosis zu beziehen und die Partnerproblematik eher unberücksichtigt lassen oder zumindest zurückstellen. Wenn er seine therapeutischen Intentionen ausschließlich auf das Myom und die Spondylosis konzentriert, dann unterstützt er die möglicherweise bestehenden Tendenzen der Patientin, ihre Partnerproblematik zu verdrängen und trägt damit zur Chronifizierung der Beschwerden und der Leiden bei. Die große Anzahl von Patienten, die nach organologisch indizierten und lege artis durchgeführten Therapien ungebessert geblieben sind, legen ein beredtes Zeugnis dafür ab.
Im Gegensatz dazu wird sich der Psychologe bemühen, den Partnerkonflikt der Patientin zu bearbeiten. Bei diesem Bestreben wird er jedoch möglicherweise auf

zusätzliche Schwierigkeiten stoßen, wenn die vom Myom und der Spondylosis ausgehenden Störungen des Befindens unberücksichtigt bleiben.

Wie verhält sich nun der psychosomatisch eingestellte Arzt in seinem Bemühen, den Gefahren des Reduktionismus zu entgehen und sowohl die biologische als auch die psychosoziale Dimension seiner Patientin angemessen zu berücksichtigen?

Unserem Situationskreiskonzept entsprechend würde ich folgendes Vorgehen vorschlagen. Den erlernten Lehrsatz, man müsse erst alle organischen Ursachen ausgeschlossen haben, ehe man sich den psychischen zuwende, sollte man nur für akute organische Notfälle gelten lassen. Bei allen anderen Patienten müsse man die Vorgangsweise umdrehen, denn der Interaktionsprozeß zwischen Arzt und Patient, den wir den diagnostisch-therapeutischen Zirkel genannt haben, läuft stets entsprechend dem Funktionskreisschema, dem jedes Lebewesen unterworfen ist, spiralenförmig über die Stationen *Problemsituation – Bedeutungserteilung* bzw. Hypothesenbildung und *Bedeutungsverwertung* bzw. diagnostische oder therapeutische Handlung ab. Zwangsläufig beginnt der diagnostisch-therapeutische Zirkel auf der interpersonalen, also der psychischen Ebene, um dann, wenn nötig, bis in den Zellular- oder gar Molekularbereich vorzudringen.

In unserem Fallbeispiel wird der Arzt also zunächst versuchen, auf die Partnerproblematik der Patientin einzugehen und, wenn möglich, diese zu klären, ehe schwerwiegende therapeutische Konsequenzen bezüglich des Myoms und der Spondylosis gezogen werden.

Dies wird u. U. nicht leicht, vielleicht sogar unmöglich sein, weil die Patientin es möglicherweise vorzieht, körperlich krank zu sein, und weil sie auch zu ihrem Arzt noch nicht das Vertrauen hat, das unumgänglich ist, um Intimeres zu erörtern. Wichtig ist in dieser Phase der Interaktion, der Patientin den Raum zu öffnen und anzubieten, in dem sie sich darstellen kann ohne sie zu bedrängen, um nicht den Widerstand zu verstärken. Wichtig ist ferner ihr zu signalisieren, daß man die psychosozialen Aspekte ihres Leidens für ebenso bedeutsam hält wie die organischen.

Die Gewichtung der psychischen und sozialen Komponenten des Leidens muß dann zwischen Arzt und Patientin „ausgehandelt" werden, wobei eine Simultantherapie beider Komponenten durchaus vorteilhaft ist.

Zu Beginn des Vortrags haben wir definiert, daß wir unter „psychosomatischer Medizin" jene Heilkunde verstehen, die integrativ die somatische, die psychische und die soziale Dimension des Menschen zu erforschen und zu behandeln sucht. Die Betonung – und darin steckt die ganze Problematik und Schwierigkeit dieser Richtung – liegt auf dem Adjektiv *integrativ*, d. h. es geht nicht nur darum, neben der biologischen Dimension auch noch additiv die psychosoziale zu berücksichtigen, denn das tut jeder wirklich gute Arzt sowieso – sondern im Sinne unseres diagnostisch-therapeutischen Zirkels, in dem sowohl Psychisches und Physisches als auch Diagnostik und Therapeutik noch ungeschieden sind, vorzugehen.

Der Psychosomatiker gibt also, gestützt auf die Zeichen- und Systemtheorie, die erlernte künstliche Trennung in psychisch und physisch, sowie in Diagnostik und Therapeutik, auf, um sich unmittelbar den Phänomenen, d. h. den

Zeichen, hinzugeben. Im Interaktionsprozeß mit der Patientin ist er auch nicht mehr der objektive Beobachter, sondern ein teilnehmender Beobachter, der mit ihr in einen sehr komplizierten und meist nur partiell durchschauten Interaktionsprozeß verwoben ist, in dem auch die eigene emotionale Resonanz auf die Patientin Zeichen sind, die diagnostisch verwertet werden können und sollen.

Dieses integrative ganzheitliche Vorgehen schließt natürlich nicht aus, daß der Arzt, nach einer ersten Abklärung der Gesamtsituation, meistens genötigt ist, seine diagnostischen und therapeutischen Aktivitäten schwerpunktmäßig auf den biologischen oder den psychosozialen Bereich zu konzentrieren und hier weiter zu differenzieren. Es ist aber m. E. ein fundamentaler Unterschied mit schwerwiegenden Folgen, ob er dies von einem reduktionistischen, additiven oder ganzheitlich integrativen Grundkonzept aus tut. Wie schwer das ist weiß jeder Arzt, der dies versucht. Dies wird auch noch durch die Tatsache unterstrichen, daß wir bisher erst relativ wenige Ärzte haben, die so arbeiten. Die meisten entschließen sich schwerpunktmäßig entweder Organmediziner oder Psychotherapeuten zu sein.

Ein häufig begangener Weg ist auch – und dafür plädieren natürlich in erster Linie die nicht-ärztlichen Psychotherapeuten – den Patienten gewissermaßen zwischen dem Organmediziner und dem Psychotherapeuten aufzuteilen. Dieser Lösungsversuch kann durchaus zweckmäßig sein, insbesondere dann, wenn es sich um spezielle und spezialistische diagnostische und therapeutische Teilaufgaben handelt. An der ersten ärztlichen Linie – und dies gilt nicht nur für die ärztliche Praxis sondern auch für die Klinik – benötigen wir jedoch psychosomatische Ärzte, die den ganzen Patienten im Blickfeld haben und sich von Fall zu Fall der Mitarbeit verschiedener Spezialisten bedienen.

Abschließend möchte ich einige Gründe dafür anführen, warum es so schwer ist, derzeit integrative psychosomatische Medizin auszuüben:

1. Die Wissensexplosion in unserem Jahrhundert – Fachleute haben errechnet, daß sich die Quantität unseres Wissens in Abständen von 5–7 Jahren verdoppelt – führt unweigerlich zum Spezialistentum.

2. Aus grundsätzlichen erkenntnis- und handlungstheoretischen Gründen sind wir zu einem gewissen Reduktionismus gezwungen. Das Ganze ganz zu erfassen, ist uns verwehrt!

3. Es ist viel leichter und emotional viel weniger belastend, aus der Position des distanzierten vermeintlich objektiven Beobachters heraus zu agieren, statt sich als teilnehmender Beobachter mit dem eigenen Erleben in die Problematik des Patienten einbeziehen zu lassen. Man kann dies nur ohne Schaden und mit Erfolg bestehen, wenn man selbst einen intensiven Selbsterfahrungsprozeß durchlaufen hat.

4. Last but not least darf nicht unerwähnt bleiben, daß das System der gegenwärtigen Krankenversorgung die Ausübung der psychosomatischen Medizin extrem erschwert bis verunmöglicht.

Es ließen sich gewiß noch weitere Gründe anführen. Die angeführten allein könnten uns aber bereits entmutigen und unseren Wunsch nach einer integrativen psychosomatischen Medizin ins Land Utopia verweisen.

Da aber die Utopien von heute nicht selten die Realitäten von morgen sind, möchte ich in Anlehnung an die berühmten Aussprüche Bernhard von Naunyns und Viktor v. Weizsäckers am Ende provokativ ausrufen:

Die Humanmedizin der Zukunft wird eine psychosomatische sein – oder sie wird nicht sein!

Literatur

Uexküll T von, Wesiack W (1988) Theorie der Humanmedizin. Grundlagen ärztlichen Denkens und Handelns. Urban & Schwarzenberg, München

Integrierte Psychosomatik im stationären Bereich – Widerstände und Wege

R. Schors

Die stationäre Psychosomatik hat vielfältige Integrationsaufgaben zu leisten, von denen ich die meisten nur benennen und wenige aufgreifen kann. Die fachspezifische Integration von biologischer und psychologischer Betrachtungsweise ist ebenso geläufig wie die Verbindung mit sozialen Einflüssen. Darüber hinaus muß sich die stationäre Therapie als „eine Episode" (von Rad) in die Biographie des Patienten einfügen, und nicht zuletzt muß sich die Abteilung für Psychotherapie und Psychosomatik, an der ich arbeite, in ein Großklinikum der Akutversorgung integrieren, was eine Münchener Besonderheit darstellt. Einige dieser Integrationsaufgaben und ihre Lösungsversuche möchte ich im folgenden skizzieren. Ich werde zuerst die Wege in die Psychosomatik beschreiben, danach auf die Widerstände zu sprechen kommen und abschließend auf 2 Patientengruppen eingehen, die uns auch aus der Perspektive der Gynäkologie wichtig sind.

Nach einer Definition von Prof. Schepank, Mannheim, ist stationäre Psychotherapie

> ein im Einvernehmen – zwischen Patient, Therapiesituation und Bezugsgruppe (Familie, Arbeitgeber, Kostenträger) – geplanter Mehrpersonen-Interaktionsprozeß. Er findet unter Anwendung verschiedenartiger umschriebener (verbaler und averbaler) psychologischer Interventionstechniken in einem hierzu in besonderer Weise organisierten Krankenhaussetting statt zum Zwecke einer intensiven Behandlung einer überwiegend psychogenen Erkrankung mit dem Ziel von Besserung oder Heilung.

Schepank verlangt darüber hinaus „weitgehenden Verzicht auf andere somatische, medikamentöse oder kustodiale Maßnahmen", eine Forderung, der wir als psychosomatisch tätige Ärzte oft nicht nachkommen können. Weiterhin heißt es:

„Die Koordination der Klinikstruktur sowie aller einzelnen Interventionen und Therapeuten auf das Ziel hin ist entscheidend."

Sie sehen schon an dieser Definition, die ziemlich lang ist, daß es sich bei dem damit umschriebenen Gegenstand um etwas sehr Komplexes und Vielschichtiges handelt, was gar nicht so leicht zu beschreiben ist und wo es viel zu integrieren gibt.

Das Ziel psychoanalytischer Therapie mag im Vergleich dazu einfach klingen: Die Bewußtmachung unbewußter Konflikte und des damit verknüpften Verhaltens, insbesondere in der Beziehungsgestaltung. Allerdings müssen wir in der Klinik zunächst klären, und das gilt v. a. für psychosomatische Patienten, ob die Voraussetzungen auf der sozialen, körperlichen und seelischen Ebene für die Durchführung einer Psychotherapie gegeben sind bzw. welche Behandlungsmaßnahmen vorrangig durchgeführt werden müssen, um eine Psychotherapie zu ermöglichen. Es gilt auch bei uns die Regel: soviel ambulante Therapie wie möglich uns soviel stationäre Therapie wie nötig. Deshalb kommen zu uns meist schwer Erkrankte mit körperlicher und/oder psychischer Dekompensation.

Auf dem Weg zu diesem Ziel – der Psychotherapie – sind viele verschiedene Personen und Institutionen beteiligt, und auf dem letzten Workshop über Forschung in der stationären Psychotherapie in Mainz im September 1989 wurde sehr deutlich, daß die konkrete theratpeutische Arbeit nicht nur von der zugrundeliegenden Theorie der Handelnden bestimmt wird, sondern weitgehend auch von den institutionellen Bedingungen, unter denen diese psychotherapeutische Arbeit stattfindet. Trotzdem möchte ich noch eine theoretische Annahme der Psychoanalyse hervorheben, welche unsere tägliche Arbeit bestimmt, nämlich, daß die innere Realität des Patienten seine äußere Realität bestimmt. Aus dieser Annahme ergibt sich die Möglichkeit, aus dem Verhalten des Patienten, z. B. auf der Station, Rückschlüsse auf seine unbewußten Konflikte zu ziehen. Während in der ambulanten Einzeltherapie das Wechselspiel von Übertragung und Gegenübertragung wegweisend ist, können in der stationären Psychotherapie die Beobachtungen und Reaktionen vieler Beteiligter zusammengetragen werden und kann die Gruppendynamik der jeweiligen Gruppen in ihren verschiedenen Zusammensetzungen berücksichtigt werden. Hierbei ist zu bedenken, daß die Einflußnahme der Mitpatienten von uns kaum geplant und nur zum geringen Teil beobachtet werden kann. Die Tatsache, daß die anderen Patienten während der stationären Therapie eine große Rolle spielen, wissen wir aus vielen Gesprächen und der von uns erhobenen Abschlußbeurteilung einzelner Behandlungsfaktoren durch die Patienten. Die Möglichkeiten zur Inszenierung unbewußter Konflikte und die Beobachtung der Gruppendynamik sind zwei wesentliche Faktoren, welche die stationäre Psychotherapie von der ambulanten Einzeltherapie unterscheiden.

Die psychosomatische Klinik und ihr Behandlungsangebot

Ich möchte nun kurz als ein Beispiel die psychosomatische Klinik in München-Bogenhausen und ihr Behandlungsangebot vorstellen:
Die Abteilung für Psychotherapie und Psychosomatik umfaßt 60 Betten und ist in einem großen Städtischen Allgemeinkrankenhaus mit insgesamt 1000 Betten untergebracht. Durch diese Situation ergibt sich eine enge und fruchtbare Zusammenarbeit mit den übrigen, vorwiegend somatisch orientierten Abteilungen des Hauses. Bevor ich zu den Wegen in die psychosomatische Therapie kommen und auf die Widerstände dagegen eingehen kann, sei noch erwähnt, daß wir in der Klinik keine Ambulanz haben. Patienten aus dem ambulanten Bereich werden zunächst in der psychotherapeutischen Ambulanz in der Technischen

Universität Rechts der Isar untersucht und nach der Indikationsstellung für eine stationäre Behandlung so bald wie möglich aufgenommen. Patienten, die aus dem stationären Bereich kommen, werden in der Klinik konsiliarisch untersucht und bei entsprechender Indikation rasch verlegt.

Wir haben 3 Teams, die sich schwerpunktmäßig jeweils mit psychosomatischen Erkrankungen, längerfristigen Psychotherapien und mit Kriseninterventionen bzw. Kurztherapien beschäftigen. Die Ärzte und Psychologen haben meist eine abgeschlossene psychiatrische, internistische oder klinische Ausbildung und sind in einer psychotherapeutischen Zusatzausbildung. Auch viele nichtärztliche Mitarbeiter haben neben ihrer Berufsausbildung eine therapeutische Qualifikation. Die von uns angebotenen Therapieformen umfassen neben Einzel- und Gruppentherapien auch nichtverbale Behandlungsformen wie konzentrative Bewegungstherapie, Gestaltungs- oder Ergotherapie und werden in wechselnder Zusammensetzung miteinander kombiniert.

Wegen spezieller Schwierigkeiten in der Behandlung bieten wir für Patienten mit Borderlinestörungen und Eßstörungen, v. a. Bulimie und Magersucht, besondere Behandlungsprogramme an. Auf die Eßstörungen werde ich noch einmal zurückkommen.

Soziodemographische Daten der Patienten

Fast drei Viertel unserer Patienten, genau 70%, sind Frauen. Dies entspricht den Verhältnissen in vergleichbaren Psychotherapieeinrichtungen, unabhängig von ambulanten oder stationären Bedingungen und spiegelt damit überregionale gesellschaftliche Verhältnisse wider. Die Altersgruppe zwischen 20 und 30 Jahren ist mit über einem Drittel am stärksten vertreten, zusammen mit der nächsten Dekade (20–30 und 30–40 Jahre) sind über 60% erfaßt. Das heißt, daß die meisten unserer Patientinnen im reproduktionsfähigen Alter sind, was immer auch für Fragen oder Probleme im Einzelfall damit verknüpft sein mögen, z. B. Konflikte zwischen Familie und Beruf, die Geschlechtsidentität, Partnerschaftsprobleme oder andere konflikthafte Bindungen. Das Durchschnittsalter der Frauen ist 33,6 Jahre, der Männer 36,3 Jahre, d. h. die Männer kommen nicht nur seltener in Psychotherapie, sondern auch später als Frauen. Die Gründe hierfür liegen wahrscheinlich in dem sozial verankerten komplementären Rollenverständnis, das sich am einfachsten zusammenfasen läßt in der Formel: „Ein Junge weint nicht".

Wege in die stationäre Psychotherapie

Wie sich eine stationäre Psychotherapie gestaltet, wenn der Weg dorthin gelungen ist, kann ich hier nur andeuten, um zu meinem zweiten Thema, den Widerständen, zu gelangen. Mit der Aufnahme in die Klinik bekommt der Patient Abstand zu seinem Lebensalltag und dessen Belastungen und kann in einem geschützten Rahmen, der möglichst günstige Wachstumsbedingungen bietet, aus der inneren und äußeren Distanz eine Klärung der körperlichen, psychischen und sozialen Realität seines Lebens herbeiführen. Die Behandlungsmethoden, die ihn dabei unterstützen sollen, habe ich bereits genannt und je nach der Notwendigkeit sind wir auch bestrebt, Partner, Familie oder Angehörige in die Therapie mit einzubeziehen, was von den Therapeuten eine große technische Flexibilität verlangt.

Bei der Schilderung der Wege in die stationäre Psychotherapie sind wir unversehens auf die Widerstände und Hindernisse auf diesem Weg gestoßen, denn ich glaube nicht, daß die oben dargestellte Inanspruchnahme, wie sie sich z. B. in der Geschlechterdifferenz zeigt, ein gutes Bild vom Psychotherapiebedarf widergibt. Unsere Zahlen zeigen, was heute möglich ist, nicht etwa, was nötig wäre.

Etwa 40% unserer Patienten kommen über den Konsildienst unserer Abteilung in die stationäre Behandlung bei uns. Welche und wie viele Patienten das sind, hängt sowohl von individuellen als auch von institutionellen Faktoren ab.

Zu den *institutionellen Bedingungen* der jeweiligen Abteilung gehört die Anzahl der Betten, Auswahl und Liegezeit sowie Altersstruktur der Patienten, um nur die wichtigsten zu nennen. Die engste Zusammenarbeit ergibt sich mit den internistischen Abteilungen aus Gründen der fachlichen Nähe und der Bettenzahl.

Zu den *wichtigsten Widerständen* gegen die Psychotherapie und psychosomatische Betrachtungsweise gehört aus meiner Sicht die Neigung der Patienten, die Erkrankung als körperliches Problem *allein* zu betrachten. Diese Sichtweise ist meistens keine bewußte Entscheidung nach Abwägen des Für und Wider, sondern Ergebnis unbewußter Abwehrprozesse, die es dem Patienten als kleineres Übel erscheinen lassen, ein Symptom als Ergebnis einer körperlichen Erkrankung zu betrachten. Dies hat den Vorteil, daß der Körper entsprechend dem „Maschinenmodell" dem Arzt zur Wiederherstellung überantwortet werden kann. Mit der Alternative – nämlich der Verarbeitung von psychischen Spannungen, Wünschen und Affekten – würde der Patient nur sich selbst belasten und sich vor scheinbar unlösbare Aufgaben stellen. Es ist immer schwierig, den Patienten verständlich zu machen, daß das Leiden unter körperlichen Symptomen einen kompromißhaften Lösungsversuch für ein Problem darstellen kann, dessen Ursache im seelischen Bereich liegt. Überzeugend wird es für sie erst, wenn sie es wagen, sich den inneren Schrecknissen anzunähern, um deretwillen sie unbewußt körperliche Symptome produzieren oder in Kauf nehmen. Für diese neurotisch bedingte Einseitigkeit finden die Patienten ein verführerisches Entgegenkommen in der einseitigen Bevorzugung des Körpers durch die technisch orientierte Medizin. Der Schaden aus diesem Zusammenspiel entsteht dort, wo die Patienten durch wiederholte körperlich-technische Untersuchungen unabhängig von deren Ergebnis in ihrer Sichtweise bestärkt werden, körperlich krank zu sein. So gibt es auch eine Gruppe von Patienten, die mit kaum widerstehlicher Macht körperliche Untersuchungen und wiederholte Eingriffe erzwingen – auch manche Bauchschmerz- oder Kreuzschmerzpatientin der Gynäkologie gehört dazu – um sich der Erkenntnis über die wahre Natur ihrer Erkrankung zu entziehen, ohne sich dessen bewußt zu werden. Wie wir wissen, zahlen sie oft einen hohen Preis dafür. Zum Widerstand gegen die Psychotherapie wird auch die Tatsache, daß neurotische Symptome in den technisch orientierten Fächern schlicht übersehen werden, worauf z. B Klauber (1961) hingewiesen hat. Ob dies durch Unkenntnis bedingt ist oder als Ergebnis einer gemeinsamen Abwehr betrachtet werden muß, ist für das Verständnis wichtig, aber für das Ergebnis gleich. Viele Patienten müssen, v. a. bei chronischen Verläufen, erst behutsam auf psychische Symptome oder Verhaltensauffälligkeiten hingeführt werden, weil sie derartiges nicht spontan berichten, sei es weil sie nicht mit Interesse dafür rechnen, sei es, weil sie ihr seelisches Erleben selber unterbewerten oder vernachlässigen – auf diesen Punkt möchte ich besonders hinweisen.

Häufige Krankheitsbilder

Abschließend möchte ich Ihre Aufmerksamkeit noch auf 2 Krankheitsbilder unseres Interesses lenken, die immer wieder mit gynäkologischen Fragestellungen verknüpft sind, nämlich die jugendlichen Patientinnen mit Eßstörungen und die älteren Patientinnen mit Depressionen in der Menopause, wo sich eine fachübergreifende Zusammenarbeit als ebenso notwendig wie nützlich erwiesen hat. Es ist sehr erfreulich, daß die Statistik unserer Konsilanforderungen die Gynäkologie an der Spitze zeigt.

1. Während die Patientinnen mit Anorexie ihr Hauptsymptom – das Untergewicht – nur schlecht verbergen können, gehört ein gewisses Ausmaß an Heimlichkeit zur Bulimie regelhaft dazu. Die Freßanfälle und das anschließende, meist selbstinduzierte Erbrechen wird in aller Heimlichkeit durchgeführt, weil es hochgradig schambesetzt ist, und es wird mit einer erstaunlichen Konsequenz und mit überraschendem Erfolg selbst vor den nächsten Angehörigen verborgen. Diese Störungen im Eßverhalten sind meistens verknüpft mit Episoden von Magersucht, Wünschen nach Gewichtsreduktion, Mißbrauch von Laxanzien, Alkohol oder anderen Suchtmitteln und gehen oft einher mit sexuellen Störungen, erniedrigtem Selbstwertgefühl und depressiven Verstimmungen. Verschiebungen im Elektrolyt- und Fettstoffwechsel sowie auf der neuroendokrinologischen Achse mit z. B. Menstruationsstörungen sind häufige Folgen der primär psychogenen Symptomatik und durch biochemische Untersuchungen gut belegt. Leider wissen wir noch nicht, warum manche dieser Abweichungen trotz Normalisierung des Eßverhaltens nicht reversibel sind. Solche Patientinnen werden zweckmäßigerweise direkt auf ihre Erkrankung angesprochen, wenn sich Hinweise darauf ergeben. Oft eröffnet das erste erlösende Wort in der Praxis des niedergelassenen Arztes andere Perspektiven in einer verzweifelten Situation und ermöglicht neue Wege, die dann zu einer Psychotherapie und darüber hinaus zu einem besseren, freudigeren Leben mit mehr Selbstverwirklichung für diese junge Frauen führen können.

2. Die zweite Gruppe betrifft Patientinnen, die vor, während oder nach der Menopause neben körperlichen Beschwerden Symptome der Depression entwickeln, die oft auf den ersten Blick nur gering ausgeprägt erscheinen und zunächst von der Umgebung und der Patientin selbst als vorübergehendes Schicksal bagatellisiert werden. Oft sind Jahre des Leidens und zahlreiche

medikamentöse Behandlungsversuche vergangen, ehe die Patientinnen mehr aus Verzweiflung denn aus Überzeugung und manchmal als letzten Versuch in die Klinik zur stationären Psychotherapie zu uns kommen. Betrachtet man jedoch die psychosoziale Situation dieser Frauen etwas näher, dann zeigt sich, daß sie in diesem Lebensabschnitt eine ganze Reihe von Verlusten zu verarbeiten haben, die in ihrer Summation und zeitlichen Abfolge traumatisch werden können. Die Neuorientierung betrifft ja nicht nur die veränderten biologischen Funktionen des Körpers, was oft als Verlust erlebt wird, sondern weit mehr: die gesamte weibliche Identität und das Selbstwertgefühl erscheinen bedroht. Die Menopause fällt oft in die Zeit, in der die eigenen Kinder aus dem Haus und eigene Wege gehen. Diese Veränderung in der Familienstruktur gibt der Partnerschaft ein neues Gewicht und ein anderes Gesicht, das oft nicht so schön ist, wie erhofft. Die Männer haben sich in der Zeit, in der die ganze Aufmerksamkeit den Kindern galt, verändert. So gilt es auch hier, von alten Wünschen und Hoffnungen Abschied zu nehmen und zwar kein neues Leben, aber einen neuen Lebensabschnitt zu wagen und über ein neues Selbstverständnis und eine neue Rollendefinition die alte Sicherheit wiederzugewinnen. Aus der Altersstatistik konnten sie ersehen, daß immerhin mehr als 10% unserer männlichen und weiblichen Patienten über 50 Jahre alt sind. Nicht das Alter ist die Grenze für die Psychotherapie, sondern der Wunsch nach und die Bereitschaft für Veränderung, sowohl für sich als auch für die Umwelt.

Fort- und Ausbildungskonzepte – Darstellung der psychosomatischen Ausbildungssituation

R. Hirsch

Für die Weiterbildung in psychosomatischer Medizin gehe ich von folgenden Zielen aus:

1. Die Weiterbildung soll zu diagnostischer Kompetenz führen, dem Arzt ermöglichen eine ätiologisch orientierte Gesamtdiagnose zu stellen, die körperliche und seelische Faktoren vereint. Voraussetzung ist, daß der Arzt gelernt hat, ursächliche Faktoren aus körperlichen wie seelischen Bereichen wahrzunehmen. Natürlich genügt die Wahrnehmung nicht, das Gewicht der Faktoren muß fachkundig bewertet werden; theoretisches Wissen über psychosomatische Zusammenhänge ist hier ebenso erforderlich. Nach Erstellung der Diagnose ist letzlich auch die Entscheidung für einen bestimmten Behandlungsplan notwendig: Sei es, die Therapie wird vom Arzt selbst durchgeführt – er braucht hierzu therapeutische Kompetenz! –, sei es, die Therapie wird an andere Therapeuten abgegeben – er muß entscheiden, an wen.

2. Therapeutische Kompetenz resultiert nicht nur aus Begabung, auch aus Ausbildung. Im Bereich der tiefenpsychologischen und analytischen Psychosomatik gehen wir – vereinfacht – von zwei Entstehungsarten psychosomatischer Symptome aus: Ungelöste aktuelle oder chronische Konflikte, die relativ bewußtseinsnah sein können, werden aus verschiedenen, auch dispositionellen Gründen unter Ausbildung körperlicher Begleitsymptomatik erlebt. Klärende Gespräche zwischen Arzt und Patient können diesem helfen, Lösungen zu finden; Lösungsvorschläge aus der eigenen Lebenserfahrung des Arztes passen nur selten in den Erfahrungsbereich des Patienten und sind nur selten hilfreich! – Diese Tätigkeit der beratenden Gespräche wird in der Gebührenordnung entsprechend den Ziffern 850, 851 bzw. 849 GOÄ berücksichtigt. Unbewußte, nicht ohne weiteres bewußtseinsnahe Konflikte lösen gleichfalls psychosomatische Symptome mit aus. Die aktuelle Auslösung führt in der Regel zur Wiederbelebung alter Konflikte aus der früheren Lebens- und Entwicklungsgeschichte, Therapie setzt in diesem Fall in planvollem methodischem Vorgehen ein Umgehen mit der unbewußten Konfliktdynamik des Patienten voraus. In der Praxis handelt es sich um Verfahren der sog. Richtlinienpsychotherapie mit Antragsverfahren und ggf. Gutachterverfahren.

Diese Zielvorgaben für die psychosomatische Tätigkeit bedingen konkrete Weiterbildungsschritte:

Teilnahme an Balint-Gruppen sensibilisiert für Aspekte seelischer Mitausgestaltung oder Mitverursachung von Krankheitssymptomen, ist für alle Bereiche psychosomatischer Tätigkeit sicher eine gute Basis.

Theoretisches Wissen über den Stellenwert der seelischen und körperlichen Anteile bei der Krankheitsausgestaltung muß durch Literaturstudium, Teilnahme an Seminaren, Vorlesungen und Vorträgen, Kursen etc. erworben werden. Die theoretischen Kenntnisse schützen auch vor leichtfertiger Verwendung von Schlichtinterpretationen, die für viele Erkrankungen nur sehr ungenaue Wegweiser sind; man denke nur an die vereinfachte monokausale Zuordnung von Streß und Herzinfarkt, die sich in sorgfältigen Untersuchungen nie belegen ließ. Psychosomatische Erkrankungen sind in der Regel mehrfach determiniert in ihrer Pathogenese.

Wie in der organischen Medizin Auskultation und Palpation geübt werden muß, so muß auch therapeutisch ergiebige Exploration und therapeutische Gesprächsführung erlernt werden, unter Anleitung und Supervision natürlich. Selbsterfahrung in Einzellehrtherapie oder Gruppenlehrtherapie mindert das Risiko, daß das Instrument „Wahrnehmung des Arztes" schwerwiegende Gesichtsfelddefekte oder -verzerrungen enthält. Nebenwirkungen der „Droge Arzt", die durch unbewußte Persönlichkeitszüge einfließen können, können so gemindert werden.

Die Weiterbildung für Psychosomatik (und Psychotherapie) findet in der Bundesrepublik Deutschland teils überregional, teils regional statt. Regionale Weiterbildung ist in der Regel kontinuierlich, natürlich auch dadurch effektiver als diskontinuierliche überregionale Weiterbildung, auf die dennoch nicht verzichtet werden kann. Aus den Vorbemerkungen ergeben sich für die Strukturierung der eigenen Weiterbildung folgende Konsequenzen:

1. Die Kompetenz zur sog. psychosomatischen Grundversorgung ist in den meisten Bundesländern an den Nachweis der Teilnahme an Balint-Gruppen und theorievermittelnden Veranstaltungen gebunden. Der Umfang ist in den Bundesländern unterschiedlich, Bayern z. B. hat bisher keine verbindlichen Vorgaben gemacht, so daß hier bisher jeder Arzt mit Berufserfahrung an der psychosomatischen Grundversorgung teilnehmen kann. Zusätzlich zu den Beratungsgesprächen (851, 849) werden Verfahren wie Hypnose, autogenes Training und Entspannungstherapie nach Jacobsen eingesetzt, diese müssen in definierten Weiterbildungsgängen erlernt werden. – In Hessen, Niedersachsen und Berlin gibt es z. B. auch konkret ausgearbeitete Modelle für die Weiterbildung.

2. Die Weiterbildung zur Zusatzbezeichnung Psychotherapie ist möglich über Verhaltenstherapie und tiefenpsychologisch orientierte Psychotherapie. Hier gehe ich nur auf die tiefenpsychologisch orientierten Therapieformen ein; sie sind für die Weiterbildungsteilnahme an Balint-Gruppen, theorievermittelnden Veranstaltungen, Selbsterfahrungsgruppen oder Einzelselbsterfahrungssitzungen notwendig. Behandlung unter Supervision ist erforderlich, dazu das Erlernen des autogenen Trainings und eines zweiten Psychotherapieverfahrens. Nicht alle zweiten Verfahren, die für die Weiterbildung anerkannt werden, sind in der späteren kassenärztlichen Praxis zur Abrechnung zugelassen, dennoch ist es sinnvoll, in der Weiterbildung eine breitere

methodische Orientierung zu entwickeln. Im Bundesgebiet gibt es verschiedene Modelle für diese Weiterbildung, sie sind meistens curricular, z. T. auch nach dem Bausteinprinzip aufgebaut, wie das Konzept des Ärztlichen Weiterbildungskreises in München, der semesterweise kontinuierlich Weiterbildung vermittelt. Einige curriculare Weiterbildungsmodelle ermöglichen auch das Einbringen anderswo erworbener Bausteine, zumindest in einem gewissen Prozentsatz, andere ermöglichen dieses keinesfalls. Die Regeln in den Bereichen der jeweiligen Landesärztekammern sind unterschiedlich. Derartige Weiterbildungen für Psychotherapie sind mir derzeit bekannt in Berlin (Berliner Institut für Psychoanalyse), Hamburg (Universitätskrankenhaus Eppendorf, Michael-Balint-Institut, demnächst auch in Zusammenarbeit mit der Ärztekammer Hamburg in einer neuen Vereinigung), Köln (Berufsverband der praktischen und Allgemeinärzte), Frankfurt, Heidelberg, Stuttgart, Nürnberg, München (Akademie für Psychoanalyse, Ärztlicher Weiterbildungskreis). Die Zahl derartiger Weiterbildungsarbeitsgemeinschaften wird noch zunehmen, so daß eine kontinuierliche Weiterbildung im Bundesgebiet für viele Kollegen möglich wird, die bisher auf diskontinuierliche Weiterbildungstagungen wie diese hier in München oder die Psychotherapiewochen in Lindau, Langeoog, Aachen oder Lübeck angewiesen waren.

3. Die Weiterbildung zur Zusatzbezeichnung Psychoanalyse wird im Bundesgebiet meistens in psychoanalytischen Instituten angeboten, die Ärzte und Diplompsychologen ausbilden. Sie sind der DGPT angeschlossen, zwei Institute (Berliner Institut für Psychoanalyse, Ärztlicher Weiterbildungskreis in München) sind der AÄGP angeschlossen. Die beiden letzten Institute bilden ausschließlich Ärzte aus. Die Weiterbildung umfaßt hier Erfahrung mit Balint-Gruppenteilnahme, ausführliche Selbsterfahrung durch Einzellehranalysen, ausführliche Theorievermittlung und Behandlung unter Supervision. Die genauen Einzelheiten der Erfordernisse finden Sie in den Merkblättern der jeweiligen Landesärztekammern. Auskünfte geben auch die entsprechenden Institute für Psychoanalyse. Die genannten Institute in Berlin und München bieten die Weiterbildung durchlässig an, so daß nach der Weiterbildung in Psychotherapie auch die in Psychoanalyse möglich ist.

Die Weiterbildung in Verhaltenstherapie wird in Zukunft sicher an mehr Orten und von mehr Institutionen angeboten, nachdem die Psychotherapiezusatzbezeichnung jetzt einen eigenen verhaltenstherapeutischen Weiterbildungsgang möglich macht. Hier gibt es vier von der Kassenärztlichen Bundesvereinigung anerkannte Institute, davon zwei in München, die Ärzte und Psychologen weiterbilden, jedoch zusätzlich einige Ausbildungsinstitutionen, die für die Ärzte erforderliche Grundkenntnisse vermitteln.

Dieser Beitrag beschränkt sich in der Darstellung auf berufsbegleitende Weiterbildung; selbstverständlich kann auch durch ganztägige Arbeit in psychosomatischen Kliniken und Einrichtungen eine kompetente Weiterbildung erreicht werden. Diese Möglichkeit steht jedoch sicherlich nur sehr wenigen Kollegen offen; der Bedarf an weitergebildeten Kollegen ist durch diese Weiterbildungsgänge natürlich nicht zu decken.

Warum ich mich
beim Schwangerschaftsabbruch engagiere

P. Petersen

Mir ist im Laufe von fast 30 Jahren schmerzhafter Auseinandersetzung mit dem Schwangerschaftsabbruch deutlich geworden: wir werden die Abtreibung nicht kurzfristig oder mittelfristig vermindern oder gar verhindern können. Es kommt darauf an, die Abtreibung in unser persönliches und gesellschaftliches Leben einzugliedern, statt sie auszugrenzen. Dabei ist mein Anliegen, Raum zu schaffen für das Erleben vom Tod im Leben beim Schwangerschaftsabbruch. Das „Erleben vom Tod im Leben" klingt zunächst wie ein Widerspruch. Aber ich glaube: unser Erleben vom Tod im Leben bei der Abtreibung spiegelt einen Teil der Wirklichkeit beim Schwangerschaftsabbruch wider. Meine Aufgabe als Psychotherapeut ist es, den Frauen vor und nach dem Schwangerschaftsabbruch dazu zu verhelfen, ihr Erleben in ihre eigene Biographie aufzunehmen, es einzugliedern, statt dieses Erleben zu verdrängen. Ich habe im Laufe meiner psychotherapeutischen Arbeit mit Frauen erfahren, daß dabei verschieden intensive und verschieden tiefe Erlebnisweisen möglich sind. Nicht selten werden 3 verschiedene Erlebnisschichten deutlich, gelegentlich auch 4. Es ist für das Selbstverständnis der Frauen hilfreich, diese Schichten des Erlebens zu differenzieren.

Als Beispiel dazu die kurze Therapiegeschichte. Geschichte einer 38jährigen Frau. Sie ist Erzieherin, verheiratet und hat 3 Kinder (im Alter zwischen 9 und 15 Jahren):

Diese Frau kam im Sommer 1989 zur Beratung wegen sexueller Störungen (sie empfinde nichts mehr beim Verkehr mit ihrem Mann). Das könne zusammenhängen mit dem nicht verarbeiteten Schwangerschaftsabbruch im Jahre 1984. Ich spreche etwas über den Schwangerschaftsabbruch mit ihr. Ihr kommen die Tränen. Sie hätte früher manchmal auch denken müssen, wie alt ihr Kind jetzt gewesen wäre, und sie müsse jetzt denken, ob sie das Kind nicht damals doch hätte haben können. Damals fühlte sie sich aber am Rande ihrer Kräfte und ließ deswegen die Abtreibung durchführen. Seither fühlt sie sich insgesamt gelähmt. Sie hätte nämlich damals gedacht, wieder einen Beruf ausfüllen zu können. Das ist nun unmöglich. Jedoch hätte sie nicht mehr in ihrem Beruf arbeiten wollen, sondern mehr eine handwerkliche Tätigkeit aufnehmen, da sie durch die Familie hinreichend ausgelastet wäre. Nun haben sie trotz des damaligen Vorsatzes keinen Beruf mehr aufgenommen. Jetzt würde das aber langsam Zeit. Sie hätte in der Volkshochschule 2 oder 3 Selbsterfahrungskurse genommen, aber für eine berufliche Tätigkeit hätte es nicht gereicht.

Es besteht jetzt kein bestimmter Anlaß und kein auslösendes Ereignis, Psychotherapie zu suchen, vielmehr hat sie gesehen, daß im Laufe der Jahre sich der gelähmte Zustand immer weniger besserte, sie schließlich etwas tun müsse und wolle, um das zu verändern. Sozusagen ist der Bottich zum Überlaufen gekommen im Moment.

Mit dieser Frau hatte ich damals 6 psychotherapeutische Sitzungen, in denen wir uns mit der Beziehung zu ihrem Mann beschäftigten. Erstaunlich rasch gelangte sie zu mehr Selbständigkeit gegenüber dem Mann, konnte ihn auch zu persönlichen Gesprächen erwärmen, was früher nicht möglich war, so daß sich eine gewisse Gesprächsfähigkeit zwischen den Ehepartnern entwickelte. Aus zeitlichen Gründen konnte ich keine längere Psychotherapie mit dieser Frau beginnen – das tat mir leid, denn ich hatte einen guten und sensiblen Therapiekontakt mit ihr gefunden. Ich vermittelte sie zu einem Kollegen, mit dem sie jetzt weiter arbeitet. Anfang Februar 1990 sprach ich nochmals mit ihr über die seelische Verarbeitung ihres Schwangerschaftsabbruchs, da sie weiß, daß ich mich dafür besonders interessiere.

Bemerkenswert beim bisherigen Verlauf ist, daß sie spontan nicht über ihre Abtreibung gesprochen hat, obwohl sie – wie sie sagt – wisse: „Ich muß mich mit dem Schwangerschaftsabbruch noch auseinandersetzen!"

Sie tat es nicht gern, weil sie Schmerzen befürchtet, aber es ist ihr klar, daß sie die Dinge einmal aussprechen muß. Denn bisher habe sie das alles in Selbstgesprächen bei sich selbst bewegt. In diesem Gespräch nun weint sie, aber es ist kein lösendes Weinen, sondern sehr verhalten. Sie sagt, ihre Schuldgefühle ständen in ihr. Sie führte im Grunde genommen dauernde Selbstgespräche und hatte ein großes Bedürfnis, die Dinge einmal auszusprechen.

Die Umstände des Schwangerschaftsabbruchs waren damals so: Ihre Frauenärztin hatte ihr davon abgeraten. Daraufhin ist sie in einem anderen Ort während der Ferien zum Frauenarzt gegangen, hat sich dort die Beratung bescheinigen lassen und fuhr dann mit ihrem Mann zu Pro familia nach X. Das war ein kurzer Eingriff von 3–4 Minuten, sie war nur lokal anästhesiert. Der eigentliche Schock kam hinterher. Es ist wie ein Trümmerfeld gewesen. Seither fühle sie sich gelähmt, das Leben ist für sie freudlos, auch wenn sie das nach außen hin nicht zeigt. Sie habe sich damals nicht in der Lage gefühlt, ein weiteres Kind zu erziehen.

Etwas Entscheidendes kommt aber erst allmählich heraus: Der Ehemann wollte schon beim 3. Kind die Abtreibung, und sie hat das 3. Kind gegen ihn durchgesetzt. Nun während der 4. Schwangerschaft war der Kampf zwischen ihnen unausgesprochen, und sie hörte vom Mann wiederum die unausgesprochene Forderung, die Abtreibung durchführen zu lassen. Sie hätte es nicht ertragen, nochmals eine solche Eiszeit von mehreren Monaten zu ertragen, so wie das während der Schwangerschaft beim 3. Kind gewesen war. Sie hatte damals keinerlei inneren Kontakt mit dem Mann und konnte es deswegen nicht mehr aushalten. Das scheint nun der wahre Grund für die Abtreibung gewesen zu sein.

Außerdem sagt sie sehr deutlich: „Es ist meine höchstpersönliche Entscheidung gewesen." Indirekt macht sie ihrer Mutter Vorwürfe: diese hatte sich neutral verhalten, aber sie hätte von der Mutter erwartet, daß sie ihr ein Hilfsangebot gemacht hätte, z. B.: „Ich helfe dir beim Erziehen des Kindes, du kannst es mir geben.".

Von der Mutter kam aber nichts dergleichen. Der Mutter gibt sie noch den meisten Einfluß auf die damalige Situation vor 6 Jahren. Als Nachwirkung hatte sie keine körperlichen Beschwerden, jedoch spätestens nach 2 Jahren fingen die Selbstvorwürfe an, eine wirkliche Selbstbestrafung. Damals, am Abend vor dem Abbruch, hätte sie das Kind innerlich um Verzeihung gebeten, aber sie hätte keine Antwort bekommen. Erst jetzt hört sie manchmal innerlich die Stimme des toten Kindes: vielleicht könne es ihr jetzt verzeihen. Diese Stimme ist neu und währt vielleicht seit 1–2 Jahren.

Vor dem Abbruch war sie verzweifelt, ohne zu wissen, wie sie aus ihrer Verzweiflung herauskommen könne. Sie hat das damals alles mit sich selbst abgemacht, ist auch in den Beratungsgesprächen bei Pro familia so aufgetreten, als sei sie fest entschlossen, als gäbe es nichts anderes; ähnlich verhielt sie sich gegenüber dem Frauenarzt.

Lediglich bei Pro familia in X habe es sie angewidert, daß dort vor dem Abbruch Kaffee gereicht wurde, als sei es ein gemütliches Kaffeetrinken. Sie habe sich nach dem Abbruch per Absaugen das Material angesehen, es sei ein weißer Schleier über der Flüssigkeit gewesen, sie habe nur 2 Sekunden hinblicken wollen. Aber sie hätte sich überzeugen wollen, ob sie ein Kind sehe. Als sie keine Kindsteile gesehen hatte, sei sie befriedigt gewesen. Jetzt sehe sie das anders.

Soweit einzelne Teile aus dem Gespräch.

Auch wenn ich diese Erlebnisweisen kenne, und auch wenn ich professionell solche Gespräche mit Interesse führe, so war ich doch von diesem Gespräch auch wieder sehr betroffen; es strengte mich mehr an als andere Gespräche – vermutlich aus 2 Gründen:

1. weil das Verdrängungspotential außerordentlich ist und ich die Verdrängungskräfte, das verdrängte emotionale Gewicht der Trauer voll übertragen bekomme und

2. weil es um Tod im Leben geht, ohne daß dies aber hinreichend deutlich wird; die Verdrängung hindert an der Klarheit.

Ich möchte kurz erläutern, was ich an dieser Therapiegeschichte als typisch ansehe:

1. Die Latenzzeit von 2 Jahren. Erst nach dieser Zeit beginnt die Frau, sich bewußt mit ihrem Erleben der Abtreibung zu beschäftigen. Zuvor fühlte sie sich seelisch gelähmt; psychiatrisch gesprochen handelte es sich um eine larvierte Depression. Es war ein dumpfes Gefühl ohne einen festen Punkt der Auseinandersetzung.

2. Ihr Erleben bestand in Schuldvorwürfen gegen sich selbst, gegen ihren Mann und gegen ihre Mutter. Die Selbstbestrafung oder – in einer symbolischen Gestalt gesprochen – die unerbittliche Stimme des inneren Verfolgers, die sich so leicht nicht zum Schweigen bringen läßt (Jürgensen), bestimmt ihr inneres Erleben (Erlebnisschicht 1 und 2 nach Petersen 1986). Das destruktive Erleben ist noch ziemlich gebändigt; zu einem heftigen Ausbruch ist es nur andeutungsweise gekommen. Es könnte aber hilfreich sein, z. B. im therapeu-

tischen Rahmen tiefere Erschütterungen zuzulassen, um weitere Schritte der Verarbeitung zu ermöglichen.

3. Eine Wandlung deutet sich an. Der innere Dialog mit dem Kind war vor der Abteibung ohne jede Antwort. Jetzt spürt sie seit 1–2 Jahren, daß das tote Kind ihr in diesem Dialog verzeihen könnte (angedeutete Phase 4). Dieser Dialog mit dem toten Kind ist oft wesentlich, gelegentlich fordere ich die Frau auch in der Therapie dazu auf – lasse sie die Dialoge laut oder leise, wie sie es wollen, sagen. Das kann entlastend wirken, weil damit ein Schritt zur Versöhnung getan wird.

4. Es fehlt noch die offene Aussprache mit dem Mann und mit der Mutter. In diesem Gespräch könnten Schuldvorwürfe ausgeglichen und zurückgenommen werden. Statt Schuld vorzuwerfen, kann jeder seine eigene Verantwortung klar und bewußt übernehmen: „Ja, das habe ich getan!" Es kommt bei diesen Gesprächen auf eine möglichst konkrete Abgrenzung und konkrete Übernahme bestimmter eigener Verantwortlichkeiten an. Durch eine solche gegenseitige Abgrenzung von Schuld und Verantwortung (Rücknahme von Delegationen, Schuldkontenausgleich) stellen sich freiere Beziehungen zwischen den betroffenen Gesprächspartnern her, die zwischenmenschlichen Beziehungen klären sich. Außerdem festigt sich damit auch das tiefere Bewußtsein eigener Verantwortung, so daß die Erlebnisschicht der Schuldvorwürfe und Selbstbestrafung zurücktritt; statt dessen entwickelt sich die Klarheit und das Akzeptieren existentieller Wirklichkeit (Erlebnisschicht 3).

Literatur

Petersen P (1986) Schwangerschaftsabbruch – unser Bewußtsein vom Tod im Leben (anthropologische und tiefenpsychologische Aspekte der Verarbeitung). Urachhausverlag, Stuttgart

Schwangerschaftsabbruch –
Erfahrung, Einstellung, Engagement
des durchführenden Arztes

P. Petersen, B. Amtenbrink, G. Dreischl, U. Kost

Mit diesem Thema sollte die auf dem Neusser Kongreß 1989 (Dmoch 1990, S. 113–150) entfachte Plenardiskussion auf Anregung einer größeren Anzahl von Kolleginnen und Kollegen wieder aufgenommen werden. Im Mittelpunkt sollte das eigene Betroffensein von Ärztinnen und Ärzten stehen. Wir boten dafür eine themenzentrierte Großgruppe an. Bevor ich über diese Großgruppe kurz berichte, möchte ich hinweisen auf einige jüngere Publikationen über das Erleben des Beraters in der Schwangerschaftskonfliktberatung und über das Erleben des den Schwangerschaftsabbruch durchführenden Arztes.

Formal und an der sozialen Realität gemessen lassen sich für den Arzt[1] 3 verschiedene Funktionen gegeneinander abgrenzen:

die Beratung (Schwangerschaftskonfliktberatung, soziale und medizinische Beratung),

die Feststellung der Indikation und

die Operation.

Existentiell gesehen jedoch hängen diese 3 Funktionen für den Arzt eng zusammen, d. h.: ein mit innerer Beteiligung beratender Arzt oder ein die Indikation prüfender Arzt wird sich auch intensiv identifizieren mit dem Operateur. Bei dieser existentiellen Identifikation lassen sich 3 Dimensionen der Verantwortung für den Arzt differenzieren (Petersen 1989):

1. *Eine wissenschaftliche und professionelle Verantwortung:*
   Die hier zu tragende Ambivalenz oder doppelte Anwaltschaft ist häufig diskutiert worden. Auf der einen Seite steht die Notlage der Frau/des Paares, auf der anderen Seite das ungeborene Menschenleben. Diese Dimension der Verantwortung ist Gegenstand eines Diskurses, der von höchsten ethischen und wissenschaftlichen Gipfeln bis zum moralisierenden Getöse der Alltagspolitik reicht. Jedenfalls ist diese Diskussion unserem diskursiven Denken und unserer Emotionalität zugänglich.

2. *Die personale Verantwortung gegenüber der einzelnen Frau/dem Paar in der konkreten Beratungssituation:*
   Hier kommt die Fülle verschiedener Beziehungsschichten zwischen dem Arzt als Person und der Frau als Person zum Tragen, angefangen von personaler

---

[1] Wenn ich die Bezeichnung maskuline Form *Arzt* benutze, so meine ich selbstverständlich ebenso die Ärztin; das gleiche gilt für Berater und Beraterin.

Begegnung bis zur komplexen Übertragung/Gegenübertragungsverflechtung. Entscheidend scheint mir zu sein: der Arzt kann in Wirklichkeit nur eine Beziehung zur Frau (bzw. zum Paar) aufbauen, die reale Beziehung zu dem im Mutterleib verborgenen Kind ist ihm nicht möglich. Es ist ein erkenntnistheoretischer Irrtum zu glauben, der Arzt sei auch verantwortlich für seine personale Beziehung zu dem konkreten ungeborenen Menschen – er kann bestenfalls verantwortlich sein dafür, daß sich die konkrete pränatale Beziehung zwischen schwangerer Frau und ihrem Kind klärt. Insofern ist seine personale Verantwortung höchst begrenzt.

3. Die *persönliche Verantwortung des Arztes gegenüber sich selbst:*
Dies ist vermutlich die intimste Dimension. Diese Verantwortung berührt ein intensives emotionales Erleben, an Chaos, und Verzweiflung im Arzt selbst. Margret Claassen (1989) hat eine reiche kasuistische Studie publiziert über „Erlebnisse und Erfahrungen von Ärztinnen und Ärzten, die Schwangerschaftsabbrüche durchführen". Darin schildert sie im Detail, welche innere emotionale Panik Ärzte in ihrer selbstgewählten Rolle als „Richter und Henker" durchzustehen haben. Die Arbeit an der Differenzierung von emotionalisierendem Schuldgefühl hin in Richtung auf geklärte Schuld ist Teil dieser Dimension. Diese Verarbeitung von Schuldgefühl und Schuld scheint mir für den Arzt anders als für die Frau nach dem Schwangerschaftsabbruch: die Frau kann eine klare Beziehung erleben zu ihrem Kind, das sie abtreiben ließ; der Arzt dagegen kann keine Beziehung erleben, er ist der Anonymität ausgeliefert. Könnte Anonymität noch schwerer zu ertragen sein als personale Verantwortung?

Von einer anderen Seite beleuchtet Britta Amtenbrink (1989) diesen bisher fast kaum beschriebenen Erlebnisbereich in ihrer Studie.
Ausgehend von der Erfahrung, daß die Durchführung von Schwangerschaftsabbrüchen auch bei positiver Grundhaltung und bei Einstellungen, die von Verständnis für die betroffenen Frauen geprägt sind, zu Problemen führen kann, wurden alle in gynäkologischen Abteilungen im Raum Hannover klinisch tätigen Ärzte zu diesem Thema mittels Fragebogen anonym befragt. Von 150 angeschriebenen Ärzten antworteten 70%. Es fand sich bei fast allen Befragten die Bereitschaft, Schwangerschaftsabbrüche durchzuführen; bei mehr als $^3/_4$ sogar bei jeder Indikationsart. Gleichzeitig war die Abruptio für kaum jemanden ein Eingriff wie andere auch: die Durchführung kostete fast jeden Befragten mehr oder weniger Überwindung, für über $^1/_4$ stellte der Abbruch sogar die unangenehmste Aufgabe in ihrem Beruf dar. Die emotionale Belastung empfanden die Ärzte stärker als bei der Betreuung von Krebspatientinnen mit infauster Prognose. Wie sehr bei der globalen Beurteilung dieses gesamten Komplexes rationale Logik und emotionale Beziehung auseinanderklaffen, veranschaulicht das wörtliche Zitat einer Assistenzärztin aus der Anmerkung der Fragebogenuntersuchung:

Grundsätzlich ist es zweifellos so, also Tötung von Menschenleben, denn meiner Ansicht nach läßt sich der Zeitpunkt, wann neues Leben beginnt, nicht genau bestimmen. Gefühlsmäßig habe ich jedoch bei einem Embryo ein anderes Verhältnis als zu einem

Feten und zu einem Kind. Auch hier ist der Übergang fließend, und je genauer ich mit bloßem Auge schon menschliche Strukturen erkennen kann, desto näher ist mir das. Ich weiß, daß es unlogisch ist, aber gefragt ist wohl eher nach dem emotionalen Bezug (Amtenbrink 1989, S. 31).

Drei Viertel der Befragten sahen den Schwangerschaftsabbruch als Tötung von Menschenleben an; $^2/_4$ verspürten den Wunsch, weniger Abruptiones durchzuführen, ohne daß sie den Schritt zur Ablehnung vollzogen; über die Hälfte begründete ihre Unfähigkeit zur Weigerung mit dem Hinweis auf die Patientin. Damit wird verdeutlicht die Bedeutung der Arzt-Patienten-Beziehung, zu werten als ein positives Signum.

Ganz wesentlich ist die Korrektur eines bei Laien, aber auch bei Gynäkologen verbreiteten Vorurteils: die dort verbreitete Meinung, der Schwangerschaftsabbruch unterscheide sich nicht von anderen Eingriffen, ist nach der Untersuchung von Frau Amtenbrink unhaltbar.

Welche grundsätzliche Konflikt für den Gynäkologen immer wieder auszuhalten ist, möge durch 2 Zitate verdeutlicht werden:

> Damit, daß ich selbst den Abbruch nicht durchführe, verhindere ich nicht, daß er gemacht wird. Also ist dies keine grundsätzliche Lösung. Sicher gibt es Situationen, wo angegebene Indikation und tatsächliche Begründung so weit von meiner eigenen Wertvorstellung liegen, daß ich sie ablehnen muß ... (a.a.O., S. 60).
>
> Wenn gefordert wird, daß diejenigen, die den Abbruch durchführen oder dabei assistieren, auch ihre eigenen, verständlicherweise ambivalenten Gefühle lösen müssen, so fordert dies zur Entgegnung heraus, daß diese Gefühle nicht lösbar sind und das „Gespaltensein" ertragen werden muß (a.a.O., S. 67).

Darüber hinaus sollten in dieser Fragebogenuntersuchung besondere Schwierigkeiten mit der Notlagenindikation ergründet werden; dies gelang teilweise nur indirekt. So bestätigte nur gut die Hälfte der Befragten diese speziellen Probleme, aber ein Schwangerschaftsabbruch „auf Verlangen" in der 21. Schwangerschaftswoche (d. h. ohne das Vorliegen medizinischer oder eugenischer Gründe) würde von der überwiegenden Mehrheit abgelehnt. Fast alle (88,2%) hielten die Indikationsbegründung bei Notlagen oft für einen Vorwand für andere Gründe. Nahezu jeder Befragte (95,6%) vertrat die Auffassung, daß durch entsprechende gesetzliche Regelungen die Eigenverantwortlichkeit für den Eingriff dem Operateur nicht abgenommen werden könnte.

Die Frage nach der Schaffung nach Spezialeinrichtungen zur Durchführung von Schwangerschaftsabbrüchen erbrachte fast einstimmige Ablehnung (91,6% im Durchschnitt, bei Ärzten mit mehr als 20 Abruptiones/Monat 100%). Eine eventuelle eigene Tätigkeit an einer solchen Einrichtung wurde um so vorstellbarer, je größer die Anzahl der persönlich durchgeführten Abruptiones war.

Die abschließende Meinung der Frauenärztin dieser Untersuchung war: Der Gesetzgeber sollte die für den ausführenden Arzt real vorhandenen Probleme besser berücksichtigen und entsprechende Maßnahmen vorsehen. Dazu gehört: verstärkte öffentliche Aufklärung über die Tatsache des ungeborenen Menschenlebens, über Empfängnisverhütung, über die Frühschwangerschaft und ihren Abbruch sowie bestimmte finanzielle Hilfen – nämlich Kontrazeption auf

Krankenschein, mehr finanzielle und andere Hilfe bei unerwünschter Gravidität. Intensivierte Aufklärung und vermehrte finanzielle Hilfen sind mit der Hoffnung verbunden, dadurch ungewollte Schwangerschaft und damit auch Schwangerschaftsabbrüche zu verringern.

Diese veröffentlichten Erfahrungen über das Erleben des ausführenden Arztes reichen in der Breite und in der Tiefe an das heran, was wir über das Erleben der Frau und des Mannes nach dem Schwangerschaftsabbruch wissen (Blaschke 1987; Blaschke u. Petersen 1988).

Ähnliche Erlebnisweisen kamen auch in der themenzentrierten Großgruppe auf dem Münchner DGPGG-Kongreß 1990 zum Tragen. Zur Gruppe gehören 14 Kolleginnen und 14 Kollegen; zum Leitungsteam gehörte Britta Amtenbrink (Frauenärztin), Ursula Kost (Ärztin und Dozentin für konzentrative Bewegungstherapie) und Peter Petersen.

Wir erwarteten von dieser Gruppe eine themenzentriert-interaktionelle und körperbezogene Arbeit durch konzentrative Bewegungstherapie (KBT) mit einer intensiven Darstellung der eigenen Auffassung und Betroffenheit der persönlichen berufsbezogenen Erfahrung zum Thema Schwangerschaftsabbruch. Aufgabe der Gruppe war es, einen geschützten Raum zu schaffen, der ein offenes Gespräch ermöglichen sollte. Die körperbezogene Arbeit in dieser Gruppe sollte über eine vertiefte Selbstwahrnehmung die Wahrnehmung der Gesprächspartner eröffnen.

Wie erhofft, gab die Körperselbsterfahrung unserem Erfahrungsaustausch die unbedingt notwendige Grundlage im eigentlichen Sinn. Die KBT erwies sich als sinnvolles Instrument zur Intensivierung des Selbsterlebens wie auch des Zuhörenkönnens. Aus dem Protokoll einer Teilnehmerin (Gabriele Dreischl):

> Unsere Gruppensitzungen begannen mit Übungen aus der konzentrativen Bewegungstherapie, die uns zur Einstimmung auf die Gruppe und zur Entspannung nach den Plenarvorträgen diente. Diese Übungen ermöglichten den Abbau innerer Barrieren, sich in der relativ großen Gruppe von 28 Teilnehmern selbst darzustellen. Die Übungen führten auch zu ersten Kontaktaufnahmen einzelner Gruppenmitglieder.

Auf diese Art wurde oberflächliches Reden i. allg. oder chaotische Destruktivität vermieden – diese Entgleisung des Gruppenprozesses hatte ich zunächst befürchtet. Dementsprechend erstaunt es mich auch nicht, daß erfahrene Kollegen es auf Anfrage ablehnten, sich an diesem Vorhaben zu beteiligen. Aus dem Protokoll von G. Dreischl:

> Etwas zu den Motivationen und Ausgangspositionen der Teilnehmer, die zum Besuch gerade dieser Gruppe geführt hatten und über die wir uns in der ersten Sitzung austauschten: Einige von uns befanden sich in einer Phase des intensiven Hinterfragens ihrer Tätigkeit als indizierende oder selbst Abbrüche durchführende Person. Ein Teilnehmer berichtete über seinen Entschluß, selbst keine Schwangerschaftsabbrüche mehr durchzuführen, nachdem ihm zunehmende psychosomatische Symptome und depressive Verstimmungen seinen starken innneren Konflikt aufzeigten. Er wünschte, diese Erfahrungen in der Gruppe zu vertiefen und zu erweitern. Zum Teil führten Frustrationen in der Begegnung mit Frauen, die mit dem Wunsch nach Abtreibung kamen zu der Frage: „Woran liegt es, daß ich keinen oder nur mangelhaften emotionalen Zugang zu diesen Frauen bekomme?"

Andere Teilnehmer hatten das Bedürfnis, die Hintergründe ihrer Wut im Umgang mit Patientinnen zu klären. Sehr stark war auch der Wunsch der Teilnehmer zu spüren, sich über die Problematik „Schwangerschaftsabbruch" auszutauschen und insbesondere auch die gegengeschlechtliche Position zu erfahren.

Der Verlaufsschilderung der Gruppenarbeit möchte ich ein kurzes Gedicht des zeitgenössischen Lyrikers Reiner Kunze voranstellen:

> *Sensible Wege*
>
> Sensibel
> ist die erde über den quellen: kein baum darf
> gefällt, keine wurzel
> gerodet werden.
>
> Die quellen könnten
> versiegen
>
> Wieviele bäume werden
> gefällt, wieviele wurzeln
> gerodet
>
> in uns

Dieses Gedicht hing als Poster während unserer Arbeit an der Wand. Mit diesem Gedicht möchte ich sagen: wir sind sensible Wege gegangen, und es ist menschenunmöglich, die Sensibilität dieser Wege auszubreiten. Die Intimität einer geschlossenen Gruppe verbietet das. Intimität stellte sich ein – auch wenn wir in unserer Großgruppe auf eine berufsbezogene Erlebnisverarbeitung achteten. Ohne daß wir das absichtlich herbeigeführt hatten, wurde eine vertiefende Selbsterfahrung bei einzelnen von uns möglich. Methodisch arbeiteten wir erlebniszentriert und körperorientiert; Gespräch und schweigende Körperarbeit wechselten miteinander. Die Gruppe war strukturiert durch methodische Vorgaben aus der konzentrativen Bewegungstherapie und themenzentrieten Gruppenarbeit.

Wir konnten das Thema Schwangerschaftsabbruch in besonderer Intensität und Tiefe miteinander und gegeneinander besprechen. Zusammenfassend kamen wir zu der schmerzlichen Erkenntnis, bei dem Problem „Schwangerschaftsabbruch" als Ärztinnen und Beraterinnen *immer* einem Ambivalenzkonflikt ausgesetzt zu sein, der Schuld in irgendeiner Form beinhaltet, sei es, daß wir uns *für* oder *gegen* eine Abruptio entscheiden.

Diese Schuld können wir nur aushalten, aber nicht lösen oder aufheben. Es war tröstlich für uns, zu erleben, wie die anfängliche Ohnmacht und auch die Wut, die einzelne Teilnehmer zu Beginn geschildert hatten, sich auflöste in intensive Gefühle von Trauer und tiefem Verstehen. Bei vielen Teilnehmern war ein geradezu brennendes Interesse zu spüren, sich selbst in der Gruppe zu äußern und andere zu hören und verstehen zu lernen.

Wir hoffen, daß ähnliche Gruppen auf künftigen Tagungen wieder angeboten werden. Damit betrachten wir diese Arbeit nicht als Schlußpunkt; vielmehr schlagen wir vor, eine ähnliche Arbeit auf kommenden Tagungen vorzubereiten.

Das Thema „Schwangerschaftsabbruch: Unser Bewußtsein vom Tod im Leben"
differenziert zu erfassen, ist von existentieller Wichtigkeit für uns Ärzte und
Berater.

Literatur

Amtenbrink B (1989) Der Schwangerschaftsabbruch im Erleben des ausführenden Arztes.
  (Repräsentative Umfrage unter besonderer Berücksichtigung der Notlagenindikation.)
  Med. Hochschule Dissertation, Hannover (Erscheint demnächst unter dem gleichen
  Titel bei Enke, Stuttgart.)
Blaschke C (1987) Mann und Schwangerschaftsabbruch: eine kasuistische Studie über das
  Erleben des Schwangerschaftsabbruchs bei Männern, deren Frauen abtreiben ließen.
  Dissertation, Med. Hochschule Hannover
Blaschke C, Petersen P (1988) Mann und Schwangerschaftsabbruch. In: Teichmann AT et
  al. (Hrsg) Psychosomatische Gynäkologie und Geburtshilfe 1988. Springer, Berlin
  Heidelberg New York Tokyo, S 92–101
Claassen M (1989) Erlebnisse und Erfahrungen von Ärztinnen und Ärzten, die Schwanger-
  schaftsabbrüche durchführen. (Eine kasuistische Studie.) Med. Dissertation, Universität
  Hannover
Dmoch W et al. (Hrsg) (1990) Psychosomatische Gynäkologie und Geburtshilfe 1989/90.
  Springer, Berlin Heidelberg New York Tokyo
Kost U (1984) „Konzentrative Bewegungstherapie – Ein Weg zu mehr psychosozialer
  Kompetenz". In: Jürgensen O, Richter D (Hrsg) Jahrbuch Psychosomatische Probleme
  in der Gynäkologie und Geburtshilfe 1984. Springer, Berlin Heidelberg New York
  Tokyo, S 147–155
Kost U (1986) „Beziehungsstörungen – eine Indikation zur Behandlung mit einer
  ganzheitlichen Methode: der Konzentrativen Bewegungstherapie." In: Stauber M,
  Diederichs P (Hrsg) Jahrbuch Psychosomatische Probleme in der Gynäkologie und
  Geburtshilfe 1986. Springer, Berlin Heidelberg New York Tokyo
Kost U (1987) Konzentrative Bewegungstherapie (KBT) – eine körperbezogene psychothe-
  rapeutische Methode zur Psychoprophylaxe in der Zeit der Schwangerschaft und Geburt
  – ein Weg zu mehr psychosozialer Kompetenz für den Geburtshelfer. In: Fedor-
  Freybergh P (Hrsg) Pränatale und perinatale Psychologie und Medizin. Begegnung mit
  dem Ungeborenen. Springer, Berlin Heidelberg New York Tokyo, S 289–300
Kunze R (1976) Sensible Wege (Achtundvierzig Gedichte und ein Zyklus). Rowohlt,
  Reinbeck
Petersen P (1986a) Schwangerschaftsabbruch: unser Bewußtsein vom Tod im Leben.
  (Tiefenpsychologische und anthropologische Aspekte der Verarbeitung.) Urachhaus,
  Stuttgart
Petersen P (1986b) Schwangerschaftsabbruch und der Mann in der Dreierbeziehung.
  Frauenarzt 6:69–82
Petersen P (1989) Meine Verantwortung als Arzt und Berater angesichts des Schwanger-
  schaftskonflikts – in psychologisch-anthropologischer Sicht. Frauenarzt 30:477–487